U0651931

国医大师李今庸医学丛书

李今庸黄帝内经考义

李今庸／著

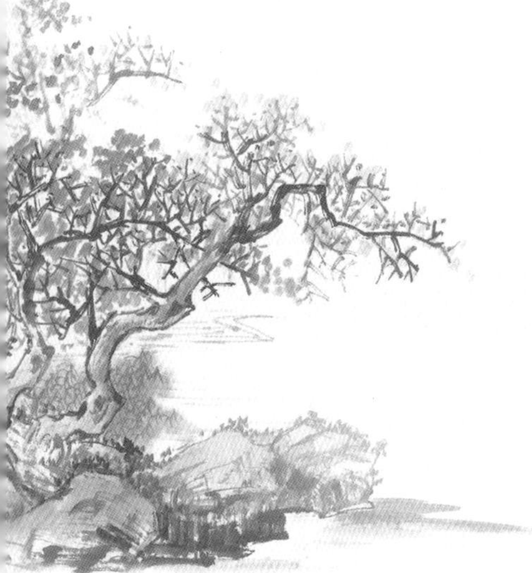

中国中医药出版社

·北京·

图书在版编目(CIP)数据

李今庸黄帝内经考义 / 李今庸著. —北京:
中国中医药出版社,2015. 1
(国医大师李今庸医学丛书)
ISBN 978 - 7 - 5132 - 1991 - 4

Ⅰ. ①李…　Ⅱ. ①李…　Ⅲ. ①《内经》—研究
Ⅳ. ①R221

中国版本图书馆 CIP 数据核字(2014)第 189698 号

中 国 中 医 药 出 版 社 出 版
北京市朝阳区北三环东路 28 号易亨大厦 16 层
邮政编码　100013
传真　010 64405750
廊坊市三友印务装订有限公司印刷
各地新华书店经销
*
开本 880 × 1230　1/32　印张 8. 625　彩插 0. 5　字数 189 千字
2015 年 1 月第 1 版　2015 年 1 月第 1 次印刷
书　号　ISBN 978 - 7 - 5132 - 1991 - 4
*
定价　25. 00 元
网址　www. cptcm. com

社长热线　010 64405720
购书热线　010 64065415　010 64065413
微信服务号　zgzyycbs
书店网址　csln. net/qksd/
官方微博　http://e. weibo. com/cptcm
淘宝天猫网址　http://zgzyycbs. tmall. com

内容提要

《李今庸黄帝内经考义》一书，是我国当代著名中医学家、国医大师李今庸教授历经大半个世纪研究经典理论著作《黄帝内经》的学术专著，具有极高的学术价值。该书对《黄帝内经》之《素问》《灵枢经》中历来存在的大量疑难问题进行了精心详细的考校、训诂研究，得出了一系列富有独创性和科学性的正确结论，并有效地指导着临床医疗实践。其中研究的内容十分广泛：有对《黄帝内经》成书年代和成书地点考证，有对《素问》“运气七篇”成书年代考证，有篇解，有析疑、揭疑，有疏义、考义，有考释、札记等等（现统一为考义）。涉及到了《黄帝内经》中的字、词、句、病名、病证、病因、病机、治疗等各类问题的考证研究。充分体现了作者在中医学、校勘学、训诂学、音韵学、古文字学、方言学、考古学、历史学，以及古代避讳知识等多方面的深厚功底和对经典医学著作研究的极高造诣。它也是近百年来研究《黄帝内经》原文的罕见之作。

该书可作为从事《黄帝内经》教学、研究、学习等的重要参考著作。

作者简介

李今庸（1925—），湖北省枣阳市人，我国当代著名中医学家、国医大师，现任湖北中医药大学资深教授。幼读私塾，早年行医应诊，后从事中医药教育工作，一生勤于教学、科研与临床医疗，并积极致力于中医药事业的发展。喜读书，知识渊博，人称“经典王”“内经王”“活字典”。学术上治学态度严谨，一丝不苟，言必有据。运用清代乾嘉学派的考据学方法，以校勘学、训诂学、音韵学、古文字学、方言学、历史学、考古学以及避讳知识等研究整理中医药学古典医籍和理论专题，为中医药学人运用综合研究的方法整理和研究中医药学作了示范。通晓中医内、外、妇、儿及五官各科，尤长于治疗内科和妇科疾患。选方用药主张“方不在大，中病即效，药不在贵，对症则灵”，强调因病用药，有是证用是药，多以小方收效。先后出版独撰著作有《读医心得》《读古医书随笔》《李今庸临床经验辑要》《金匮要略讲解》《古医书研究》《中国百年百名中医临床家丛书·李今庸》《舌耕馀话》《李今庸医案医论精华》《李今庸讲中医经典》《中医科学理论研究》。任职湖北省政协委员、常务委员20余年，出任中华中医药学会湖北分会理事长20余年，高度关注中医药事业的发展，几乎奉献了毕生精力。

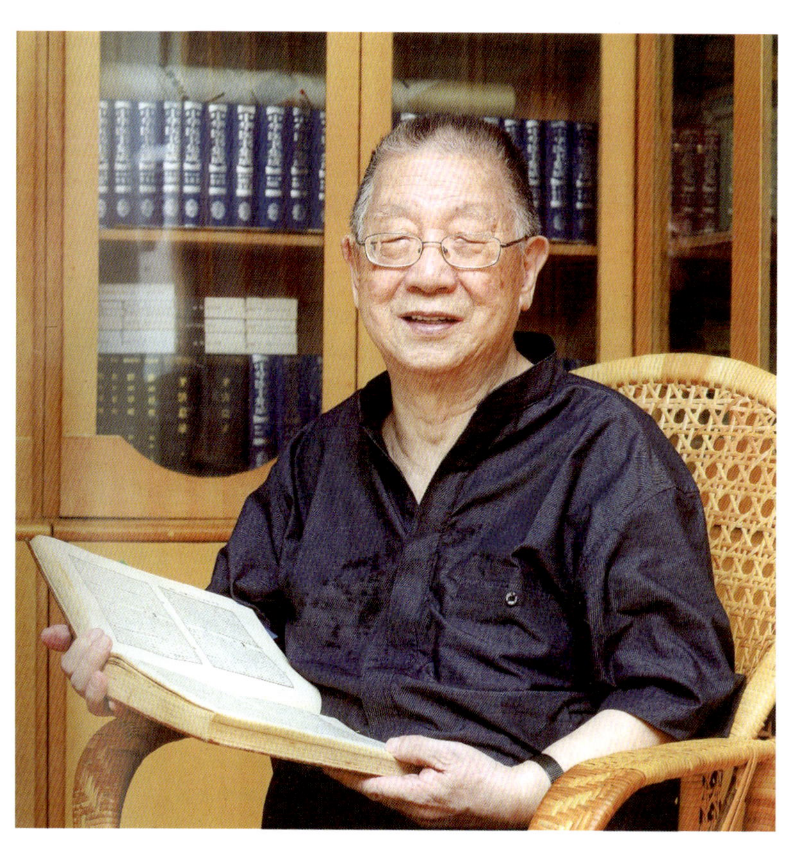

李今庸教授近照

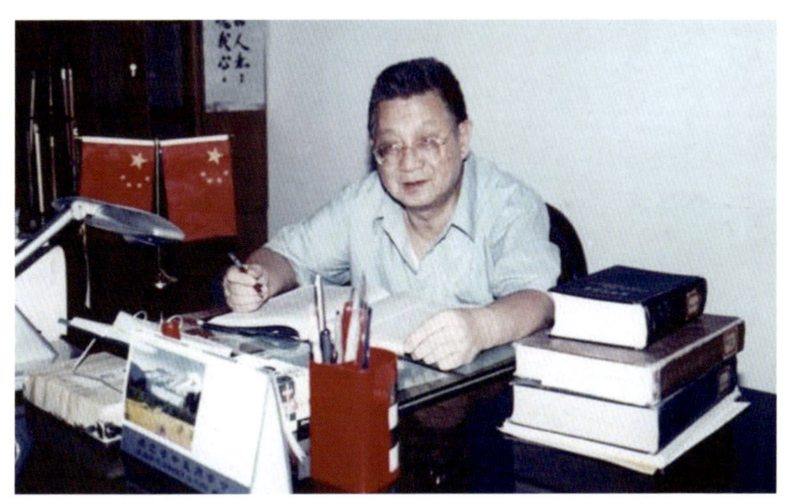

李今庸教授在湖北省中医药学会工作

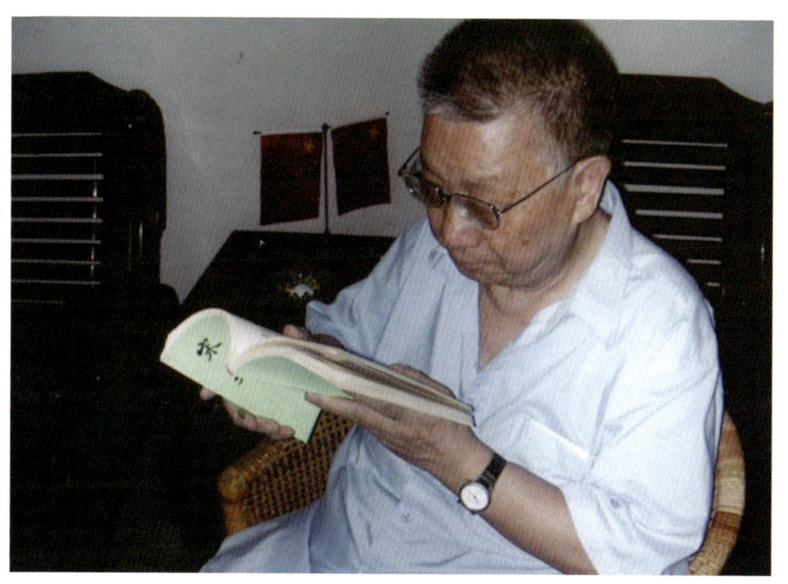

李今庸教授在研读史书

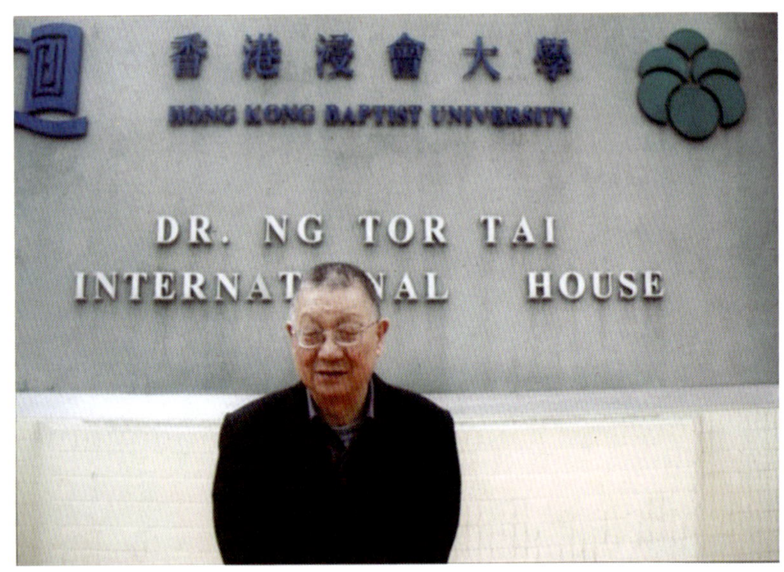

李今庸教授在香港浸会大学讲学期间留影

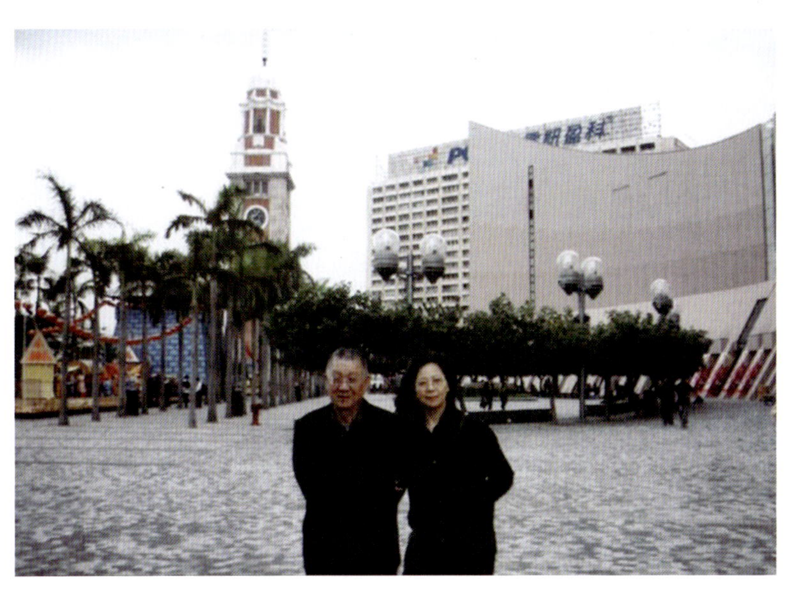

李今庸教授在香港讲学期间与女儿李琳合影

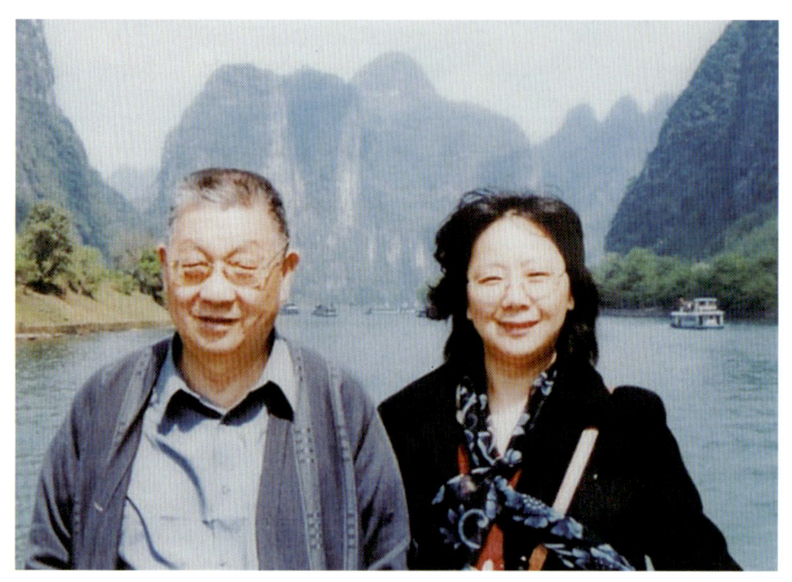

李今庸教授与女儿李琳在桂林合影

富於筆墨窮於命
老去鬚眉壯去心

李今庸書
乙卯初冬

李今庸教授手书

前言

李今庸教授，男，1925年生，湖北省枣阳市人。曾任《中国大百科全书》传统医学卷编辑委员会委员，《中华本草》编辑委员会委员，国家中医药管理局重大中医药科学技术成果评审委员会委员，中华中医药学会第一届理事、第二届常务理事、第三届顾问及终身理事，全国李时珍学术研究会名誉会长，湖北省政治协商会议第四届委员及第五、第六、第七届常务委员暨教科文卫体委员会副主任，湖北省科学技术协会第二届委员及第三、第四届常务委员，湖北省老科技工作者协会第二、第三届副理事长等职务。现任湖北中医药大学资深教授，并兼任中国中医科学院研究生部客座教授，长春中医药大学客座教授，《新中医》顾问，《中医药学刊》顾问，中华中医药学会终身理事，全国李时珍学术研究会名誉主委，全国类风湿关节炎医疗中心网络及协作委员会高级顾问，文化部、国家中医药管理局《中华医藏》专家委员会委员等职。1991年获国务院政府特殊津贴，1999年获中华中医学会颁发的“国医楷模”奖，2002年获“中医药学术最高成就奖”，2006年获中华中医药学会“中医药传承特别贡献奖”。先后参加了“全国科学大会”等最具影响力的会议四次，并都集体受到了中央首长的接见和合影留念。

李今庸教授先后在各地中医刊物和有关杂志上发表学术论文上百篇；出版和刊印的学术专著

有《读医心得》《读古医书随笔》《金匮要略讲解》《金匮要略讲稿》《内经选读》《黄帝内经索引》《新编黄帝内经纲目》《中医辩证法简论》《湖北医学史稿》《奇治外用方》《论中医药学发展方向》《李今庸临床经验辑要》《中国百年百名中医临床家丛书·李今庸》《古医书研究》《舌耕馀话》《李今庸医案医论精华》《中华自然疗法图解》《古籍录语》《文字教育中医药文化有关资料选编》《中医药文化有关资料选编》（第1～5编）等20多部。

其中，《中国百年百名中医临床家丛书·李今庸》《古医书研究》《舌耕馀话》《李今庸医案医论精华》系近年来新版的独撰专著，另有集数十年心血的学术专著《金匮要略研究》和《黄帝内经研究》两部即将出版，表明李今庸教授在75岁以后仍然勤奋不已，耕读不辍。这在我国老一辈中医药专家里，是极其少有的。

李今庸教授是当代《黄帝内经》学科研究泰斗。在学科研究领域里，他以辩证历史唯物主义思想方法，运用考据学原理结合医理，对《黄帝内经》进行了系统而全面的考义研究，解决了历来存在的大量疑难问题；对《黄帝内经》中医基本理论和学术思想给予了正确阐明，提出了许多新观点、新见解。其研究成果已被多版《内经》教材引用及古籍研究所采纳。填补了中医药学术相关领域里的空白。

1. 对《黄帝内经》考校、训释研究

早在上世纪60年代初，李今庸教授在从事《金匮要略》《黄帝内经》《难经》等中医经典教学的同时，就开始了对《黄帝内经》的专门研究工作。从那时至今，历经数十年，李今庸教授始终都是站在历史的高度，以辩证思维方式，根据《黄帝内经》的学术思想、语言特点、时代背景，对其成书年代、成书地点等进行了反复而翔实的考证研究，得出了令人信服的科学结论。他主张将《黄帝内经》的各篇内容分别置于各个特定历史时期内进行考校、训释研究。比如，他关于《素问》"运气七篇"成书年代考，就是根据篇中内容所处的特定历史时期所具有的特征而反复考证研究得出的结论，即《素问》"运气七篇"产生于东汉初期光武帝刘秀的建武以后，东汉末期灵、献时代的东汉之季直至三国时期。

李今庸教授从《黄帝内经》的实际内容出发，运用考据学原理并结合医理和临床实践，以大量资料为佐证，对其历来存在的疑点、难点等具体内容进行了全面而系统的考义研究，包括有古今医家未曾详解甚至误解的字、词、句，或病证，或病机，或治法等类。例如《素问》考义研究中，内容包括"天师""岐伯""天癸""女子七七，男子八八""因于气，四维相代""精则养神，柔则养筋""精乃亡，邪伤肝也""阳密乃固""阴平阳秘""衃衄""此平人脉法也""十二藏、十二官""中正之官""罢极之本""凡十一藏取决于胆也""祝由""五藏阳以竭也""去宛陈莝""夫五藏者，身之强也""面胕曰风""乳子""七节之傍，中有小心""少腹冤热而痛""木敷者其叶发""瘥害于言""食㑊""人身非常温也，非常热也""所谓甚则跃者""合篡间绕篡后下至篡""在尻骨下空""退行一步"，以及《五藏生成篇》《举痛论篇》《奇病论篇》《大奇论篇》等等。再如《灵枢》考义研究中，内容包括"神乎神客在门”“少阳属肾，肾上连肺，故将两藏”“命门”“肠胃偃辟”“狂忘不精”“可将以甘药，不可饮以至剂”“阳重脱者易狂”“胭然未偻”“寒热淋露”“中其眸子”“乃下留于罣”“六府不和则留为痈”“人之所受气者，谷也”等等。这些考义研究，使《黄帝内经》中存在的许多问题涣然冰释，提出的许多新观点、新见解都获得了中医界《黄帝内经》学科领域里同行的广泛认同，解决了中医经典理论著作研究中的大量疑难问题，使中医药理论学术得以正确阐释，临床治疗上也得到了客观验证，这些都有力地推动了中医药学术的进步与发展。

例如，关于《素问·平人气象论篇》“面肿曰风”。李今庸教授按：此文“面肿”不曰“水”但曰“风”，与上文“目裹（裹）微肿如卧蚕起之状曰水”，下文“足胫肿曰水”之“水肿”病异，《黄帝内经素问注证发微》《黄帝内经素问集注》《素问释义》《黄帝内经素问校释》《素问注释汇粹》等于其病“风邪”之外又加“水邪”而释之曰“风水”，皆误；王冰连上文“已食如饥者，胃疸”句读，注谓“加之面肿，则胃风之诊也”，亦未当，《素问·风论篇》载“胃风”无“面肿”之证也。且证之临床，“面肿曰风”者，亦不必善消水谷而“已食如饥”也。风邪激水上行而面肿谓之风水，此风邪壅遏于上而面肿，未激于水，则于风水无涉矣，是则所谓“风肿”之病也。然“风肿”者，多骤然起病，始肿于面，次及四肢，亦可延及全身为肿，皮肤虽肿而无水病之鲜泽，唯瘙痒不已，脉多浮，饮食如常。《诸病源候论·肿病诸候·卒风肿候》所谓“人卒有肿，不痛不赤，移无常处而兼痒，偶腠理虚而逢风所作也”是其病，当以疏风为治，李今庸教授每用“荆防败毒散”治之而收效。

某男，约40岁，农民，住湖北省来凤县三河区。1967年5月，发病3天，始则头面肿，继之肿及全身，皮色不变，全身痒，搔之则留红痕，顷之又消退无余，饮食正常，小便黄，苔白，脉浮，施以“荆防败毒散”一剂而愈。此文“面肿曰风”之病，乃因“风”而“肿”，水邪不得与焉。是“面肿曰风”，与《素问·生气通天论篇》所载“因于气，为肿”句，文虽异而病则同也。

再如，李今庸教授对《素问·生气通天论篇》中“因于气，四维相代”一句，以确凿的资料论证了前人释为“四肢交替浮肿”之非，提出“四时邪气更替伤人”的新诠释，不仅使前后文理贯通，而且还符合临床实际。又再如《素问·汤液醪醴论篇》“去宛陈莝”之句，历代医家均作祛除积留的水湿浊物作注，但泛而未明。李今庸教授经过校考后提出：疑“莝”为另一句之字，其句因脱落太甚，而只留下“莝”字，故不可再为句。据此，则“去宛陈”三字本为一句。而《灵枢·小针解》说：“宛陈则除之者，去血脉也。”《素问·针解篇》又说：“宛陈则除之者，出恶血也。”均说明本句应为一种针对络脉的放血疗法，为临床上运用活血化瘀治疗水肿病提供了理论依据。

李今庸教授《黄帝内经》考义的许多研究结论，已被全国高等中医药院校多版《黄帝内经》教材引用并被国家组织编写的中医古籍校释本所采纳。如上述的“因于气，四维相代”“肝者，罢极之本”等已被教材引用。2002年在北京《内经讲义》审稿会上，李今庸教授对近年全国学者已约定俗成的《黄帝内经》某些篇中的“尻”字提出校正，指出“尻”为“凥”字之误。“凥”，音义同“居”，《说文解字》段玉裁注：“凥，处也，从尸，得几而止。”具体指八髎穴所在部位之骨，即尻骨，又名八髎骨。此已被学界采用。

2. 对《黄帝内经》中医基本理论的研究

李今庸教授利用归类整理的方法，发掘出了《黄帝内经》中大量有关中医基本理论的资料，对这些资料，他进行了专门研究，并形成各类学术专题，其内容涉及阴阳学说、五行学说、藏象学说、经络学说、营卫气血、精神津液、六淫学说、七情学说、升降学说、运气学说、补法和泻法等中医理论体系、病因病机、治则治法以及心与神的关系、脑病的认识、胆腑的临床意义、疫病的防治等等。

李今庸教授认为："阴阳五行学说是构成中医学理论体系的哲学指导思想，它以朴素的唯物论的认识论和辩证法的方法论，把我国古代散在的零碎的医疗经验加以总结，使之上升为理论，建立了中医学完整的理论体系，造就出了一部伟大的医学巨著——《黄帝内经》，给中医学的发展奠定了基础。""而藏象学说又是中医学理论体系中的一个重要组成部分，是辨证论治的理论基础，它广泛地应用于中医学的解剖、生理、病理、诊断、治疗、方药、预防等方面，对临床各科的医疗实践起着重要作用，几千年来指导着中医学的临床实践。"经络、营卫气血、精神、津液，是脏腑功能活动的物质基础和人体生命活动的概括。人体疾病的发生无外乎外感六淫和七情内伤，致使人体气机升降功能失常，因而临床治疗当根据疾病的病因病机给以调理阴阳，恢复气机升降，或补法或泻法，使人体归于正常。

李今庸教授之于《黄帝内经》中医基本理论的各类学术专

题，在他发表的系列文中都给予了详细的阐释。

3. 对《黄帝内经》学术思想的研究

李今庸教授认为，《黄帝内经》是一部划时代的经典理论著作，其中含有大量的学术思想。“她以阴阳五行、脏腑经络、精神津液、五官九窍、皮肉筋骨等，奠定了具有辩证思维的中医药学理论体系，体现了我国古代‘天人合一’的‘整体’论思想，体现了‘无病先防，有病防变’的预防医学思想，以及医学世界是一个‘变动不居’的过程。”

李今庸教授言：“根据《黄帝内经》的观点，人是一‘小天地’，与自然环境和社会环境构成一个统一的整体。人有食、色的天性，保证着人的生存和延续，人以五藏六府为中心，而禀赋的五行之秀产生着人体内在的‘六气’，以与客观外在的风寒暑湿燥火六气息息相关；产生着人体内在的喜怒忧思悲恐惊‘七情’，以适应客观外界的变化。然而这些风、寒、暑、湿、燥、火、喜、怒、忧、思、悲、恐、惊以及欲食、男女等各自一旦失常，都可能转化为人体致病因素而致人于病。

《素问·宝命全形论篇》说：‘人生有形，不离阴阳。’《素问·调经论篇》说：‘人之所有者，血与气耳’而‘血气不和，百病乃变化而生’。人体一切疾病的发生，从总的来说，都是在一定的致病因素作用下，人体的阴阳气血平衡状态被破坏，导致人体阴阳气血失去正常的协调与和谐而发病，治疗则当调整人体功能，使之达到恢复人体阴阳气血的平衡协调状态。而不搞你死我活的对抗疗法。这种调整人体功能而愈病的治疗思想，对于查不清病原体或虽查清了病原体而一时尚无治疗方法的疾病，可以根据‘有诸内必形诸外’的事物规律和不同病原体及病原体为病的不同过程所显现出来的不同证候，给予辨证施治，调整人体功能，改善人体内环境，使之不利于病原体生存而愈病。

《黄帝内经》提出了‘无病先防，有病防变’‘治未病’的预防医学思想，认为人生活在大自然中，自当与大自然和谐统一，尊重大自然规律，对大自然有所敬畏，不杀夭麛，不漉陂池，保持自然生态，法于阴阳，和于术数，食饮有节，起居有常，不妄作劳，心不惑于淫邪，目不劳于嗜欲，不慕于外物，不溺于声色，恬淡静寞，精神内守，呼吸精气，吐纳导引，内养真气，外慎邪风，神与形俱，气血周流，则体魄健全而却病，尽终其天年，度百岁乃去。《灵枢·本神》说：‘故智者之养生也，必顺四时而适寒暑，和喜怒而安居处，节阴阳而调刚柔，如是则僻邪不至，长生久视。’此所谓‘未病先防’者也。

《黄帝内经》认为，医学世界是一个‘变动不居’的过程，人身生病，总是要传变，要发展变化的。疾病的发生发展可由轻变重，应当早期治疗，‘上工救其萌芽’，以防止其传变而趋重，对病人造成严重伤害。在《黄帝内经》提供的‘汤液’‘方药’‘必齐’‘醪醴’‘药酒’‘药熨’‘针刺’‘砭疗’‘灸焫’‘按摩’‘放血’‘膏疗’‘导引’‘行气’‘扎指’和‘手术切除’等等，以及其思想体系指导而发展起来的各种治法中，选择最适合其实际病情的治疗方法，给予辨证施治，所谓‘已病防变’者也。”

李今庸教授提出的关于《黄帝内经》中的许多新观点、新见解，发前人之所未发，读后多令人耳目一新，常有发聋振聩之感。

李今庸教授对《黄帝内经》的创新性观点，不仅得到中医学界公认，研究成果被采纳和引用，而且也受到了国际同行们的极大重视。1992 年德国慕尼黑大学东方医学研究所专门来函索要《黄帝内经》（包括《难经》）研究目录入库，可见其在中医学《黄帝内经》学科研究领域里深远的影响。他对《黄帝内经》系列研究性文章和其代表著作《读古医书随笔》《古医书研究》影响着全国同道，并早已被《黄帝内经》研究同行视为重要参考资料和学习用书。确切地讲，李今庸教授是我国当代“内经研究领军人”。

本书，是李今庸教授对经典著作《黄帝内经》中存在的大量疑难问题而作的考据性研究。其研究内容广泛，有对《黄帝内经》的成书年代和成书地点考；有对《素问》“运气七篇”成书年代考；有篇解、有析疑、有疏义、有方考，等等，充分体现了作者在中医学、校勘学、训诂学、音韵学、古文字学、方言学、历史学、考古学以及避讳知识等方面的深厚功底和对古典医籍研究的极高造诣。是书可作为广大中医工作者、中医爱好者研习《黄帝内经》的重要参考著作。

湖北中医药大学文献研究室　李琳

2014 年 8 月

目录 / CONTENTS

《黄帝内经》的成书年代和成书地点考

《黄帝内经》一书，一般学者认为它包括现在流传的《素问》和《灵枢》两部书在内。为了弄清中医学理论体系形成的背景，为了弄清我国古代医学史的发展情况，有必要对《黄帝内经》的成书年代及其成书地点加以稽考。以前，人们总是说《黄帝内经》的成书，不是出于一人一时之手。这种笼统的说法，是没有多大实际意义的。

诚然，现存《黄帝内经》的内容，不是一个时期的产物，如《灵枢·阴阳系日月》《素问·脉解篇》等就是西汉太初以后的作品，所谓《素问》"运气七篇"的《天元纪大论》《五运行大论》《六微旨大论》《气交变大论》《五常政大论》《六元正纪大论》《至真要大论》等就是东汉建武以后的作品，但在这些内容还未补上去以前，我认为《黄帝内经》已经是以一部《黄帝内经》的形式而存在，它一出世就具备了它的基本内容和基本形式，而并不是补充上去了这些内容才成书的，也不是各个不同时代的各个医学小册子被人一天把它合在一起成书的。因此，我们可以根据它的内容来考证它的成书年代和成书地点。

《黄帝内经》成书的确凿年代现在是无法考证的。然而我们从大量的古代文献中仍然可以找到一些线索查出它成书的大致时间来。

《黄帝内经》的成书年代大约在战国后期，成书地点可能在秦国。下面我们就来对这个问题加以探讨。

一、《黄帝内经》成书时间的上限

1.《素问·著至教论篇》说："足以治群僚，不足至（治）侯王。"《素问·疏五过论篇》又说："封君败伤，及欲侯王。"考"侯王"一词，亦见于《老子》第三十二章和第三十七章，当是战国期间诸侯王出现以后的事情。清代姚际恒《古今伪书考》说过："此书（指《素问》）有'失侯失王'之语，秦灭六国，汉诸侯王国除，始有失侯王者。"

2.《素问·疏五过论篇》中论述了"脱营"和"失精"之证，记载了"封君败伤""暴乐暴苦，始乐后苦""故贵脱势""始富后贫"等，这是社会急剧变革的一种反映，当和上面"失侯王"之事紧密相连在一起。正因为"失侯王""封君败伤""故贵脱势"，一部分人在经济上就"始富"而"后贫"，因而导致情志上的"始乐"而"后苦"。由于政治地位和经济条件的急剧降落，情志久久怫郁不解，从而发生"脱营""失精"之证。"脱营""失精"之证被总结出来而反映在《黄帝内经》里，表明当时不少人患此病证，从而反映了这是社会急剧变革的产物。

3. 《素问·上古天真论篇》记载当时的许多人都是“以酒为浆，以妄为常，醉以入房……务快其心，逆于生乐，起居无节”，以至其年“半百而衰”，发生身体早期衰老，甚或缩短寿命而早死。这正是社会变革时期没落阶级悲观失望以享乐自慰的一种思想反映。《史记·魏公子列传》载信陵君魏公子无忌“自知再以毁废，乃谢病不朝，与宾客为长夜饮，饮醇酒，多近妇人，日夜为乐饮者四岁，竟病酒而卒”就是其例。

4. 《灵枢·九针十二原》说：“余子万民，养百姓，而收其租税。”这里以一个国王的语气讲到“收其租税”，显然是新兴地主阶级取得政权在全国推行封建土地所有制以后才有的事。

5.《黄帝内经》认为，构成人体的基本物质是“精”。如《素问·金匮真言论篇》说：“夫精者，身之本也。”《灵枢·经脉》说：“人始生，先成精。”《灵枢·决气》说：“两神相搏，合而成形，常先身生，是谓精。”在人的生命活动过程中，精气充足和畅流，则人就轻劲多力；精气消绝，则人就要失去生命活动而死亡。然古代“精气学说”是齐国稷下学宫的宋钘、尹文学派倡导的，它说：“凡物之精，比（原作‘此’，误，今改）则为生，下生五谷，上为列星……”（见《管子·内业》，据《十批判书》谓此篇乃宋、尹学派作品）提出具有流动性质的细微物质的精气，是构成世界万物的根本要素。《中国历代哲学文选·先秦篇》认为：“这一派的唯物主义学说，和当时医学的发展有着一定的联系。”

6. 《灵枢·玉版》记载：针“能杀生人不能起死者……余闻之则为不仁，然愿闻其道，弗行于人”。这里“不仁”一词的含义，和后面《灵枢·刺节真邪》中“卫气不行，则为不仁”、《素问·痹论篇》中“皮肤不营，故为不仁”的“肌肤不知寒热痛痒”的“不仁”一词是不同的。这是一种“仁术”思想的反映。这种所谓“仁术”思想，是战国时期孟轲倡导的。孟轲在《孟子·公孙丑上》说过：“无恻隐之心，非人也……恻隐之心，仁之端也。”在《孟子·梁惠王上》说过：“……是乃仁术也，见牛未见羊也。君子之于禽兽也，见其生不忍见其死，闻其声不忍食其肉，是以君子远庖厨也。”这表明《黄帝内经》受到过孟轲“仁术”思想的影响。

7. 阴阳学说和五行学说，是我国古代的朴素辩证法思想。它阐明事物对立统一规律，阐明事物的相互联系和不断运动。它是我国古代的两个不同的哲学派别。根据《史记》中“邹衍以阴阳主运显于诸侯”和“邹子之徒论著终始五德之运”的记载，说明齐国稷下学宫的邹衍才把二者合并的。然在《黄帝内经》里，阴阳学说和五行学说普遍是被合用的，并且阴阳五行还和精气学说连在一起使用而合成一家了。

8.《灵枢·邪气藏府病形》说：“邪气之中人也高。”（原作“高也”，误，今据《太素·邪中》文改）《灵枢·官能》说：“邪气之中人也洒淅动形，正邪之中人也微。”《灵枢·大惑论》说：“卫气之留于阳也久。”等等这些，为战国后期的文句。观《墨子研究论文集·墨子要略·墨辩》所载“《经说》上下篇，墨子后学所作……作者时代，以篇中文字学说考之，似在墨子后百有余年……《经说》下篇‘下者之人也高，高者之人也下’句，为‘之’字倒装句，与《大取篇》‘指之人也与首之人也异’句法同，而《大取》一篇……若以其论辩人微言之，或在《经说》作者之后也”等文，可以借证。

上述 1~4 点，说明《黄帝内经》的成书，正当我国古代社会发生急剧变革，且新兴地主阶级掌握了政权在其国内全面推行封建土地所有制的时候。考我国古代奴隶制发生全面崩溃，新兴的封建制蓬勃兴起的时候，正是我国历史上的战国时代，说明《黄帝内经》之书是在战国时代写成的。

战国时代的上限没有固定的标准，我们现在姑以公元前 476 年（春秋时代的结束）为起点，下迄秦始皇统一六国（公元前221年）止，共计255年。如果我们机械地按年数分为前、中、后三期，则每期为85年。《黄帝内经》成书于战国时代的那一期，上述第 5 点谈到《黄帝内经》与宋、尹学派的关系，第 6 点谈到《黄帝内经》与孟轲“仁术思想”的关系，第 7 点谈到《黄帝内经》与邹衍思想的关系。考宋、尹学派的宋钘稍长于孟轲，尹文稍晚于孟轲，而孟轲出生于公元前 372 年或 371 年，在公元前 342 年 ~ 公元前 324 年之间在齐国首都临淄见齐宣王时始倡导这种所谓“仁术”的。上述第 6 点谈到《黄帝内经》中有“仁术思想”的反映，它的成书当然就只会在孟轲倡导所谓“仁术”之后的时间了。上述第 7 点谈到《黄帝内经》与邹衍思想的关系，《史记・孟子荀卿列传》载邹衍“后孟子”，《盐铁论・论儒》载邹衍“以儒术干世主，不用，即以变化终始之论，卒以显名”，他还在公元前 298 年 ~ 公元前 251 年之间到赵国见过平原君，并与平原君门客公孙龙进行过辩论，《黄帝内经》中阴阳五行合用，则就只能在邹衍创立“五德终始论”“以阴阳主运显于诸侯”之后的时间里。据上述第 8 点所谈《黄帝内经》中的某些文句，则《黄帝内经》的成书当在战国后期。从而表明《黄帝内经》成书年代的上限，是在战国后期。

二、《黄帝内经》成书时间的下限

1.《黄帝内经》中的许多篇章，如《素问·藏气法时论篇》《灵枢·病传》等篇记时均用“夜半”“平旦”“日出”“日入”“日中”“日昳”“下晡”“早晡”“日西”“大晨”“早食”“晏食”“人定”“黄昏”“台夜”（台，原误为“合”，今改。台，读“始”）“鸡鸣”等，而不言“子”“丑”“寅”“卯”“辰”“巳”“午”“未”“申”“酉”“戌”“亥”等“十二地支”。清代姚际恒《古今伪书考》谓“古不以地支名时”，并以此认为《素问》一书“当是秦人作”。

2.《黄帝内经》一书中，有几篇都提到了“万民”一词，如《素问·疏五过论篇》说“为万民式”“为万民副”，《灵枢·营卫生会》说“万民皆卧”，《灵枢·岁露论》说“万民懈惰而皆中于虚风，故万民多病”等。然东汉年间的郑玄，在注释《孝经·天子章》和《礼记·内则》中均谓“天子曰兆民，诸侯曰万民”，据此，则《黄帝内经》成书当在秦灭六国之前。虽然“万民”一词，后来也沿用，但《灵枢·九针十二原》所载“余子万民，养百姓，而收其租税”之文，把“万民”和“百姓”对举。《灵枢·师传》说“百姓人民，皆欲顺其志也”，把“百姓”和“人民”对举，这就不会是后来的事情。考《尚书·尧典》说“九族既睦，平章百姓”，孔氏传“百姓”“百官”。《国语·周语中》说“以备百姓兆民之用”，韦昭注“百姓，百官有世功者”。郭沫若在《中国古代社会研究》第二篇第一章第二节中说：“庶民和百姓，在当时是有分别的。百姓是贵族，又叫作‘君子’。”这里“百姓”一词，与“万民”一词对举，与“人民”一词对举，它就不是指的一般所谓“普通老百姓”的“百姓”，而是指的“百官”，指的“贵族”了。这当然就是较早的了。

根据上述两点，《黄帝内经》成书年代的下限，当在秦始皇统一六国之前，从而说明《黄帝内经》的成书年代为战国后期。

三、《黄帝内经》的成书地点

上文论述了《黄帝内经》的成书年代，下面再来探讨一下《黄帝内经》的成书地点问题。这里首先需要寻找《黄帝内经》的内容与战国时代的一些国家联系的线索。

1. 《灵枢·本神》说：“实则喘喝，胸盈仰息。”盈，原作“凭”，后人改作“盈”，《针灸甲乙经》卷一第一、《太素》卷六首篇、《脉经》卷六第七、《备急千金要方》卷十七第一及王冰《素问·调经论篇》注引《针经》文均作“凭”，可证。凭，乃楚地方言，《楚辞·离骚》说“凭不猒乎求索”，一本作“冯不厌乎求索”。王逸注说：“凭，满也，楚人名满曰凭。”马茂元注说：“冯，古音旁，满也。作副词用。楚地方言。一本作‘凭’。”杨雄《方言》卷二说：“冯，怒也。楚曰冯。”怒亦有胸中愤懑之义，故扬雄说“楚人谓怒曰冯”。是“凭”乃“楚地之方言”也。

2. 《素问·五脏别论篇》说：“余闻方士，或以脑髓为脏，或以肠胃为脏，或以为腑……”这里提到了“方士”。方士者流，是为秦始皇而求“不死之药”的，产生于燕、齐一带。

3. 《素问·宝命全形论篇》说：“黔首共饮（饮，原误为馀，今据《太素·知针石》改）食。”据《史记·六国年表》载，秦用法令规定“名民曰‘黔首’”，是在秦始皇统一中国后的第二年，即始皇二十七年。然所谓“岁在涒滩”的秦始皇八年时成书的《吕氏春秋》，已多次使用了“黔首”一词，如《仲夏纪·大乐》说：“故能以一听政者……说黔首。”《孝行览·慎人》说：“事利黔首。”等等这些，说明在秦始皇没有“更名民曰‘黔首’”，也没有统一中国以前，秦国即已习用“黔首”这一词了。

4.《素问·五藏生成论篇》说：“徇蒙招尤……”尤，可假借为“犹”，见于圣《香草续校书·吕氏春秋·本味览》。故这里“徇蒙招尤”的“尤”字，当是“犹”字的假借。所谓“徇蒙招尤”，就是“徇蒙招犹”，而“犹”字乃是“摇”字之误。《礼记·檀弓下》说：“咏斯犹。”郑玄注说：“犹当为摇，声之误也。摇，谓身动摇也，秦人犹、摇声相近。”《礼记》“摇”，因秦声误为“犹”，《素问》这里则当是“摇”，因秦声误为“犹”而后又假借为“尤”的，所以宋代陈自明《妇人大全良方》卷四第四引用此句即直接改为“徇蒙招摇”。“摇”既因秦声而致误，则《黄帝内经》一书的写成，当与秦国有关。

5.《春秋·左成十年传》说：“公疾病，求医于秦，秦伯使医缓为之……医至，曰：‘疾不可为也，在肓之上、膏之下，攻之不可，达之不及，药不至焉，不可为也。’公曰：‘良医也。’厚为之礼而归之。”《春秋·左昭元年传》说：“晋侯求医于秦，秦使医和视之。曰：‘疾不可为也，是谓近女室，疾如蛊，非鬼非食，惑以丧志，良臣将死，天命不祐。’公曰：‘女不可近乎？’对曰：‘节之。……天有六气，降生五味，发为五色，徵为五声，淫生六疾。六气曰阴、阳、风、雨、晦、明也。分为四时，序为五节，过则为菑，阴淫寒疾，阳淫热疾，风淫末疾，雨淫腹疾，晦淫惑疾，明淫心疾。女，阳物而晦时，淫则生内热惑蛊之疾。今君不节不时，能无及此乎？'……赵孟曰：'良医也。'厚其礼而归之。"《尸子》卷下说："有医竘者，秦之良医也，为宣王割痤，为惠王疗痔，皆愈。张子之背肿，命竘治之，谓竘曰：'背，非吾背也，任子割焉。'治之遂愈。"这里所说的医缓、医和、医竘，都是春秋战国时期的秦国良医，不仅对疾病的诊断准确，很有临床经验，而且还有一套医学理论，所以《韩非子・林下》有"秦医虽善除"之语，也无怪乎我国素有"秦多良医"的说法。

《黄帝内经》是一部集体作品，是各地医疗经验和医学理论的总结。进行这项工作的地点似乎只能在秦国。上述第一点虽然为楚地方言，表明了《黄帝内经》与楚国有关系，但楚国在战国时期，已由春秋时期的争霸中原而转为衰弱了，特别是在战国后半期，更是丧地辱国，几经迁都，不可能从事医学整理而写出《黄帝内经》来的。上述第二点谈到"方士"，表明《黄帝内经》与齐国有关，根据《史记》所载，齐国在威、宣之世，由于政治上的改革和军事上的胜利，曾做到了"诸侯东朝于齐"（见《史记・孟子荀卿列传》），并设立了一个"稷门学宫"，以招天下学者会于齐都，而创立精气学说的宋钘、尹文和把阴阳、五行二者合为一家的邹衍，都曾游学于齐之稷门学宫，但齐国在战国后期已是江河日下，似亦不大可能进行《黄帝内经》这样巨大的医学整理工作，至于燕、韩、赵等国当时更是没有这种整理的可能。然上述第 3 点谈到"黔首"一词，第 4 点谈到"摇因秦声之误"，表明《黄帝内经》与秦国有关，这是值得注意的。第 5 点谈到"秦医善除""秦多良医"，使秦国具有较好的医学基础。秦国自商鞅"变法修刑"，实行一系列的社会变革以后，"山东之民，无不西者"（见《商子·来民》），东方诸国的人士都到秦国，扁鹊由勃海"过邯郸"，"过洛阳"而"入咸阳"（见《史记·扁鹊仓公列传》），表明了各国医学家也都到秦国，这就使各地医疗经验和医学理论的交流及总结整理具备了充分的条件，因而也就只有在秦国，才有可能写出《黄帝内经》这样的医学巨著来。在先秦诸子著作中，只有在秦国写成的《吕氏春秋》一书中记述的医学内容最多，也可以作为《黄帝内经》成书于秦国的一个佐证。

总之，《黄帝内经》成书于战国后期，是在秦国写成的。

附记：陕西省岐山县，是因其境内有一"岐山"而得名。岐山之"岐"字又作"郊"，亦作"嶅"，乃姬周之发祥地，秦国也曾一度在此建都。

《黄帝内经》中"歧伯"之"歧"，乃是"岐"字之借，《黄帝内经太素》《针灸甲乙经》中均作"岐"，可证。

岐伯出自岐山，《广韵·上平声·五支》说："岐……又姓，黄帝时有岐伯。"是岐伯姓"岐"，乃因山得姓，亦犹炎、黄二帝因水得姓也。《国语·晋语四》说："昔少典娶于有蟜氏，生黄帝、炎帝。黄帝以姬水成，炎帝以姜水成。成而异德，故黄帝为姬，炎帝为姜。"《说文·女部》亦谓"黄帝居姬水以为姓"。岐伯乃以岐山为姓则毋庸置疑矣。《云笈七签·轩辕本纪》明谓："……时有仙伯，出于岐山下，号'岐伯'，善说草木之药性味，为大医，帝请主方药。帝乃修神农所尝百草性味以理疾者，作《内外经》。”《广韵》和《云笈七签》两书虽不是先秦史料，但其记述，当亦有所据。从而进一步证明我的这一观点：《黄帝内经》是各国医疗经验在秦国集体总结成书的。

《素问》“运气七篇”成书年代考

现在流传的《黄帝内经素问》一书中所载的《天元纪大论》《五运行大论》《六微旨大论》《气交变大论》《五常政大论》《六元正纪大论》《至真要大论》等七篇，是专门论述中医学中古代运气学说的，所以人们一般把它叫做“运气七篇”。这个“运气七篇”的写作年代较《黄帝内经》为晚，它不是《素问》本来的内容。为了正确地评价这“运气七篇”和更好地研究它的学术思想提供方便条件，这里特对它的成书年代加以探讨。

一、“运气七篇”成书时间的上限

宋代林亿等说过：“《素问》第七卷亡已久矣。……观《天元纪大论》《五运行大论》《六微旨大论》《气交变大论》《五常政大论》《六元正纪大论》《至真要大论》七篇，居今《素问》四卷，篇卷浩大，不与《素问》前后篇卷等，又且所载之事与《素问》余篇略不相通，窃疑此七篇乃《阴阳大论》之文，王氏取以补所亡之卷，犹《周官》亡《冬官》以《考工记》补之之类也。”又说：“汉张仲景《伤寒论·序》云：‘撰用《素问》《九卷》《八十一难》《阴阳大论》……’乃是王氏并《阴阳大论》于《素问》中也。要之《阴阳大论》亦古医经，终非《素问》第七矣。”（均见《黄帝内经素问·序》新校正注）据此，则“运气七篇”乃《阴阳大论》一书，而非《黄帝内经素问》之文。然《阴阳大论》之书，现在已别无传本，独《针灸甲乙经》中有题《阴阳大论》的一篇，但其所载内容全是《素问·阴阳应象大论篇》之文，而皇甫士安又明谓他的《针灸甲乙经》一书是根据《素问》《针经》《明堂孔穴针灸治要》等三书编撰而成，没有采用过《阴阳大论》一书。这就说明《针灸甲乙经》中的《阴阳大论》这一篇，不是古代的《阴阳大论》之书，而是“阴阳应象大论”脱落了“应象”二字，或者是皇甫士安写这一篇题时随意略去了“应象”二字，使之成为“阴阳大论”这样一个篇题的。如果不是这里少了“应象”二字，是“阴阳应象大论”之题多了“应象”二字，而《阴阳应象大论》就是古代《阴阳大论》之书，张仲景不会在《伤寒论·伤寒杂病论集》中说他所写的《伤寒杂病论》是既撰用《素问》又撰用《阴阳大论》的。因此，林亿等所谓“运气七篇”即古代《阴阳大论》之说，是有可取之处的。

《阴阳大论》一书，东汉初年班固撰写的《汉书·艺文志》不载，表明它不是东汉建武以前的作品，而且它用了干支纪年，如它说：“天气始于甲，地气始于子，子甲相合，命曰岁立”和“甲子之岁”“乙丑岁”“丙寅岁”“丁卯岁”“戊辰岁”（见《六微旨大论》）以及“甲己之岁”“乙庚之岁”“丁壬之岁”“戊癸之岁”“子午之岁”“丑未之岁”“寅申之岁”“卯酉之岁”“辰戌之岁”“巳亥之岁”（见《天元纪大论》）等等，更表明了它不是西汉以前的作品。我们知道，在古代，干支只用于纪日，西汉以前，是不以干支纪年的。用干支来纪年只是从东汉初期光武帝刘秀建武年间才开始的。因此，《阴阳大论》成书的时间上限，不会早于东汉初期的建武以前，而只能在这以后。

二、“运气七篇”成书时间的下限

《阴阳大论》这一书名，首先见于《伤寒论·伤寒杂病论集》。它说：“撰用《素问》《九卷》《八十一难》《阴阳大论》《胎胪》《药录》，并‘平脉辨证’，为《伤寒杂病论》合十六卷。”张仲景写《伤寒杂病论》的时候，就已经把《阴阳大论》一书作为他的主要参考书籍，表明《阴阳大论》一书早于张仲景的《伤寒杂病论》而存在。张仲景为东汉末年灵、献时代人，因而《阴阳大论》成书的时间下限，不会晚于东汉末年灵、献时代直至三国时期。

结语

综上所述，我们可以看出，《阴阳大论》即今本《素问》中“运气七篇”的成书年代，是在东汉初期光武帝刘秀的建武以后、东汉末期灵、献时代直至三国时期。

《黄帝内经》考义

《黄帝内经》的成书时间较早，篇幅浩大，难点较多，历代《黄帝内经》学者的成就，通过其对《黄帝内经》之书的注释，给了我们学习研究《黄帝内经》以莫大的启悟和帮助。虽然如此，但《黄帝内经》中现仍有不少内容，为一些《黄帝内经》学者所未予注释或注释未当，给我们留下了许多疑难之点，这就需要我们花工夫重新去研究，去认识，去读通，去阐明。

一、《素问》考义九十四则

（一）天师

《素问·上古天真论篇》说："昔在黄帝，生而神灵，弱而能言，幼而徇齐，长而敦敏，成而登天，乃问于天师曰……"

按 此文"天师"一词，诸注多谓是黄帝对岐伯的"尊称"，然其尊称之义，或有未之明者，或有明之而未当者。兹特再加以阐明之。

《玉篇·帀部》说："师，所饥切，范也，教人以道者之称也。”教人以道者谓之“师”，何以又于“师”上加一“天”字而为“天师”？考《说文·一部》说：“天，颠也，至高无上。”其古文作“[illegible]”，像人形。于人身至高无上者称“颠”。是“颠”乃人之“头首”也，故《说文·页部》说：“颠，顶也，从页，真声。”又说：“顶，颠也，从页，丁声。”其“颠”“顶”二字互训俱从“页”，而《说文·页部》训“页”为“头”、训“头”为“首”，《广韵·上声·四十四有》又训“首”为“头”。从而表明“天”字之义为“头首”无疑。

《周易·乾·象文》说：“天行健，君子以自强不息。”《周易·说卦》说：“乾为天。”可证“天”“乾”义通也。《周易·说卦》亦说“乾为首”，又证“天”字之有“首”义也。

《骈雅·释天》说：“太虚，天也。”天为太虚，充满元气，故“天”有“元”义，而“元”亦可训为“首”。《礼记·士冠礼》说：“令月吉辰，加尔元服。”郑玄注：“元，首也。”《后汉书·孝和孝殇帝纪》说：“皇帝加元服。”李贤注：“元，首也。”《尔雅·释诂下》亦说：“元，首也。”

《尔雅·释诂上》说：“首，始也。”郝懿行义疏：“首者，与鼻同意。《方言》云：‘鼻，始也。兽之初生谓之鼻，人之初生谓之首。’是‘首’‘鼻’其义同。特言此者，‘首’‘鼻’居先也。”其“天”训“首”，而人之初生则“首”实“先”见，故“天”字可训为“先”也。

《后汉书·显宗孝明皇帝纪》说：“为国元老。”李贤注：“元，长也。”《广雅·释诂》卷四下说：“元，长也。”《广韵·上平声·二十二元》说：“元，长也。”《周易·乾·文言》说：“元者，喜之长也。”长，读“长幼”之“长”，然则“长”字之为义奈何？《素问·玉机真藏论篇》说：“是故风者，百病之长也。”王冰注：“言先百病而有之。”《素问·风论篇》说：“故风者，百病之长也。”王冰注：“长，先也，先百病而有也。”

天，义为“颠”，为“乾”，为“元”，而“颠”“乾”“元”俱训为“首”，“首”则为“先”矣；其“元”又训“长”，“长”亦训“先”。是“天”又可读为“先”矣。《礼记·缁衣》说：“惟尹躬天见于西邑夏。”郑玄注：“天当为先。”陆德明音义：“天，依注作先。”《周易·乾·文言》说：“先天而天弗达。”虞翻注：“乾为天，为先……天象在先。”如此，“天”读为“先”，则此文“天师”者，是谓“先师”也。

“先师”一词，在我国古代文献里多有用之者，如《孟子·离娄上》说：“今也小国师大国而耻受命焉，是犹弟子而耻受命于先师也。”《礼记·文王世子》说：“凡学，春官释奠于其先师，秋冬亦如之。”“凡始立学者，必释奠于先圣先师。”《庄子·徐无鬼》说：“……黄帝再拜稽首，称天师而退。”《贞观政要·崇儒学》说：“贞观二年……以仲尼为先圣，颜子为先师。”等等，可证。惟其“先师”之义，有谓先世之祖师者，有谓今之传人以道者。

此文“天师”之义，则指“先师”，即是今之传人以道者之称，乃黄帝尊称岐伯为“先师”也。《灵枢·百病始生》说：“黄帝曰：余固不能数，故问先师，愿卒闻其道。岐伯曰：风雨寒热，不得虚，邪不能独伤人……”《素问·五运行大论篇》说：“黄帝坐明堂，始正天纲，临观八极，考建五常，请天师而问之曰：《论》言‘天地之动静，神明为之纪……’岐伯曰：

是明道也。此天地之阴阳也。"彼正是黄帝称岐伯为"先师"，益证此文"天师"之为"先师"也。至若《素问·六节藏象论篇》中"岐伯曰：此上帝所秘，先师传之也"和《素问·移精变气论篇》中"岐伯曰：色脉者，上帝之所贵也，先师之所传也"等文所谓"先师"，盖指先世传道之师祖也，王冰之注已明。

先师，其义与"先生"同。《黄帝内经》一百六十二篇中未见"先生"一词，然《孟子》《礼记》等书均已载之。何谓"先生"?《礼记·曲礼上》说："从于先生，不越路而与人言。"郑玄注："先生，老人教学者。"所谓"教学"者，即传授知识"教人以道"也。任此者，一般皆年长，故于"教学"字上冠以"老人"二字，其必不指年老而不教人以道者。因"先生"词义，乃谓"先醒"，非谓"先于他人之生"也。

醒，字得"星"声，而"星"得"生"声，"醒""生"声同，例得通假。是故"先生"者，则"先醒"也。《贾谊新书·先醒》说："怀王问于贾君曰：人之谓知道者先生，何也？贾君对曰：此博号也，大者在人主，中者在卿大夫，下者在布衣之士，乃其正名，非为先生也，为先醒也。"

（二）春秋皆度百岁

《素问·上古天真论篇》说："余闻上古之人，春秋皆度百岁而动作不衰……"

按 《释名·释典艺》说："言春秋冬夏而成岁，举春秋，则冬夏可知也。春秋书人事，卒岁而周备，春秋温凉中，象政和也，故举以为名也。"叶德炯注："《春秋大题疏》引贾逵《序》云：'取法阴阳之中，春为阳中，万物以生，秋为阴中，万物以成，欲使人君动作不失中也。'"此释《春秋》书名之义，推之自然。《说文·酉部》说："丣，古文酉，从丣。丣为春门，万物已出，丣为秋门，万物已入。一闭门象也。"丣，即"卯"字，夏历二月建卯，位在正东，属春之中，木气王，万物发生也；八月建酉，位列正西，属秋之中，金气王，万物收成也。故《素问·天元纪大论篇》说："金木者，生成之终始也。"以木王于卯，万物皆出，金王于酉，万物皆成也。故借之以训人之"年岁"，亦曰"春秋"。如《庄子·外篇·秋水篇》说："将子之春秋故及此乎。"成玄英疏："春秋犹年纪也。"《战国策·秦策五》说："王之春秋高。"鲍彪注："春秋，举成岁，此言其年高。"《陈书·列传·孔奂》说："皇太子春秋鼎盛，圣德日跻。"《旧唐书·本纪·则天皇后》说："上以春秋高，虑皇太子相王与梁王武三思，定王武攸宁不协，令言誓文于明堂。"《邵氏闻见录》卷八说："上春秋鼎盛，岂可教之杀人。"等等这些，皆是其证。

又按：《汉字哲学初探·上编·汉字哲学笔记八则》载："吴申元先生在《中国人口思想史稿》中指出：就原始人口生产类型的特点而言，高出生率，高死亡率，极低的增长率。据估计，原始社会人口的死亡率高达50%。旧石器时代世界人口百年增长率不超过1.5‰。新石器时代世界人口百年增长率不超过4‰。与此相伴的是，原始人类的平均寿命很低，根据各种估计推测，从旧石器时代到新石器时代，初民的平均年龄在20岁至30岁之间。"据此，上古之人，不可能"春秋皆度百岁"，这只是春秋战国养生家的一种企盼而已！

（三）人将失之耶

《素问·上古天真论篇》说："时世异耶？人将失之耶？"

按 此文“人将失之耶”句之“人将”二字误倒，当乙转，作“将人”为是。《经传释词》卷八说：“将，犹‘抑’也。”《春秋·左昭八年传》说：“抑臣又闻之。”杜预注：“抑，疑辞。”在我国古籍中常有此文例，如《素问》本篇下文说：“材力尽邪？将天数然也？”《素问·徵四失论篇》说：“子年少智未及邪？将言以杂合耶？”《灵枢·周痹》说：“在血脉之中邪？将在分肉之间乎？”《灵枢·逆顺肥瘦》说：“夫子之问学熟乎，将审察于物而心生之乎？”《灵枢·病传》说：“或有导引、行气、乔摩、灸焫（‘焫’字原误在‘刺’字之下，今改）、熨、刺、饮药之一者，可独守耶？将尽行之乎？”《灵枢·岁露论》说：“贼风邪气因得以入乎？将必须八正虚邪乃能伤人乎？”《难经·七难》说：“此六者，是平脉邪？将病脉耶？”《难经·十八难》说：“其外痼疾，同法耶？将异也？”等等皆是。（“也”“邪”“耶”三字同义）《备急千金要方》卷二十七第一载此文正作“时代异邪”而《备急千金要方》作“时代异邪”者，乃孙思邈避李世民御讳而改“世”为“代”也。

（四）岐伯

《素问·上古天真论篇》说：“岐伯对曰：上古之人，其知道者，法于阴阳，和于术数，食欲有节，起居有常，不妄作劳，故能形与神俱，而尽终其天年，度百岁乃去。”

按 岐伯，为古代人称，相传为黄帝臣，乃古代医学家僦贷季之传人，而有功于我国古代医学者。此文“歧伯”之“歧”，字从“止”旁作“歧”，《素问》《灵枢经》二书凡称“歧伯”者皆然，而《针灸甲乙经》和《黄帝内经太素》二书，则均从“山”旁以作“岐”字。然《云笈七签·轩辕本纪》载：“……

时有仙伯，出岐山下，号‘岐伯’，善说草木之药性味，为大医，帝请主方药。”是岐伯之称，乃因岐山之名而得也。“岐山”之为山，在我国古代文献中，早就有所记载，或止称“岐”，或称曰“岐山”。《尚书·禹贡》说“荆、岐既旅”，“导汧及岐”，以及《诗·大雅·绵》说“率西水浒，至于岐下”等，皆止以“岐”述“岐山”也。《孟子·梁惠王下》说：“去之岐山之下居焉。”《释名·释州国》说：“地在岐山之南。”则又以“岐山”为文矣。岐既为山名，其字自当从“山”作“岐”为正，而此作“歧”者，则为借字也。有谓“歧”亦“岐山”之“岐”本字，乃状“岐山”之山体有歧，吾实未之敢信其说也。

《说文·邑部》说：“郊，周文王所封，在右扶风美阳中水乡，从邑，支声。岐，郊或从山，支声，因岐山以名之也。嶅，古文郊，从枝，从山。”《玉篇·邑部》说：“郊，渠离切，右扶风美阳县西有郊山，亦作岐，古作岐山。”《玉篇·山部》说：“嶅，巨支切，山名，古郊字。岐，同上。”是“岐”又作“郊”，古作“嶅”。岐、嶅、郊三者形异而字同，或从“山”，或从“邑”，而从“止”之“歧”字不与焉，是“岐山”“岐伯”之“岐”作“歧”者为借字，殆无疑义矣。

又按：《广韵·上平声·五支》说：“岐……又姓，黄帝时有岐伯。”是岐伯姓“岐”，乃因山得姓，亦犹炎、黄二帝因水得姓也。《国语·晋语四》说：“昔少典娶于有蛴氏，生黄帝、炎帝。黄帝以姬水成，炎帝以姜水成。成而异德，故黄帝为姬，炎帝为姜。”《说文·女部》亦谓“黄帝居姬水以为姓”。岐伯乃以岐山为姓则毋庸疑矣。《云笈七签·纪·轩辕本纪》明谓：“……时有仙伯，出岐山下，号‘岐伯’，善说草木之药性味，为大医，帝请主方药。帝乃修神农所尝百草性味以理疾者，作《内外经》。”《广韵》和《云笈七签》虽不是先秦史料，但其记述，当亦有所据。从而进一步证明我的这一观点：《黄帝内经》是各国医疗经验在秦国集体总结成书的。

（五）天年

《素问·上古天真论篇》说：“故能形与神俱，而尽终其天年，度百岁乃去。”

按 此文“天年”之“年”，篆文作“秊”。《说文·禾部》说：“秊，谷孰也，从禾，千声，《春秋传》曰‘大有秊’。”《玉篇·禾部》说：“秊，奴颠切，载也，禾取一熟也。年，同上。”载，亦“年”也，俗语“一年半载”是也。孰，熟字同。是“禾取一熟”谓之“年”，以纪人之寿算，谓之曰“年寿”，《吕氏春秋·季春纪·尽数》说“故精神安乎形，而年寿得长焉”是也。

所谓“天年”者，谓“人身之年寿”也。《金文大字典》所载“天”字有作“ ”形者，为人之正面形，而《说文·身部》所载篆文“身”字则作“ ”，为人之侧身形，故“天”字之义，可训为“身”。《吕氏春秋·孟春纪·本生》说：“以全其天也。”同书《季春纪·论人》说：“若此则无以害其天矣。”又同书《仲夏纪·大乐》说：“终其寿，全其天。”高诱注皆说：“天，身也。”《淮南子·原道训》说：“故达于道者，不以人易天。”许慎注：“天，身也，不以人间利欲之事易其身也。”同篇又说：“故圣人不以人滑天。”许慎注：“天，身也，不以人事滑乱其身也。”《汉书·西南夷传》说：“从东南身毒国，可数千里，得蜀贾市人。”颜师古注：“即天竺也。”《后汉书·西域传》说：“天竺国一名身毒。”《咸宾录·西域志》说：“天竺国一名身毒，大国也。”是“天”之训“身”殆无疑义矣。故“天年”亦可写作“身年”。《素问·上古天真论篇》说“身年虽寿能生子也”是其例。

（六）不知持满

《素问·上古天真论篇》说：“今世之人不然也，以酒为浆，以妄为常，以欲竭其精，以耗散其真，不知持满，不时御神……”

按 此文“不知持满”句之“满”与“盈”字通，故《说文·水部》说：“满，盈满也，从水，㒼声。”而《皿部》说：“盈，器满也，从皿夃。”《水部》说：“溢，器满也，从水，益声。”其《㒳部》说：“㒼，平也，从廿，五行之数，二十分为一辰，从㒳，㒳，平也。”是则所言“持满”者，即谓“持盈”也，守持盈满而不失也。《越绝书·吴内传》说：“天贵持盈。持盈者，言不失阴阳日月星辰之纲纪也。”此言天道贵正常运行而不失其所。房玄龄注《管子·形势篇》说：“能持满者，能与天合。”此言人道贵守持盈满而合于天道。男女交合而不可以过为也。“不知持满”者，谓斲丧太过也。可参阅拙著《古医书研究·天下至道谈考义一则·侍赢》条。其下句“不时御神”之“时”，声转读为“善”，《诗·小雅·頍弁》说：“尔酒既旨，尔殽既时。”毛苌传：“时，善也。”《广韵·上平声·七之》亦说：“时，善也。”可证。

（七）逆于生乐

《素问·上古天真论篇》说：“务快其心，逆于生乐，起居无节，故半百而衰也。”

按 此文"逆于生乐"，读为"迎于性乐"也。逆，义训"迎"。《尔雅·释言》说："逆，迎也。"《方言》卷一说："逆，迎也，自关而东曰逆，自关而西或曰迎。"《说文·辵部》说："逆，迎也，从辵，屰声。关东曰逆，关西曰迎。"《灵枢·九针十二原》说："逆而夺之，恶得无虚？"《灵枢·小针解》说："迎而夺之者泻也。"以"逆"作"迎"也。生者，《吕氏春秋·恃君览·知分》说："生，性也。"《孟子·告子上》说："生之谓性。"《申鉴·杂言下》说："生之谓性也，形神是也。"《荀子·正名》说："生之所以然者谓之性。"《说文·生部》说："生，进也，象草木生出土上。凡生之属皆从生。"徐颢笺："生，古'性'字，书传往往互用。《周礼·大司徒》：'辨五土之物生'，杜子春读'生'为'性'……"足见此"生"字可读为"性"，殆无疑义矣。"逆"训"迎"而"生"训"性"，其"迎于性乐"以求"务快于心"，则起居无节度矣。人之生活起居乖于常理，则必导致早衰而不终其寿命也。

（八）愚智贤不肖

《素问·上古天真论篇》说："愚智贤不肖不惧于物，故合于道。所以能年皆度百岁，而动作不衰者，以其德全不危也。"

按 此文"贤""不肖"之文，与其上"愚""智"之文一样，义反而相对为文，在我国古代文献上多有用之者，如本书后《解精微论篇》说："行之有贤不肖，未必能十全。"《灵枢经·本藏》说："愚智贤不肖，无以相倚也。"《孟子·万章上》说："其子之贤不肖，皆天也。"《史记·扁鹊仓公列传》说："士无贤不肖，入朝见疑。"《淮南子·主术训》说："无愚智贤不肖，皆知其为义也。”《吕氏春秋·孟春纪·贵己》说：“无贤不肖，莫不欲长生久视。”《文子·上仁》说：“故贤者尽其智，不肖者竭其力。”《商君书·更法》说：“贤者更礼，而不肖者拘。”等等皆是其例。是“不肖”之词多与“贤”为对，然而“不肖”之义训若何？《说文·肉部》说：“肖，骨肉相似也，从肉，小声。不似其先，故曰不肖也。”是“肖”之本义为“骨肉相似”，其人生理上骨肉“不似其先”，则称其“不肖”，故杨琳《小尔雅·广训》“不肖，不似也”条下今注说：“在父权社会里，为了保证血统的纯正，孩子是否像父亲是至关重要的。如不似其父，则为‘野种’‘杂种’。《左传·成公四年》：‘非我族类，其心必异。’”肖，从肉，小声。骨肉不似其先，虽合“肖”字本义，但此“不肖”一词，乃和“贤”为对，而“贤”字则无“骨肉相似”之训，也无“纯种”“家种”之义。是此“不肖”一词之用当非“肖”字之本义。至于以人之德行善恶为释者，贤，褒义词，谓有善行，有才能之人；不肖，贬义词，谓有恶行，无才能之人。《孟子·万章上》说：“（尧子）丹朱之不肖，舜之子（商均）亦不肖。”以尧、舜圣君有善行、其子丹朱、商均有恶行，不似其先，故贬之曰“不肖”。舜之父瞽瞍有恶行，舜有善行，亦不似其先，然不称舜为“不肖”者，以舜有善行不得贬之也。可见称不似其先者为“不肖”是有条件的，从而表明此“不肖”之“肖”非用“骨肉不相似”之本义，故何新《老子新解》释“不肖”为“不学”也。余窃以为此“肖”字乃“贤”之借。《玉篇·贝部》说：“贤，下田切。”而其《肉部》说：“肖，先醮切。”是“贤”“肖”二字声转可通也。“不肖”当读为“不贤”。“不贤”之义，正与上文“贤”相反为对。若作“贤不贤”则于文为复，乃借“肖”为“贤”，变文而为“贤不肖”，其义同而于字则不复矣。故《后汉书·来歙传》说“又臣见弟不肖”，李贤等注“肖，似也，不肖，犹‘不贤’也”。

（九）天癸

所谓“天癸”一词，首见于甲骨文，作“”，二字连体。其义为何？未见其释。至于医学领域中之“天癸”，则首见于《黄帝内经》。《素问·上古天真论篇》说：“女子七岁肾气盛，齿更发长；二七肾气实，天癸至，任脉通，太冲脉盛，月事以时下，故有子……七七则天癸竭。”“男子八岁肾气实，发长齿更；二八肾气盛，天癸至，精气溢写，阴阳和，故能有子……八八则天癸竭。”是“天癸”与人体生殖机能密切相关。然则何为“天癸”？考：癸，甲骨文、篆文皆作“”，许慎谓其“象水从四方流入地中之形”，亦有谓其乃“两水相交，中有一点微阳”者。据此，则“癸”即“水”也，故《针灸甲乙经》卷六第十二载此文作“天水”。水，阴也，阴体中存有微阳，则为活水矣。此“水”之所以言“天”者，此“天”字，甲骨文作“”，为人体“正面形”，而《说文·身部》载篆文“身”字作“”，为人体“侧身形”。二者虽“正面”“侧身”有异，其皆为“人身之形”则同，故“天”之义与“身”通。《吕氏春秋·孟春纪·本生》说：“故圣人之制万物也，以全其天也。”高诱注：“天，身也。”《淮南子·原道训》说：“故圣人不以人滑天。”许慎注：“天，身者（也），不以人事滑乱其身也。”《汉书·西南夷传》说：“从东南身毒国……”颜师古注：“即天竺也。”《后汉书·西域传》说：“天竺国，一名身毒，在月氏之东南数千里。”可证。“天”训“身”而“癸”为“活水”，是“天癸”乃人生“与身俱来”之“真水”也。真，即此篇标题中“天真”之“真”。《说文·匕部》说：“匕，变也，从到人，凡匕之属皆从匕。”又说：“真，仙人变形而登天也，从匕，从目，从乚，八，所乘载也。”是“真”字从“匕”，为“匕之属”，而“匕”则从“到人”。到，读若“倒”。倒人，则为胞中之“胎儿”也。其“匕”字，经典通作“化”，以“化”用为“匕”字之借。《吕氏春秋·贵直论·过理》说：“剖孕妇而观其化。”高诱注：“化，育也，视其胞里。”是所谓“以观其化”者，即“以观其胞里胎儿之化育”也。《素问·天元纪大论篇》说：“物生谓之化。”《素问·六微旨大论篇》说：“夫物之生从于化。”《礼记·乐记》说：“和，故百物皆化。”郑玄注：“化，犹生也。”同篇又说：“而百化兴焉。”郑玄注：“百化，百物化生也。”是“化”字之义与“生”通，故古人每以“生”“化”二字连用而为“生化”之词。《素问·六微旨大论篇》说：“制则生化。”又说：“故器者，生化之宇。”《素问·天元纪大论篇》说：“生生化化，品物咸章。”等等皆是也。然“真”字从“匕”，固为“仙人变形”之“变”义，其亦具“生”义无疑，即《周易·系辞下》中“天地之大德曰生”之“生”字义也。据此，则“真水”乃“与身俱来”而为人体“具有生机”之津液，是气血中最精华部分，得后天水谷精微不断滋养而逐渐隆盛，从藏府经络下入肾中，许慎所谓“象水从四方流入地中形”也，是曰“天癸”，通于冲、任、督脉，构成女子经血、男子精液之基础。《素问·上古天真论篇》说：“肾者主水，受五藏六府之精而藏之，故五藏盛乃能写。”在男女媾精中，以发挥人类生殖之用也。

（十）女子七七　男子八八

《素问·上古天真论篇》说：“女子七岁肾气盛，齿更发长；二七而天癸至，任脉通，太冲脉盛，月事以时下，故有子；三七肾气平均，故真牙生而长极；四七筋骨坚，发长极，身体盛壮；五七阳明脉衰，面始焦，发始堕；六七三阳脉衰于上，面皆焦，发始白，七七任脉虚，太冲脉衰少，天癸竭，地道不通，故形坏而无子也。丈夫八岁肾气实，发长齿更；二八肾气盛，天癸至，精气溢写，阴阳和，故能有子；三八肾气平均，筋骨劲强，故真牙生而长极；四八筋骨隆盛，肌肉满壮；五八肾气衰，发堕齿槁；六八阳气衰竭于上，面焦，发鬓颁白；七八肝气衰，筋不能动，天癸竭，精少，肾脏衰，形体皆极；八八则齿发去。”

勘误：“天癸竭，精少，肾脏衰，形体皆极”等句，当在“齿发去”之下。

按　本节论述人体生长发育和衰老的一般规律。所论人的生长发育，女子以“七”为准，男子以“八”为准，而论人的天癸绝竭，女子则以“七七”为期，男子则以“八八”为期。历代《素问》家于此，或置而未释，或释而未当，唯王冰注谓“老阳之数极于九，少阳之数次于七，女子为少阴之气，故以少阳数偶之”；“老阴之数极于十，少阴之数次于八，男子为少阳之气，故以少阴数合之”，其见解颇为精辟。然谓“老阴之数极于十”以“十”为“老阴”则欠妥，且对“女子七七”“男子八八”之义亦遗而未释。这里本《素问》之义于王冰之注而进一步阐释之。

《灵枢·根结》说："阴道偶，阳道奇。"所谓"偶"，即"双数"，二、四、六、八、十是也；所谓"奇"，即"单数"，一、三、五、七、九是也。一、三、五、七、九等数为"奇"，属阳；二、四、六、八、十等数为"偶"，属阴。阴阳奇偶之数的"一、二、三、四、五、六、七、八、九、十"，为一切数字变化的基础，是计算世界万物的根本。

在这十个根本数字里，一、二、三、四、五等前五数为生数，六、七、八、九、十等后五数为成数，故男女阴阳多少之数不用前五数而用后五数。其数虽有"十"，然"天地之至数"则是"始于一终于九"（见《素问·三部九候论篇》），盖"十"已转化为大"一"也。

根据"阳数进，阴数退"的规律，"七"为少阳之数，"九"为老阳之数，"八"为少阴之数，"六"为老阴之数。女子属阴，其幼年为少阴之气，故以少阳数偶之，而以"七"为准；男子属阳，其幼年为少阳之气，故以少阴数合之，而以"八"为准，此阴阳气和乃能生成其形体也。

然人的天癸绝竭，女子何乃以"七七"为期、男子何乃以"八八"为期？《周易·系辞下》说："天数五，地数五，五位相得而各有合。天数二十有五，地数三十，凡天地之数，五十有五，此所以成变化而行鬼神也。"天数五的一、三、五、七、九等数加起来，为二十五个；地数五的二、四、六、八、十等数加起来，为三十个。天数二十五，地数三十，二者加起来共为五十五。女子属阴，其衰年为老阴之气，当合老阴之数，阴数退，故于天地之数"五十有五"中减去"六"，而得"四十九岁"的"七七"之数；男子属阳，其衰年为老阳之气，当合老阳之数，阳数进，故于天地之数“五十有五”中增加“九”，而得“六十四岁”的“八八”之数，此生气告绝阴阳气不合而形体衰毁也。

（十一）天明　冒明

《素问·四气调神大论篇》说：“天明则日月不明，邪害空窍，阳气者闭塞，地气者冒明。”

按　此文“天明”之“明”，当声读为“盲”，读若《吕氏春秋·季夏纪·音初》“天大风晦盲”之“盲”。所谓“晦盲”者，《说文·雨部》说：“霜，晦也。”段玉裁注：“晦本训月尽，引申为日月不见之称。”《尔雅·释言》说：“晦，冥也。”高诱注此文说：“盲，瞑也。”瞑与冥同。《说文·冥部》说：“冥，窈也，从日六，从冖，日十数，十六日而月始亏，冥窈也，冖亦声。”段玉裁注：“窈与杳音义同。”《说文·木部》说：“杳，冥也，从日在木下。”段玉裁注：“冥，窈也，莫为日且冥，杳则全冥矣。由莫而行地下，而至于榑桑之下也。”则日光全不见矣，故引申为凡不见之称。是则此“天明”读“天盲”，谓“天蒙暗不明”也。天不明，即“日月不明”，以“天运当以日光明”者也。《淮南子·精神训》说：“夫空窍者，精神之户牖也。”邪害空窍，害与“曷”通。《孟子·梁惠王上》说：“《汤誓》曰：‘时日害丧’。”《尚书·汤誓》作“时日曷丧”，可证。曷，读“遏”，空窍壅遏，则精神不能往来出入，天地阴阳失于交通，以致“阳气者闭塞，地气者冒明”，此“冒明”与上句“闭塞”为对文，其“明”字当如上文“天明”之“明”声转为“盲”，义为“不明”也。

（十二）云雾不精　白露

《素问·四气调神大论篇》说："云雾不精，则上应白露不下。"

按　《汉书·京房传》说："阴雾不精。"颜师古注："精，谓日月清明也。"此文《云雾不精》句，与《京房传》之文义同，亦读若《史记·天官书》"天精而见景星"之"精"，今作"晴"。在汉代以前典籍里无"晴"字。《仓颉篇》《说文》皆作"姓"。《仓颉篇》卷中说："姓，雨止无云。"《说文·夕部》说："姓，雨而夜陈星见也，从夕，生声。"其《汉书·天文志》说："天暒星而见景星。"孟康注："暒，精明也。"裴骃集解引孟康注《史记》说："精，明也。"司马贞索引韦昭注《史记》说："精，谓清朗。""姓""暒""精"是皆今之"晴"字，其"晴"则首见于《玉篇·日部》之中也。

此文"则上应白露不下"者，《月令气候图说》："处暑后十五日，斗柄指庚，为白露，八月节，秋属金，金色白，阴气渐重，露凝而白也。"恐非《黄帝内经》意。白露乃"甘露"之误。《老子》第三十二章说："天地相合，以降甘露。"《吕氏春秋·孟春纪·贵公》说："甘露时雨，不私一物。"《白虎通·封禅》说："德至天，则斗极明，日月光，甘露降……甘露者，美露也，降则物无不盛也。"《太平御览》卷十二《天部》引《汉书》说："宣帝元康元年，甘露降未央宫，大赦天下。"《文选·杨子云羽猎赋》说："国家殷富，上下交足，故甘露零其廷，醴泉流其唐。"李善注："《礼记》曰：'天降膏露，地出醴泉。'《孝经援神契》曰：'甘露，一名膏露。'"是甘露降则时适，万物以盛，其必天地相合，阴阳交泰而始降也。《广韵·去声·十遇》引《元命包》说："阴阳乱为雾。"《尔雅·释天》亦谓“地气发天不应，曰雾”，其云雾不晴，则上必应“甘露不下”也。

（十三）恶气不发

《素问·四气调神大论篇》说：“恶气不发，风雨不节，白露不下，则菀槀不荣。”

按　《汉书·食货志》说：“古者天降灾戾。”颜师古注：“戾，恶气也。”是“恶气”即“戾气”也。戾，声转为“疠”。《春秋·左昭四年传》说：“疠疾不降。”杜预集解：“疠，恶气也。”《周礼·天官冢宰·疾医》载：“四时皆有疠气。”字又作“沴”。《汉书·孔光传》说：“六沴之作。”颜师古注：“沴，恶气也，音戾。”是“戾气”“疠气”“沴气”三者，皆谓“恶气”也。

此文“恶气不发”之“不”，为衬音助词。《礼记·中庸》说：“不显惟德。”郑玄注：“不显，言显也。”《战国策·秦策》说：“楚国不尚全事。”鲍彪注：“不尚，尚也。”《孟子·滕文公上》说：“不亦善乎。”赵岐注：“不亦者，亦也。”《荀子·正论篇》说：“与不老者休也。”扬倞注：“不老，老也，犹言‘不显，显也’。”《尚书·西伯戡黎》说：“我生不有命在天。”孔安国传：“言我生有寿命在天”也。《春秋·左成八年传》说：“《诗》曰：‘恺恺君子，遐不作人。’”杜预注：“言文王能远用善人。不，语助。”据此，则当读为“不发，发也”。“恶气不发”读为“恶气发”，与《素问·调经论篇》“皮肤不收”之为“皮肤收”同一文例。《太素·顺养》载此文，正作“恶气发”。至于“发”字之义，《淮南子·主术训》说：“是故草木之发若烝气。”许慎注：“发，生（也）。”

惟其恶气发生，则时发风雨而无节制，造成甘露不降。此“白露”之“白”，乃“甘”字形近而误，当改正之。甘露不下，则百草不得滋养，而禾秆亦蕴菀不荣。

（十四）肾气独沈

《素问·四气调神大论篇》说：“逆春气，则少阳不生，肝气内变；逆夏气，则太阳不长，心气内洞；逆秋气，则太阴不收，肺气焦满；逆冬气，则少阴不藏，肾气独沈。”

按 此文“肾气独沈”之“独”，当读为“清浊”之“浊”。《说文·水部》说：“浊……从水，蜀声。”段玉裁注：“浊者，清之反也。《诗》曰：‘泾以渭浊。’又曰：‘载清载浊。’”《说文·犬部》说：“独……从犬，蜀声。”是“独”“浊”二字俱谐“蜀声”，例得通假，故此文“独”假为“浊”，读为“肾气浊沈”。《针灸甲乙经》卷一第二、《太素·顺养》二书载此文正皆作“肾气浊沈”。沈者，《说文·水部》说：“沈，陵上滴水也。从水，冘声。一日浊默也。”段玉裁注：“《黑部》曰：‘默，滓垢也。’默、沈同音通用。直深切，又，尺甚切。”《说文·黑部》说：“默，滓垢也，从黑，冘声。”段玉裁注：“滓，淀也，垢者，浊也。荀卿曰：人心譬如槃水，正错而勿动，则湛濁在下而清明在上。杨倞曰：‘湛濁，渭沈泥滓也。’按：湛即默之假借字。”据此，则《素问》之“独沈”，《针灸甲乙经》《太素》之“濁浊”，《说文》之“濁默”，荀卿、杨倞之“湛濁”，其义一也。

（十五）夫病已成而后藥之

《素问·四气调神大论篇》说：“夫病已成而后藥之，乱已成而后治之，譬犹渴而穿井，斗而铸锥，不亦晚乎！”

按 此文“夫病已成而后藥之”之“藥”，与《素问·骨空论篇》“数刺其俞而藥之”之“藥”同，皆为“𤻲”之借字。《说文·艸部》说：“藥，治病艸，从艸，樂声。”《说文·疒部》说：“𤻲，治也，从疒，樂声。療，或从尞。”二字俱谐“樂”声，例得通假，故此文借“藥”为“𤻲”也。《诗·大雅·板》说：“不可救藥。”《春秋·左襄二十六年传》说：“不可救療。”是《诗》用借字，《春秋》用《说文》正字异体也。《诗·陈风·衡门》说：“泌之洋洋，可以樂饥。”《群经音辨·木部》谓此“樂，治也”，注“音療”，是“樂”字亦借为“𤻲”也。

（十六）苍天之气清净

《素问·生气通天论篇》说：“苍天之气清净，则志意治，顺之则阳气固。”

按 此文“清净”之“净”，乃是“清静”之义，非“洁净”也。净，乃“静”之借字，《国语·齐语》说：“昔圣王之处士也，使就闲燕。”韦昭注：“闲燕，就清净也。”《素问·四气调神大论篇》说：“天气，清净光明者也。”《难经·三十五难》说：“胆者，清净之府也。”皆是例也。其本字当作“静”。《老子》第四十五章说：“燥胜寒，静胜热，清静为天下正。”《淮南子·原道训》说：“是故清静者，德之至也。”《淮南子·主术训》说：“清静无为，则天与之时。”《素问·五常政大论篇》说：“敦阜之纪，是为广化，厚德清静，顺长以盈。”《素问·至真要大论篇》说：“夫阴阳之气，清静则生化治，动则苛疾起。”《素问·生气通天论篇》说：“故风者，百病之始也，清静则肉腠闭拒，虽有大风苛毒，弗之能害。”《史记·老子韩非列传》说：“李耳无为自化，清静自正。”王冰《素问·生气通天论篇》注说："夫嗜欲不能劳其目，淫邪不能惑其心，不妄劳作，是为清静。"《老子》第五十章说："我无为而民自化，我好静二民自正。"《后汉书·王充王符仲长统列传》说："贵清静者，以席上为腐议。"《吕氏春秋·审分览》说："清静以公，神通乎六合，德耀乎海外，志观于无穷，誉流乎无止，此之谓定性于大湫，命之曰无有。"高诱注："无有，无形也，道无形。无形，言得道也。"《管子·内业》说："心能执静，道将自定。"《太素·调阴阳》正作"苍天之气清静则志意治……"杨上善注："天之和气清而不浊，静而不乱，能令人志意皆清静也。"不得谓"天"有"志意"也。《素问·生气通天论篇》说："凡阴阳之要，阳密乃固。"《尚书·舜典》说："四海遏密八音。"孔国安传："密，静也。"《后汉书·崔骃列传》说："海内清肃，天下密如。"李贤注："密，静也。"《孟子·万章上》说："遏密八音。"赵岐注："无声也。"无声，即静也。《素问·五常政大论篇》说："其政谧。"王冰注："谧，静也。"谧，与"密"通。《尔雅·释诂下》说："密，静也。"《群经音辨》卷四说："密，静也。"也是说"阴阳之关键"，是以"清静"为妙也。

（十七）因于气　四维相代

《素问·生气通天论篇》说："……是故阳因而上，卫外者也，欲如运枢。起居如惊，神气乃浮。因于暑，汗，烦则喘喝，静则多言；因于寒（此句原在'欲如运枢'句上，误，今据《格致余论·生气通天论病因章句辩》改），体若燔炭，汗出而散；因于湿，首如裹，湿热不攘，大筋緛短，小筋弛长，緛短为拘，弛长为痿；因于气，为肿。四维相代，阳气乃竭。"

按 此文“四维相代”一句，诸注皆误以属上“因于气，为肿”读，且误释其义，如王冰注说：“素有气疾，湿热加之，气湿热争，故为肿也。然邪气渐盛，正气浸微，筋骨血肉，互相代负，故云‘四维相代’也。”张介宾注说：“因于气者，凡卫气，营气，藏府之气，皆气也。一有不调，均能致疾。四维，四支也。相代，更迭为病也。因气为肿，气道不行也。”高世栻注说：“气，犹风也，《阴阳应象大论》云：‘阳之气，以天地之疾风名之。’故不言‘风’而言‘气’。因于气为肿者，风淫末疾，四肢肿也。四维相代者，四肢行动不能彼此借力而相代也。”其王冰谓“素有气疾，湿热加之”为肿，以致“筋骨血肉，互相代负”，张介宾谓“正气不调，气道不行”为肿，以致“四肢更迭为病”，高世栻谓“风淫末疾，四肢为肿”，以致“四肢行动不能彼此借力而相代”，三者之注均不当。试问“因于气为肿”的病证，筋骨血肉怎样“互相代负”？或其四肢怎样“更迭为病”？本节原文明谓“四维相代”，何谓“不能彼此借力而相代”？惟“因于气”的“气”字，高世栻释为“风邪”是对的。

为了弄清楚“四维相代”之义，必须进一步阐明“因于气”的“气”字。气是“风邪”，高世栻早已指出，这里再补充一些论据。

气，在古代是可以作为“风”字讲的。本书《阴阳应象大论篇》说：“阳之气，以天地之疾风名之。”《庄子·齐物论》说：“夫大块噫气，其名为风。”《山海经·海外北经》说：“息为风。”郭璞注说：“息，气息也。”是“气”可训为“风”。然“风”亦可训为“气”，如《广雅·释言》说“风，气也”《论衡·感虚篇》说"夫风者，气也"是其例。杨上善注《太素·诸风数类》说："风，气，一也。徐缓为气，急疾为风。"故"风"可训"气"，"气"亦可训"风"。

《管子·度地》说："大寒，大暑，大风，大雨，其至不时者，此谓四刑，或遇以死，或遇以生（读'眚'）。"《灵枢·口问》说："夫百病之始生也，皆生于风雨寒暑……"《灵枢·五变》说："余闻百病之始期也，必生于风雨寒暑。"《灵枢·百病始生》说："风雨寒热，不得虚，邪不能独伤人。"这就充分说明古人认为风雨寒暑，是使人发生疾病的四种外邪。雨，乃"湿邪"，风雨寒暑者，即"风、寒、湿、热"也。根据文例，上文"因于暑""因于寒""因于湿"，此"因于气"即为"因于风"，也是合乎道理的。

因"风"而病"肿"，在《黄帝内经》中还有明文，如该书《素问·平人气象论篇》所谓"面肿曰风"是也。在临床上，亦常见有突然发生头面四肢肿，甚至肿及全身而瘙痒不已者，每用荆、防、羌、独等疏风药物而获效。

现在再来讨论"四维相代"之义。这里"四维"二字，不是一个词，和本书《素问·气交变大论篇》中"其眚四维"的"四维"一词不同。所谓"四"，是指上文所说的"风""寒""暑""湿"等四种邪气；维，即"维系"。所谓"四维相代"，是说"风""寒""暑""湿"等四种邪气维系不离而相互更代伤人。正因为如此，所以人体的阳气就乃告竭尽。

据上所述，本节"四维相代，阳气乃竭"，是遥承前"阳因而上，卫外者也，欲如运枢，起居如惊，神气乃浮"之文而为本节全文所作的结语。因而，只把它属于"因于气，为肿"

读，是不对的。

（十八）精则养神，柔则养筋

《素问·生气通天论篇》说："阳气者，精则养神，柔则养筋。开阖不得，寒气从之，乃生大偻；陷脉为瘘，留连肉腠；俞气化薄，传为善畏，乃为惊骇；营气不从，逆于肉理，乃生痈肿；魄汗未尽，形弱而气烁，穴俞以闭，发为风疟……"

按 此"阳气者，精则养神，柔则养筋"之文，王冰注谓"然阳气者，内化精微养于神气，外为柔软以固于筋"，吴崑、马莳之注文稍异而义略同，均变"精""柔"二字之词性以释，恐未当；张介宾注谓"神之灵通变化，阳气之精明也，筋之运动便利，阳气之柔和也，故精则养神，柔则养筋"。其望文生训，释"精"为"精明"，释"柔"为"柔和"，然"阳气"怎样"精明"？怎样"柔和"？实难体认，故其释未确而不足为训。张志聪注谓："阳气者，水谷之精也，故先养于五藏之神。柔者，少阳初生之气也，初出之微阳，而荣养于筋，是以少阳之主筋也。"将"阳气"定为"五谷之精"，将"柔"释为"少阳初生之气"，从而使此"阳气"和"柔"分之为二物，于文则不顺，于理则不通矣；高世栻注谓："精，精粹也。柔，柔和也。上文烦劳精绝，至目盲耳闭而神气散乱，故曰'阳气者，精则养神'，所以申明上文阳气不精而神无所养也。上文大怒气绝，至血菀而伤筋，故曰'阳气者，柔则养筋'，所以申明上文阳气不柔而筋无所养也。"然"阳气"何谓"精粹"？何谓"柔和"？其与张介宾同，望文生训，不足取也，且将此"阳气者，精则养神，柔则养筋"之文用为上段内容之释以作其殿，亦未为是。

上文"阳气者，烦劳则张，精绝，辟积于夏，使人煎厥，目盲不可以视，耳闭不可以听，溃溃乎若坏都，汩汩乎不可止”，“阳气者，大怒则形气绝，而血菀于上，使人薄厥”两条，是说明躁扰则阳气失常而神、形为病；此文“阳气者，精则养神，柔则养筋”，是说明安静则阳气正常而神、形皆治。此文“精则养神”“柔则养筋”两句为对文，乃说明阳气的特性和作用，而“精”“柔”两字于此为变文。这里“精”字，乃“靖”之假借。“精”“靖”俱偕“青”声，故例得通假，所谓“同声假借”也。《广雅·释诂》说：“靖，安也。”《国语·晋语八》说：“故食谷者，昼选男德以象谷明，宵静女德以伏蛊慝。”韦昭注：“静，安也。”是“靖”训“安”。“静”亦训“安”。二字义同，故可知《说文通训定声·鼎部》所谓“靖，假借为静”也。据此，则“精”为“靖”字之假借，而“靖”与“静”字义同而又可假借为“静”，故《白虎通·性情》说：“精者，静也。”关于“柔”字，《尔雅·释诂下》说：“柔，安也。”《广韵·下平声·十八尤》说：“柔，安也。”《尚书·尧典》“柔远能迩”句孔安国传亦谓“柔，安也”。上言“精”字读为“静”而其义训为“安”，此言“柔”字之义亦训“安”，是“精”“柔”训“安”义同也。然“安”字之义又训“静”，《方言》卷十说：“安，静也。”《仓颉篇》卷中说：“安，静也。”可证。是“静”“安”二字可互训，其义则相通也。从而表明了此文“精则养神”者，乃言“静则养神”也。此文“柔则养筋”者，乃言“静则养筋”也。一句话，安静则阳气养神又养筋也。然其一言“精”、一言“柔”者，是变文耳，与《素问·逆调论》之上文言“常”、下文言“衣”同例也。惟此“安静”之义，乃谓其不躁动烦劳，与下文“阳密”或“阳秘”之义正同，非谓其静止不动也。

此文“阳气者，精则养神，柔则养筋”之“养”字，似非“补养”之“养”，当训“治”。《周礼·天官冢宰·疾医》说：“以五味五谷五药养其病。”郑玄注：“养，犹治也。”是“养”可训“治”，则此“阳气者，精则养神，柔则养筋”之义，即为“安静则阳气正常而治神治筋”，或者其“养神”“养筋”为“神养”“筋养”之倒装，即为“安静则阳气正常而神治筋治”也。

（十九）藏精而起亟也

《素问·生气通天论篇》说：“阴者，藏精而起亟也；阳者，卫外而为固也。”

按 此文“阴者，藏精而起亟也”之“亟”，王冰注谓“亟，数也”，非是。亟，当为“及”，读“迫不及待”之“及”，读“逮及”之“及”。《广雅·释诂》卷一下说：“亟，急也。”是“亟”可训为“急”。而《说文》“急”字“从心，及声”，可用之为“及”。《释名·释言语》说：“急，及也，操切之使相逮及也。”其“逮”“及”二字互训。《说文·又部》说：“及，逮也，从又人。”《尔雅·释言》说：“逮，及也。”是“及”“逮”二字义同也。观“及”之为字，“从人，从又”，然“又”即“手”也。人前行，其后之人以手及之也，谓阳前行以为外固，而阴精旋而及之也，乃阴阳相随相应，阳前而阴后，相即相离，和谐而化合以生者也，正如《素问·方盛衰论篇》所论：“阴阳并交者，阳气先至，阴气后至。”王冰注：“阴阳之气并行而交通于一处者，则当阳气先至，阴气后至，何者？阳速而阴迟也。《灵枢经》曰：‘所谓交通者，并行一数也。’由此，则二气亦交会于一处也。”

（二十）精乃亡，邪伤肝也

《素问·生气通天论篇》说：“风客淫气，精乃亡，邪伤肝也。”

按 《素问·阴阳应象大论篇》说：“风气通于肝。”肝属木而主疏泄，与肾并居下焦，风气淫胜，客寄于肝。《素问·阴阳应象大论篇》说：“风伤肝。”肝伤于邪则其疏泄功能太过，以致肾失藏精之用，而精亡失于外，成为临床上之所谓“失精”病证，治当祛风邪而兼涩精，《金匮要略·血痹虚劳病脉证并治》所载“脉芤动微紧，男子失精，女子梦交，桂枝加龙骨牡蛎汤主之”，正是其例。《伤寒论·辨太阳病脉证并治》说：“欲救邪风者，宜桂枝汤。”桂枝加龙骨牡蛎汤方，以桂枝汤祛风邪，加龙骨、牡蛎以固涩敛精。

（二十一）阳密乃固

《素问·生气通天论篇》说：“凡阻阳之要，阳密乃固。两者不和，若春无秋，若冬无夏，因而和之，是谓圣度。故阳强不能密，阴气乃绝……”

按 此文“阳密乃固”句之“密”字，王冰、吴崑、张介宾释之为“闭密”，马莳释之为“秘密”，张志聪释之为“固密”。细析诸注之前后文，其所谓“闭密”“秘密”“固密”，文虽有异，然均似谓“坚固关闭”之义。如此，则与本段文字内容之义稍嫌左。根据《素问》所载阴阳学说的基本思想和本段文字的精神，此“密”字训为“闭固”之义，不如训为“安静”之义为长，惟高世栻释为“藏密”，略近之。然其释下文“秘”字又曰“秘密”，则又与诸注义同而有误矣。

在古代文献里，训“密”为“静”义是颇不乏其例的，如《尚书·尧典》说：“四海遏密八音。”孔安国传：“密，静也。”《尔雅·释诂下》《群经音辨·山部》亦皆谓“密，静也”，均是其例。然“密”又训“宁”。《国语·周语下》说：“密，宁也。”《孔子家语·论礼》说：“夙夜基命，宥密无声之乐也。”王肃注亦谓“密，宁也”。而“宁”之义亦训“静”，故《尔雅·释诂上》说：“密，宁，静也。”是所谓“阳密”者，乃言“阳气宁静”也。惟其“阳气宁静”，则阴阳和调“乃固”也。此文“阳密乃固”之“固”，与上文“阳者，卫外而为固也”的“固”字训“坚固”之义有别，当与《素问·阴阳应象大论篇》中“喜怒不节，寒暑过度，生乃不固”的“固”字义同而训为“长久”。《小尔雅·广诂》说：“固，久也。”是“固”可训“久”无疑。如斯，则阴阳和调之枢要，在于阳气宁静始乃久长也。众所周知，其阴阳运动的特性，阴为静而阳为动。然所谓“阳为动”者，只是对“阴为静”而言；其所谓“阳气宁静”者，又只是对“阳气烦劳”而言，故此可以总之曰“阳性动而忌烦劳喜宁静”也。

阳性动而忌烦劳喜宁静，阴性静其忌喜亦如是也，故《素问·痹论篇》有“阴气者，静则神藏，躁则消亡”之记述。然“阴性静”亦是对“阳性动”而言。阴阳作为一个整体言之，则是不断运动的。《素问·阴阳应象大论篇》说：“阴在内，阳之守也；阳在外，阴之使也。”《素问·生气通天论篇》说：“阴者，藏精而起亟也；阳者，卫外而为固也。”是阴阳二气相互依赖、相互促进而以运动为常。但是阴阳之运动，必须在宁静状态下进行才是有益的，《素问·至真要大论篇》说“夫阴阳之气，清静则生化治，动则苛疾起”说明了这一点。

阴阳学说的基本思想是在“运动”中保持“宁静”，故此文论“阴阳之要”的“阳密乃固”句，当释为“阳静乃久”之义为优。阳气安谧宁静，则阴阳和调而乃久长。

《礼记·乡饮酒义》说：“产万物者圣也。”郑玄注：“圣之言生也。”《广韵·去声·四十五劲》说：“圣，式正切，生也。”是“圣”可训“生”也。生，当读如《素问·六节藏象论篇》“生之本，本于阴阳”。《素问·阴阳应象大论篇》“生乃不固”之“生”，指“生气”；《说文·又部》说：“度，法制也。”《群经音辨·又部》说：“度，法制也。”犹今之所谓“规律”之义。“因而和之，是谓圣度”者，谓“阴阳和调是生气的正常规律”，和之乃可以久长也。如阳气躁动烦扰，阴阳“两者不和”，则为孤阴独阳，“若春无秋，若冬无夏”，而无以生长矣，是以下文有曰：“故阳强不能密，阴气乃绝。”

（二十二）阴平阳秘

《素问·生气通天论篇》说：“阴平阳秘，精神乃治；阴阳离决，精气乃绝。”

按 此文乃论述阴阳的静躁对精气的影响作用，从而决定生命的存亡，为上文之结语。然其“阴平阳秘，精神乃治”之义，诸家多注而未明，如马莳注说：“必彼之阴气得其和平，而此之阳气知所秘密，则精神乃治。”张介宾注说：“平，即静也。秘，即固也。人生所赖，惟精与神，精以阴生，神从阳化，故阴平阳秘，则精神治矣。”张志聪注说：“调养精气神者，当先平秘其阴阳。”等等。这里马莳注“平”为“和平”，既欠确切，而注“秘”为“秘密”，则使人亦嫌不甚明了其所说矣。

张介宾注“平”为“静”，颇有见地，而注“秘”为“固”，则又不然矣，且说“人生所赖，惟精与神，精以阴生，神从阳化”，把此文“精神”一词分而释之，则更嫌其未究此段文字之文法及文义也。至于张志聪之注，则不胜“囫囵吞枣”之甚，而不必于此加议矣。观此文“阴平阳秘，精神乃治”，与下“阴阳离决，精气乃绝”为对文，则此“平”“阳”二字为误倒，当乙转，作“阴阳平秘”之句为是。只有“平秘”，始与下文“离决”为对。《鬼谷子·摩篇》说：“平者，静也。”上文已引张介宾注亦说“平，即静也”，是“平”为“静”义。《列子·力命》说：“自然者，默之成之，平之宁之。”张湛注：“平宁无所施为。”无所施为，亦谧静之义。秘者，《广雅·释言》说：“秘，密也。”《广韵·去声·六至》说：“秘，兵媚切，密也……俗作秘。”然《尔雅·释诂下》说：“密，静也。”《尚书·尧典》说：“四海遏密八音。”孔安国传：“密，静也。”“秘”训“密”，而“密”则训“静”，是“秘”亦“静”也。此文“平”训“静”，“秘”亦训“静”，二字叠词同义，与下“离决”之词同。从理论上讲，阴阳之性，对言之则阴静而阳动（然阴无极静而阳无极动），合言之则阴阳俱喜宁静而忌躁动也。《素问·痹论篇》说：“阴气者，静则神藏，躁则消亡。”是言阴气静则安而躁则害也。本篇即《素问·生气通天论篇》说：“阳气者，精则养神，柔则养筋”，而“烦劳则张，精绝”，是言阳气静则安而躁则害也。《素问·至真要大论篇》说：“夫阴阳之气，清静则生化治，动则苛疾起。”是总言阴阳之气静则安而躁则害也。阴阳之气以静为安而能生化，故此文说“阴阳平秘，精神乃治”也。此所谓“精神乃治”者，殆即“精气乃治”也。精气，古可写作“精神”，《礼记·聘义》说：“精神见于山川。”郑玄注：“精神，亦谓精气也。”《素问·五藏别论篇》说“藏精气而不写也”，林亿新校正谓“全元起本及《针灸甲乙经》《太素》‘精气’作‘精神’”可证。“精气乃治”，与下“精气乃绝”为对文。

据上所述，此文“阴平阳秘”，乃“阴阳平秘”之误，而“阴阳平秘”之义，本为“阴阳清静宁谧”。然今人颇有望文生义而将此文“阴平阳秘”释为“阴阳平衡”，且恐人误会其阴阳平衡之义而添字作释以成为“阴阳相对平衡”者。这与中医学阴阳学说虽无乖，然非此文本义，故为研究整理《黄帝内经》之文者所不敢取也。

（二十三）洞泄

洞泄为一病证名词，首先见于《黄帝内经》，如《素问·生气通天论篇》说：“是以春伤于风，邪气留连，乃为洞泄。”《灵枢·邪气藏府病形》说：“肾脉……小甚为洞泄。”等等均是。《广雅·释言》说：“泄，漏也。”凡器内之气漏出于器外皆为之“泄”。在人体，常因其所泄出之路不同而其泄异称，如从口咽出者，则曰“涌泄”；从皮肤出者，则曰“发泄”；从小便出者，则曰“渗泄”；从肛门出者，则曰“后泄”，亦谓之“泄利”也。《释名·释疾病》说“泄利，言其出漏泄而利也”，是“泄利”者，乃“大便失常而多水湿”也。由于大便泄利的缓急不同和排泄物有异，故《黄帝内经》中有濡泄、注泄、溏泄、鹜溏、飧泄或洞泄之分。从而表明“洞泄”为“泄利”之一种也。

《急就篇》卷二说：“乘风县钟华洞乐。”颜师古注：“洞，犹‘通’也。”《说文·竹部》说：“筒，通箫也。”段玉裁注：“所谓‘洞箫’也。”可见“洞”“通”义同。是“洞泄”者，“泄”而如“筒”之“通”者也，乃食物入胃未及加工消化而旋即完谷泄出也。《素问·生气通天论篇》此文，在《素问·阴阳应象大论篇》中作“春伤于风，夏生飧泄”，而王冰《素问·四气调神大论篇》注说“飧泄者，食不化而泄出也”。说明“洞泄”又叫“飧泄”，其证实为食物入胃未能消化而即泄出也。《诸病源候论·痢病诸候·水谷痢候》“其洞泄者，痢无度也”之释，恐欠确切。

“洞泄”之病，亦可单称为“洞”，《灵枢·邪气藏府病形》说“肾脉……微缓为洞，洞者，食不化，下嗌还出”是也。其字又作“衕”，《山海经·北山经》说“可以止衕”。郭璞注：“治洞下也。音洞。”然“下”“泄”声近，其义可通，其“泄利”之词，《伤寒论》《金匮要略》多写作“下利”，可证。是所谓“洞下”者，即“洞泄”也。

《史记·扁鹊仓公列传》说：“迥风者，饮食下嗌而辄出下留。”又说：“迥风之状，饮食下嗌辄后之。”其所谓“迥风”，亦即此“洞泄”之病证也。

（二十四）鼽衄

《素问·金匮真言论篇》说：“故春善病鼽衄……故冬不按跷，春不鼽衄。”

按 此文“鼽衄”之义，有些注语随文敷衍，未予阐释；有些注语将其析之为二证，如王冰注说：“鼽，谓鼻中水出，衄，谓鼻中血出”，吴崑注说“鼻出水谓之鼽，鼻出血谓之衄”，张琦注说“邪客于肺，气道不利，则鼻塞而鼽，血升于上，肺气不降，则出于鼻而为衄”。这里王冰释“鼽”为“鼻中水出”，不知何所据而吴崑因之，张琦释“鼽”为“鼻塞”，乃本于《说文》。《说文·鼻部》说：“鼽，病寒鼻窒也，从鼻，九声。”“鼻窒”即“鼻塞”也。《素问·气交变大论篇》“欬而鼽”的“鼽”字即是其“鼻塞”之义。然“鼽”“衄”二字连用为“鼽衄”，屡见于《黄帝内经》中，恐不宜析为二证，当为一病证名词。《素问·水热穴论篇》说：“故曰冬取井荥，春不鼽衄。”《素问·五常政大论篇》说：“从革之纪……鼽衄”；“少阳司天……鼽衄、鼻窒”；“少阴司天……鼽衄、鼻窒”。《素问·六元正纪大论篇》说：“凡此阳明司天之政……鼽衄”；“凡此少阳司天之政……鼽衄”；“凡此少阴司天之政……鼽衄”；“热至则……鼽衄”。《素问·至真要大论篇》说：“少阴司天……鼽衄”；“少阳司天……甚则鼽衄”；“太阳司天……鼽衄”。《灵枢·经脉》说：“大肠手阳明之脉……鼽衄”；“胃足阳明之脉……鼽衄”；“膀胱足太阳之脉……鼽衄”；“足太阳之别……实则鼽窒，头背痛，虚则鼽衄”，等等。如果“鼽衄”为二证，“鼽”是指“鼻塞”，“衄”是指“鼻出血”，试问“鼻塞”和“鼻出血”这二者之间有什么不可分割的必然联系而致《黄帝内经》屡屡连言？且上面所引《素问·五常政大论篇》中论述“少阳司天”和“少阴司天”的病证时，“鼽衄”与“鼻窒”并提，如“鼽衄”为二证而“鼽”训为“鼻塞”，则其下文之所谓“鼻窒”岂不为多余？由此可见，此文“鼽衄”只能是一个病证名词，而不应该把它分释为二证。

何谓“鼽衄”？《说文·血部》说：“衄，鼻出血也，从血，丑声。”《诸病源候论·伤寒病诸候下·伤寒衄血候》说：“衄者，鼻出血也。”《黄帝内经》诸注亦均以“鼻出血”释此“衄”字，是此文之“衄”为“鼻孔出血”已殆无疑义。然则“鼽”字之义为何？王冰注《素问·刺禁论篇》说：“任脉自鼻鼽两傍上行至目瞳子下。”所谓“目瞳子下”，为任脉之终左右四白穴。王冰以“鼻”“鼽”二字连用，而为任脉循行于面的左右相夹部位，显然是人体的一部位名词。《太素》卷八首篇说：“大肠手阳明之脉……鼽衄。”杨上善注：“鼻形为鼽也。”《太素》同篇又说：“胃足阳明之脉……鼽衄。”杨上善注：“鼽，鼻形也。”是“鼽”为“鼻形”。鼻形，正是任脉循行于面而左右相夹之部位。《素问·六元正纪大论篇》说：“阳明所至为鼽、尻、阴、股、膝、髀（此字当在‘股’上，讹误于此）、踹（此字为衍文）、胻、足病。”其“阳明所至”为“鼽病”者，正以胃足阳明经脉“起于鼻”也。是“鼽”即为“鼻”。鼽，训“鼻”，训“鼻形”，则此文“鼽衄”即为“鼻内出血”之病证矣，故张志聪注此即直接称之曰“鼻衄”。《诸病源候论》所载“鼻衄候”，亦即《黄帝内经》中所谓“鼽衄”之病证也。

（二十五）此平人脉法也

《素问·金匮真言论篇》说：“夫精者，身之本也。故（冬）藏于精者，春不病温；夏暑汗不出者，秋成风疟。此平人脉法也。”

按 本文“此平人脉法也”句中“平人”“脉法”之文，古注多歧义，有谓“平人”为“不病之人”者，如张介宾、张志聪、高世栻等；有释“平人”曰“平病人”者，如王冰、马莳等；有囫囵吞枣而其义不明者，如杨上善之注。关于“脉法”之义，杨上善、马莳释之为“切脉”，张介宾、张志聪则以“经脉”释之，而王冰、高世栻又顺文以过，无以睹其义也。另外，林亿等谓“此平人脉法也”全句之义“与上文不相接”，疑为他处之文而错续于此也。张琦亦谓此句乃“他经脱文”。其实，诸注皆未确，盖以其皆不明训诂而未识文字之古义也。

此文“平人”二字，和《素问·平人气象论篇》中所谓“平人者，不病也”的“平人”一词是指“健康人”者不同，和《金匮要略·血痹虚劳病脉证并治》中所谓“夫男子平人，脉大为劳，极虚亦为劳”的“平人”一词是指“脉病形不病”者亦不同。因为它不是一个“词”。此“平”字，当作“辨别”解。《说文·亏部》说：“平，语平舒也。从亏，从八。八，分也。”《说文·八部》说：“八，别也，象分别相背之形。凡八之属皆从八。”又说：“分，别也。从八，从刀，刀以分别物也。”是“平”之为字“从八”而有“分别”义也。又“平”之为义可通“辨”，《脉经》卷八第九载“平……疟脉证”，《外台秘要·疗疟方》引张仲景《伤寒论》谓“辨疟脉”，可证；《伤寒论·伤寒杂病论集》所谓“并平脉辨证”者，亦即谓“并辨脉辨证”也。辨，古作“㸑”“釆”。“辨”亦“别”也。《说文·釆部》说：“釆，辨别也，象兽指爪分别也。凡釆之属皆从釆，读若辨。㸑，古文釆。”总之，“平”字之义可训为“辨别”也。如此，则本文所谓“此平人……”者，即谓“此辨别人……”也。

关于此文“脉法”之“脉”字，则义当训“诊”。脉，篆文字作“衇”，又作“脈”，籀文字作“䘑”。脉、脈、衇、䘑，形异而字同。《说文·𠂢部》说：“衇，血理分衺行体者。从𠂢，从血。脈、衇或从肉。䘑，籀文。”是“脉”为人体的“经脉”，其在人体具有运行血气以养全身的作用。经脉的变动，即为人体的疾病。人体有病，可参合在人体脉动部以手循按审察经脉的变动情况而诊断之。这种以手循按而审察经脉的变动，叫做“切脉”。切脉，又叫“切诊”，又叫“脉诊”，又叫“切脉诊”，是中医学的重要诊法之一。因为“切脉”是一种“诊法”，故“脉”字之义可引申而为“诊”。在古代文献里，“脉”读“诊”义是屡见不鲜的，如《汉书·艺文志·方技略》说“原诊以知政”；《隋书·经籍志·医方》则谓“原脉以知政”，是“脉”字之义同“诊”也；《史记·扁鹊仓公列传》所言“至今天下言脉者，由扁鹊也”，即谓“至今天下言诊者，由扁鹊也”；《素问·金匮真言论篇》所言“故善为脉者，谨察五藏六府，一逆一从……”者，即谓“故善为诊者，谨察五藏六府，一逆一从……”也；《素问·示从容论篇》所言“臣请诵《脉经》上下篇，甚众多矣”者，即谓“臣请诵《诊经》上下篇，甚众多矣”也；《素问·疏五过论篇》所言“善为脉者，必以比类奇恒从容知之”者，即谓“善为诊者，必以比类奇恒从容知之”也，等等。

据上所述，“脉”字古可训“诊”义，当毋庸置疑。此文“脉法”之“脉”字，只有训作“诊”字之义，其句始能与其前文相贯而理通。吴崑于此文注说：“脉法，犹言诊法也。”这是很有见地的。考本段“夫精者，身之本也，故（冬）藏于精者，春不病温，夏暑汗不出者，秋成风疟”等文，根本未及于经脉和脉象，如将其下文“此平人脉法也”一句之“脉”字，释为“经脉”或“切脉诊”，岂不是南其辕而北其辙，后之语而不符前之言哉！无怪乎林亿等人谓“此平人脉法也”之文“与上文不相接”也。

现在本文“此平人脉法也”句中“平人”“脉法”之义已阐释清楚，这就可明白地看出：本段文字中“夫精者，身之本也”两句，是“故（冬）藏于精者，春不病温，夏暑汗不出者，秋成风疟”等文的起句，说明精气是人身的根本，精气的藏泄，决定着人体的发病与否；“此平人脉法也”一句，是“故（冬）藏于精者，春不病温，夏暑汗不出者，秋成风疟”等文的结语，说明其文是辨别人体病与不病的诊法。

（二十六）清阳发腠理

《素问·阴阳应象大论篇》说：“清阳发腠理，浊阴走五藏。”

按 《金匮要略·藏府经络先后病脉证》说：“腠者，是三焦通会元真之处，为血气所注；理者，是皮肤藏府之文理也。”腠理是人体内外交流通道之一，也是人体抵御外邪之一道屏障。杨上善《黄帝内经太素·寒热杂说》注：“人之呼气出为阳也，吸气入为阴也。故呼气之时，在口为出，于头足亦出；吸气之时，在口称入，于头足亦入。”此腠理应口鼻以出浊入清也。《灵枢·决气》说：“上焦开发，宣五谷味，熏肤充身泽毛，若雾露之溉，是谓气。”杨上善《黄帝内经太素·六气》注：“即卫气也。”《素问·调经论篇》王冰注引《针经》说：“腠理发泄，汗出腠理（《灵枢·决气》作‘汗出溱溱’），是谓津。”《淮南子·泰族训》说：“四枝节族，毛蒸理泄，则机枢调利，百脉九窍莫不顺比。”杨树达证闻：“族读为腠，节谓关节，腠谓腠理，毛蒸理泄，谓毛孔腠理有所蒸发。”这些都是有助于清阳发腠理之义。

《黄帝内经太素·九针要解》说：“神客者，正邪共会也。

神者，正气也。客者，邪气。在门者，邪循正气之所出入也。”杨上善注：“神者，玄之所生，神明者也。神在身中，以为正气，所以身中以神为主，故邪为客也。邪来乘正，故为会也。门者，腠理也，循正气在腠理出入也。”《淮南子·诠言训》说：“邪与正相伤。”邪干正则病，正胜邪则安，需要保持腠理致密而和调，不得过开过闭。《灵枢·本藏》说：“卫气者，所以温分肉，充皮肤，肥腠理，司开阖者也……卫气和，则分肉解利，皮肤调柔，腠理致密矣。”《吕氏春秋·季春纪·先已》说：“凡事之本，必先治身，啬其大宝。用其新，弃其陈，腠理遂通，精气日新，邪气尽去，及其天年，此之谓真人。”正确地采用“行气法”，吐故纳新以促进腠理亦包括全身的和调。

《黄帝内经太素·杂病·温暑病》说：“病者当与汗皆出勿止。所谓玄府者，汗空。”杨上善注：“汗之空名玄府者，谓腠理也。”《素问·水热穴论篇》说：“所谓玄府者，汗空也。”王冰注：“汗液色玄，从空而出，以汗聚于里，故谓之玄府。府，聚也。”《素问·汤液醪醴论篇》说：“开鬼门，洁净府。”王冰注：“开鬼门，是启玄府遣气也。”《素问·生气通天论篇》王冰注亦说：“气门，谓玄府也，所以发泄经脉营卫之气，故谓之气门也。”《素问·六元正纪大论篇》说：“凡此太阳司天之政……初之气……肌腠疮疡。”王冰注：“赤斑也，是谓肤腠中疮，在皮内也。”《荀子·荣辱篇》说：“骨体肤理辨寒热疾养。”杨倞注：“肤理，皮肤之文理也。”又《性恶篇》说：“骨体肤理好愉佚。”杨倞注：“肤理，皮肤之文理也。”《素问·六元正纪大论篇》说：“凡此太阴司天之政……五之气……民病皮腠。”《灵枢·热病》说：“偏枯，身偏不用而痛，言不变，志不乱，病在分腠之间。”据上所述，曰“腠理”，曰“玄府”，曰“汗空”，曰“鬼门”，曰“气门”，曰“肤腠”，曰“肤理”，曰“皮腠”，曰“分腠”，皆为人体组织部位，名虽有九，然其为“腠理”一也。

（二十七）阴阳者气血之男女也

《素问·阴阳应象大论篇》说：“阴阳者，气血之男女也。”

按 此文“气血之男女”之所谓“男女”，当概括万物之“雌雄”“牝牡”在内，言“阴阳两性交配”也，故《周易·系辞下》说：“男女媾精，万物化生。”《春秋繁露·循天之道》说：“天地之阴阳当男女，人之男女当阴阳，阴阳亦可以谓男女，男女亦可以谓阴阳。”是“阴阳”“男女”其义一也。《灵枢·邪客》说：“天有阴阳，人有夫妻。”可见“男女”是指“夫妻”也，而夫妻则指“两性相交”也。两性相交，则关乎身体健康，家庭和睦，人类繁衍，所谓“重人伦，广继嗣”也。我国古代在“以礼防淫，辅之以刑”的思想指导下，并不避讳谈两性之事（宋以后始羞言之），且有“性教育”之说，《白虎通·辟》说“父所以不自教子何？为渫渎也”是其例。所以《孟子·告子上》说：“食色，性也。”人之性欲，天生成就有的。《礼记·礼运》说：“饮食男女，人之大欲存焉。”齐宣王更是告诉孟子说：“寡人有疾，寡人好色。”《白虎通·嫁娶篇》说：“男三十筋骨坚强，任为人父，女二十肌肤充盈，任为人母，合为五十，应大衍之数，生万物也。”是言男女之限嫁娶不得过此也，非谓必以男三十、女二十始嫁娶也。男女嫁娶，阴阳和合，乐而有节，则和平寿考，故智者之养生也，必“节阴阳而调刚柔”。及迷者极欲，贪色无厌，阴阳无度，耗精伤神，斲丧身体，转化而为人体的致病因素，如《灵枢·口问》说：“夫百病之始生也，皆生于风雨寒暑，阴阳喜怒……”《灵枢·顺气一日分为四时》说：“夫百病之始生者，必起于燥湿寒暑风雨，阴阳喜怒……”《素问·调经论篇》说：“夫邪之生也，或生于阴，或生于阳，其生于阳者，得之风雨寒暑；其生于阴者，得之饮食居处，阴阳喜怒。”是阴阳交合过度，乃人体病因之一。综上所述，可见此文“阴阳者，血气之男女也”之“阴阳”，乃谓阴阳和合，两性相交，殆无疑义矣。

（二十八）温之以气

《素问·阴阳应象大论篇》说：“形不足者，温之以气；精不足者，补之以味。”

按 此文为对偶句，论述形、精虚证的治疗原则。《素问·通评虚实论篇》说：“邪气盛则实，精气夺则虚。”《灵枢·刺节真邪论》说：“虚者不足，实者有余。”根据临床两大类病机的特点，《素问·调经论篇》提出了“有余者泻之，不足者补之”。《灵枢·根结》亦谓“有余者泻之，不足者补之”。而《灵枢·刺节真邪》则更主张要“泻其有余，补其不足”。表明“补虚泻实”是《黄帝内经》治病的基本原则，而此文所论述的无论是“形不足”抑或是“精不足”，则皆为“不足”之证。皆是“虚证”，皆要“温之以气”。然考“温”字是药物的四性之一，而非药物功效。虽然有不少温性药具有补益作用，如首乌、菟丝子、巴戟天、黄芪、阿胶、山药、杜仲、破故纸、钟乳石等，但也有不少温性药物不具有补益作用，如木香、槟榔、茴香、木瓜、苏子、藿香、羌活、藁本、白芷、苍耳子、威灵仙、刘寄奴、半夏、杏仁、红蓝花、延胡索等。是故此文“温”字当为“昷”之借字。《说文·皿部》说：“昷，以皿食囚也。”食，读饲，以皿饲囚，有饲养之义，始与“补益”之义合。然医药之书，皆借“温”为“昷”，“温行而‘昷’废矣”。

（二十九）二阳之病发心脾

《素问·阴阳别论篇》说：“二阳之病发心脾，有不得隐曲，女子不月，其传为风消，其传为息贲者，死不治。”

按 王冰注谓“二阳，谓阳明大肠及胃之脉也”，似不确切。考《素问·逆调论篇》又说：“肝，一阳也，心，二阳也。”此文“二阳”，乃谓“心”也。脾，乃“痹”之借字。是“二阳之病发心脾”者，谓“心之病发为心痹”也。《黄帝内经太素·阴阳杂说》载此文，正作“二阳之病发心痹”也。《素问·痹论篇》说：“心痹者，脉不通。”心脉痹阻，则身之血脉流行不畅矣。《素问·阴阳应象大论篇》说：“心生血。”《素问·痿论篇》说：“心主身之血脉。”中焦受气奉心化赤而为血以充养生身。今心脉郁滞，血气化源绝竭，无以下通于胞中，胞脉闭塞，在女子则为血少不月，经水不潮。《诸病源候论·虚劳病诸候·虚劳精血出候》说：“肾藏精，精者，血之所成也。”故在男子则血无以化精而不能行隐蔽委曲之事，致两性不相交接也。若失此不治，待病进一步发展，而见形体急剧销铄脱肉，气息奔迫逆上不已之证象者，所谓“其传为风消”，“其传如息贲”者，虽卢医、扁鹊在世亦莫如之何也已矣！此文所谓“息贲”者，息，指“呼吸”，贲，与“奔”同。息贲，乃谓“气息奔迫”，非《难经·五十六难》所谓“肺之积，名曰息贲，在右胁下，覆大如杯，久不已，令人洒淅寒热，喘咳，发肺壅”之“息贲”也。

（三十）十二藏　十二官

《素问·灵兰秘典论篇》说：“黄帝问曰：愿闻十二藏之相使贵贱何如？岐伯对曰：悉乎哉问也，请遂言之。心者，君主之官也，神明出焉；肺者，相傅之官，治节出焉；肝者，将军之官，谋虑出焉；胆者，中正之官，决断出焉；膻中者，臣使之官，喜乐出焉；脾胃者，仓廪之官，五味出焉；大肠者，传导之官，变化出焉；小肠者，受盛之官，化物出焉；肾者，作强之官，伎巧出焉；三焦者，决渎之官，水道出焉；膀胱者，州都之官，津液藏焉，气化则能出矣。凡此十二官者，不得相失也……”

按　此文对“心”“肺”“肝”“胆”“膻中”“脾”“胃”“大肠”“小肠”“肾”“三焦”“膀胱”等，在前面“问”辞中称为“十二藏”，而在后面的“答”词中则称之为“十二官”。历代注家于此只谓“藏者，藏也”，“犹库藏之藏”，而“六藏六府”皆谓之“藏”。然均未释“十二藏”何以又称“十二官”，而“胆”“胃”“大肠”“小肠”“三焦”“膀胱”等六府何以亦可称之为“藏”也。现在特就“藏”“府”“官”三字之义加以探讨，从而阐明此文“十二藏”之所以又称为“十二官”也。

考《灵枢·终始》说：“阴者主藏，阳者主府……五藏为阴，六府为阳。”《素问·金匮真言论篇》说：“言人身之藏府中阴阳，则藏者为阴，府者为阳，肝、心、脾、肺、肾五藏皆为阴，胆、胃、大肠、小肠、膀胱、三焦六府皆为阳。”是“藏”乃为人身中之“肝”“心”“脾”“肺”“肾”等，其性属“阴”；而“府”乃为人身中之“胆”“胃”“大肠”“小肠”“膀胱”“三焦”等，其性属“阳”。《灵枢·卫气》说：“五藏者，所以藏精神魂魄者也；六府者，所以受水谷而行化物者也。”《灵枢·本藏》说：“五藏者，所以藏精神血气魂魄者也；六府者，所以化水谷而行津液者也。”《素问·五藏别论篇》说：“所谓五藏者，藏精气而不写也，故满而不能实；六府者，传化物而不藏，故实而不能满也。”是“藏”的功能为“藏精气而不写”，而“府”的功能则是“化水谷”“行津液”“传而不藏”也。《金匮要略·藏府经络先后病脉证并治》说：“问曰：寸脉沉大而滑，沉则为实，滑则为气，实气相搏，血气入脏即死，入府即愈，此谓卒厥，何谓也？师曰：唇口青，身冷，为入藏即死，如身和，汗自出，为入府即愈。”是“藏”“府”为病在证候上各有不同而预后亦异也。上述“藏”“府”的内容及其阴阳属性，功能活动和其为病的证候、预后，均表明了二字之义有别而不能相混。然《群经音辨·艸部》说：“藏，入也。”而物入则为聚也。《广雅·释诂下》说：“府，聚也。”而物聚则有入也。二字之义近。且《群经音辨·艸部》说：“藏，藏物之府也。”是“藏”可训为“府”。《说文·广部》说：“府，文书藏也。”是“府”又可训为“藏”。此足证“藏”“府”二字古可互训也。是以在医学典籍里，每有以“藏”字概诸“府”者，如本篇所谓“十二藏之相使”和《素问·六节藏象论篇》中所谓“凡十一藏，取决于胆也”等文之“藏”字均概有“府”在内；亦每有以“府”字概诸“藏”者，如《素问·离合真邪论篇》所谓“调之中府，以定三部”和马王堆医书《养生方》第一卷所谓“故能发闭通塞，中府受输而盈”等文之“府”字均概有“藏”在内。正因为“藏”“府”二字古义可通，故有二字连用而为叠词同义之“藏府”一词者。如《素问·玉机真藏论篇》中所谓“著之玉版，藏之藏府”者是也。从而表明“藏”“府”二字之义，在古代文献里，是对文则有异，散文则可通也。

《风俗通义·佚文·七》载：“藏府……财货之所聚也。”此“藏”“府”二字均有“聚”义之又一证也。至于“官”字，《说文·宀部》谓其“从宀，从𠂤。𠂤，犹众也，此与‘师’同意。”《周易·师卦》彖文亦说：“师，众也。”其“众”在“宀”下，非“聚”而何？是“官”有“聚”义，故其与“藏”“府”之字可通也。此文前言“十二藏”，后言“十二官”，其义一也。所谓“十二藏”者，是指“心”“肺”“肝”“脾”“肾”“膻中”“胆”“胃”“大肠”“小肠”“膀胱”“三焦”等“六藏六府”也；所谓“十二官”者，亦是指上述“六藏六府”也。是“藏”字之义可概“府”，“官”字之义亦可概“府”，而“藏”“官”二字之义可通也。

《广雅·释宫》说：“馆，府，舍也。”其“馆”字乃后出，古止作“官”。“官”训“舍”，“府”亦训“舍”，二字义同，故《广雅·释宫》又说：“府，官也。”而此文于“胆”“胃”“大肠”“小肠”“膀胱”“三焦”等则均称为“官”，《灵枢·本输》则均称为“府”，是“官”“府”之义相通无疑，因而二字古常连用。如《周礼·天官冢宰·大宰》说：“以治官府，以纪万民。”《墨子·尚贤中》说“收敛关市山林泽梁之利以实官府，是以官府实而财不散”等是其例。

然“官”“府”二字之义训亦有不可相通者，如《孟子·万章下》说："心之官则思。"赵岐注："官，精神所在也，谓人有五官六府。"所谓"五官六府"者，乃指人身"心""肺""肝""脾""肾"等属"阴"之"五藏"和"胆""胃""大肠""小肠""膀胱""三焦"等属"阳"之"六府"。《脉经》卷一第七亦说："左主司官，右主司府"，"阴病治官，阳病治府"。此"官""府"二字对举，当亦指上述"五藏"与"六府"也。是"官""府"二字，亦散文则通，对文则异也。

（三十一）中正之官

《素问·灵兰秘典论篇》说："胆者，中正之官，决断出焉。"

按 近些年有人根据此"中正之官"之文，断定此《灵兰秘典论》为我国六朝时作品，理由是"中正"这一官职是在六朝时才有之设置。从而将此文"中正之官"之"官"字，义训为"官宦"，"宦僚"，"长官"之"官"，殊误。考"中正"之职官虽为六朝时才设置，但"中正"之词在我国古代文献中却经常使用，屡见不鲜。如《尚书·吕刑》说："克敬折狱，明启刑书胥占，咸庶中正。"《管子·五辅》说："中正比宜，以行礼节。"《春秋·宣公十五年公羊传》说："什一者，天下之中正也。"《楚辞·离骚》说："跪敷衽以陈辞兮，耿吾既得此中正。"《鬼谷子·谋篇》说："非独忠信仁义也，中正而已矣。"《孔丛子·杭志》说："中正弼非，则君疏之。"《礼记·儒行》说："言必先信，行必中正。"《史记·孔子世家》说："处虽辟，行中正。"《荀子·劝学篇》说："所以防邪僻而近中正也。"《中庸》第三十一章说："齐庄中正，足以有敬也。"《周易·乾卦·文言》说："大哉乾乎，刚健中正，纯粹精也。"《史记·乐书》曰："中正无邪，礼之质也。"《管子·宙合》说："中正者，治之本也。"等等皆是。字又作"衷正"。《国语·周语上》说："国之将兴，其君齐明衷正……"同书《楚语下》说"民之精爽不携贰者，而又能齐肃衷正"是其例。可见"中正"一词，在古文献中被广泛运用。由于"中正"为"礼之质"，为"治之本"，可以"防邪僻"，故用以况"胆"之性能。惟胆之性"中正无邪"，故"勇"而"出决断"也。然则此文"官"字之义若何？《说文·𠂤部》说："官，吏事君也，从宀𠂤。𠂤，犹'众'也。此与'师'同意。"《说文·帀部》说："师，二千五百人为师，从帀，从𠂤。𠂤，四帀众意也。"《周易·序卦传》说："师者，众也。"《尔雅·释诂上》说："师，众也。"《尔雅·释言》说："师，人也。"郭璞注："谓人众。"郝懿行义疏："人者，统词也……是师为人众之称。"众人聚舍于"宀"下，是为就"官"，故《广雅·释诂》卷四下说："师，官也。"

《史记·苏秦列传》说："苏秦恐得罪归，而燕王不复官也。"《战国策·燕策一·人有恶苏秦于燕王者》说："武安君从齐来，而燕王不复馆也。"是"官"与"馆"通，"官"即古之"馆"字也。《诗·国风·郑风·缁衣》说："适子之馆兮。"毛苌传："馆，舍。"《春秋·左隐十一年传》说："馆于寪氏。"杜预注："馆，舍也。"《广雅·释言》亦说："馆，舍也。"《广韵·去声·二十九换》说："馆，馆舍也。"而《释名·释宫室》说："舍，于中舍息也。"是"馆舍"乃"众人休息宿止"之处。休息宿止，则人就于"馆舍"，而"馆舍"即有"人藏"之义矣。"馆"与"藏"通，故此《灵兰秘典论》前者曰"十二藏"，后者曰"十二官"也。其前言"藏"

后言“官”者，变文耳，非别义也，故此文所谓“中正之官”者，即言“中正之藏”也，非谓中正之职官也。如果硬要谓此文“中正之官”为六朝时所设置之中正职官名称，试问此篇所谓“仓廪之官”“传道之官”“受盛之官”“作强之官”“决渎之官”“州都之官”等又是我国何朝所设置之行政职官称谓？显然，将无以为答也。

至于此《灵兰秘典论篇》，新校正谓“全元起本名《十二藏相使》，在第三卷”。然《针灸甲乙经》和《黄帝内经太素》二书均未载此篇内容，故此《灵兰秘典论》似非《黄帝内经素问》一书之原有篇章，疑其为全元起为《素问》作训解时采之以补入者。其是否为六朝时作品，因无确据，现尚不得而知。但仅据此文“中正之官”一句，曲解其义，以断定其为六朝时作品，殊为无当之至！

（三十二）罢极之本

《素问·六节藏象论篇》云：“肝者，罢极之本，魂之居也，其华在爪，其充在筋，以生血气，其味酸，其色苍，此为阳（当作‘阴’）中之少阳，通于春气。”

按 此文“罢极之本”句之“罢极”一词，诸注似均不妥。马莳注说：“肝主筋，故劳倦罢极，以肝为本。”张志聪注说：“动作劳甚谓之罢，肝主筋，人之运动皆由乎筋力，故为罢极为本。”丹波元坚注引或者说：“罢极，当作‘四极’。四极，见《汤液醪醴论》，即言‘四支’，肝其充在筋，故云‘四极之本’也。”高世栻注说：“肝者，将军之官，如熊罴之任劳，故为罢极之本。”然而，其“罢极”之词，如据马莳、张志聪注为“疲累劳困”，固于字义可通，但与本节上下文例不合，如上文言“心者，生之本”，“肺者，气之本”，“肾者，封藏之本”（“封”字上原衍“主蛰”二字，今删），下文言“脾（此下原误有一‘胃’字，今移于下段）者，仓廪之本”，俱为生理，独于此段言“肝”为“罢极之本”，是一病证，似不合文理，且谓肝为人体疲累劳困之本，则肝就成为对人体有害的东西了。丹波元坚注为“四肢”，考四肢为脾之所司而不为肝所主，如此，则与中医学理论不合。高世栻改“罢”为“羆”，注为“如熊羆之任劳”，尤属臆想之释，不足为训。

罢，原作“罷”。本节“罢极之本”的“罢”字，疑当为“能”字，而“能”字则当读为“耐”。

杨树达《词诠》说：“能，外动词，与耐同。”在我国古代文献里，“能”字每有读为“耐”者。而“耐”字多有作“能”者。如《汉书·食货志》说：“能风与旱。”颜师古注：“能，读曰耐也。”《汉书·赵充国辛庆忌列传》说：“汉马不能冬。”颜师古注：“能读曰耐，其下‘能暑’亦同。”《荀子·正名篇》说：“能有所合谓之能。”杨倞注：“能当为耐。”本书《素问·阴阳应象大论篇》说：“能冬不能夏”“能夏不能冬”，《针灸甲乙经》卷六第七则作“耐冬不耐夏，耐夏不耐冬”。《灵枢·阴阳二十五人》说：“能春夏，不能秋冬”，“能秋冬，不能春夏”。《针灸甲乙经》卷一第十六则作“奈春夏，不奈秋冬”，“奈秋冬，不奈春夏”（奈即“耐”之借字）。等等。

本节“罢极”的“罢”当为“能”字而读为“耐”，其“极”字则训为“疲困”。所谓“能极”，就是“耐受疲劳”。人之运动，在于筋力，肝主筋，而司人体运动，故肝为“能极之本”。

后人不识“能”读为“耐”和“能极”之义，徒见古有“罢极”之词，遂于“能”上妄加“罒”头而成“罷”（罢），今应改正。

又按：此文“罷极”二字，马莳释之为“劳倦罷极”，张志聪注说“动作劳甚谓之罷”，是读此文“罷”字为“疲”也。这在此文之字面上讲，实未可为非，但将其放在其上下文之间而以全章之文义讲，则未可为是。先师蒋笠庵先生指出，其释为“疲极”之义为病理，与上下文之论藏府生理之义者例不相合，余则因之提出当为“能极”即“耐极”之看法。学术问题，本可讨论而明之。然今有杨琳、王俊华二人连名在《福建中医药》1995年第六期上撰文，仍割裂其上下文而孤独地释“肝者，罷极之本”句以袭马、张之误。这是一种“只见树木，不见森林”，即“只见局部，不见整体”的读书方法；且诬余有“众人皆醉我独醒，众人不识我独识”之意，实属荒谬！再说，其对“罷”字上半部之“罒”字头，竟误读为“一、二、三、四”之“四”。由此即可见其一斑矣。《淮南子·齐俗训》说：“夫胡人见黂，不知其可以为布也；越人见毳，不知其可以为旃也。不通于物者，难与言化。”

数年前，又有释此文“罷极”二字为“缓急”之义者。缓急，仍为病候，故亦未当。是亦“只见树木，不见森林”之读书方法使然也。

（三十三）肝者，罷极之本

《素问·六节藏象论篇》说：“肝者，罷极之本，魂之居也；其华在爪，其充在筋，以生血气，其味酸，其色苍，此为阳中之少阳，通于春气。”

按 理论有着规律性，才成其为理论。如此上论“心者，生之本，神之处（原误为‘变’，今改）也”，“肺者，气之本，魄之处也”，“肾者，主蛰，封藏之本，精之处也”，下论“脾者，仓廪之本，营之居也”（此“脾者”一段文字，与六腑之文相错，今据滑伯仁校正文改），此文“肝者，罷极之本，魂之居也”，能，古读“耐”，“耐受”之“耐”，《素问·阴阳应象大论篇》“能冬不能夏”之“能（耐）”，正好文字一律，皆论生理。此文之所以作“罷”字者，乃后人不识“能”读为“耐”而又徒见有“罷极”之词，遂将“能”上加一“网”字头之所致也。罷极，乃病理，非生理也。《玉篇·网部》说：“罷，皮解切，休也。又音疲，极也。”极者，《广雅·释诂》卷一上说：“𠆸，疲，极也。”王念孙疏证：“𠆸者，《方言》：“𠆸，券也，㑿（原误为‘倦’，今改）与倦同。又云：‘㾘，极也。’郭璞注云：‘今江东呼极为㾘’，倦声之专也。《大雅·緜篇》：‘维其喙矣。’毛传云：‘喙，困也。’《晋语》：‘余病喙矣。’韦昭注云：‘喙，短气貌。’皆谓困极也。𠆸，㾘，喙并通。”《金匮要略·脏腑经络先后病脉证并治》说：“腰痛背强不能行，必短气而极也。”又有“五劳七伤六极”之“极”。是“罷极”或“疲极”者，叠词同义也。其文为论病理，与上下之文论生理者不同类也。是只见树木不见森林，故我不敢苟同其读也。

（三十四）凡十一藏取决于胆也

《素问·六节藏象论篇》说：“……凡十一藏，取决于胆也。”

按 此文“凡十一藏，取决于胆也”之“十”“一”二字，近年有人提出乃“土”字之裂而分之然也，遂读之为“凡土藏，取决于胆也”，实只想当然耳。其于文献为无据，而于文义亦未通也。

《说文·二部》说："凡，最括也。"《玉篇·二部》说："凡，扶严切……非一也。"《广韵·下平声·二十九凡》亦说："凡，非一也。"然《方言》卷十三说："枚，凡也。"钱绎笺疏："凡之言泛也，包举氾滥一切之称也。"是"凡"字之义为"最括"，而"最括"即"撮括"。既言"撮括"，其撮括之内容必非一物，乃"包举氾滥一切"也。如此文"十""一"二字果为一"土"字之裂而分者，此文"十一藏"果为"土藏"之讹而成者，则"土藏"之为藏数独"一"无二耳。如斯，其"土藏"字上何有"凡"字之用为？殊不知此文正是承接上文而结之曰，"凡十一藏，取决于胆也"，而此凡字则是撮括上述"心""肺""肾""肝""脾""胃""大肠""小肠""三焦""膀胱"以至"胆"本身，共十一藏也。故王冰注："上从心藏，下至于胆，为十一也。"此文"凡十一藏"句，正与上篇《灵兰秘典论篇》中所谓"凡此十二官者"句同一文例，且彼篇说："胆者，中正之官，决断出焉。"胆出"决断"，正与此文"凡十一藏，取决于胆"之义合。而《诸病源候论·五藏六府病诸候·胆病候》明谓"诸府藏皆取决断于胆"，据《素问·奇病论篇》新校正注，林亿等所见《针灸甲乙经》本，亦有"五藏取决于胆"之文，是此所谓"凡十一藏，取决于胆也"之文何讹之有？

府为藏用。胆为六府之一，何以能决断五藏六府？考《灵枢·本输》说："胆者，中精之府。"胆"藏精气而不写"，为"奇恒之府"，具有五藏相同之用，中藏神志，故在古代文献中，每将"胆"与"心""肝""脾""肺""肾"等"五藏”并列论述。如《素问·刺禁论篇》说：“刺中心，一日死，其动为噫；刺中肝，五日死，其动为语；刺中肾，六日死，其动为嚏；刺中肺，三日死，其动为咳；刺中脾，十日死，其动为吞；刺中胆，一日半死，其动为呕。”《淮南子·精神训》说：“故胆为云，肺为气，肝为风，肾为雨，脾为雷，以与天地相参也而心为之主。”《云笈七签·上清黄庭内景经·心神章》说：“心神丹元字守灵，肺神皓华字虚成，肝神龙烟字含明（此下原有“翳郁导烟主浊清”一句，据原注谓‘别本无此一句’，删），肾神玄冥字育婴，脾神常在字魂停，胆神龙曜字威明。”等等，皆以“胆”与“心”“肝”“脾”“肺”“肾”等并列而为之“六”。《庄子·齐物论》载“百骸九窍六藏，赅而存焉”，《列子·周穆王》载“百骸六藏，悸而不凝，意迷精丧”，《列子·仲尼》载“心腹六藏之所知，其自知而已矣”等之所谓“六藏”，当指此。

《难经·四十二难》说：“心重十二两，中有七孔三毛，盛精汁三合，主藏神。”又说：“胆在肝之短叶间，重三两三铢，盛精汁三合。”是胆“盛精汁三合”，与心“盛精汁三合”同，故胆气通于心，而有“小心”之称，《素问·刺禁论篇》所谓“十（原作‘七’，误，今改）节之傍，中有小心”者是也。心为君主之官，出神明，故主宰十二官也；胆乃小心，为中正之官，出决断，故决断十一藏也。所谓“十二官”者，所谓“十一藏”者，义同，皆谓人身之“五藏六府”也。

此文“凡十一藏，取决于胆也”，文通理顺，本无疑义，前人已多作释，何必无端多疑、自我困惑而自扰以标新！

（三十五）《五藏生成篇》

《素问·五藏生成篇》这一篇题名称，新校正解释说："此篇云'五藏生成篇'而不云'论'者，盖此篇直记五藏生成之事，而无问答议论之辞，故不云'论'。后不云'论'者，义皆仿此。"以后注家多宗其说。其实，未必然也。《四气调神大论篇》中内容无"问答论议"之辞却云"论"，《大奇论篇》中内容无"问答论议"之辞也云"论"，《生气通天论篇》中虽有"黄帝曰"一、"岐伯曰"一，然非"问答论议"之义，正如新校正于"岐伯曰"句下之注所说"详篇首云'帝曰'，此'岐伯曰'，非相对问也"，其篇题亦是云"论"，而《阳明脉解篇》《针解篇》两篇中内容有"问答论议"之辞其篇题又只云"篇"而未云"论"。是《素问》一书各篇题之"云论"与否，必不以其篇中内容有无"问答论议之辞"为准也。殊不知此"论篇"之"论"，非"论议"之"论"，与《玉版论要篇》之"论"义不同。如果此"论篇"之"论"读为"论议"之"论"，则《通评虚实论篇》《评热病论篇》等篇题之为文亦拙而无当矣，盖"评"字之义即为"议"也，《广雅·释诂》说"评，平也"，王念孙疏证"读评议之评"，可证。

《说文·言部》说："论，议也，从言，仑声。"是"论"得"仑"声，故"论""仑"二字例可通假。此"论篇"之"论"即为"仑"字之假借。《说文·亼部》说："仑……从亼，从册。"亼，即"集"字；册，乃"简札"成"编"。表明此"论篇"之"论"，义为"集册"。所谓"集册"者，"简札相集"也，与"篇"字之义近。《说文·竹部》说："篇，书也……从竹，扁声。"是"篇"义训"书"而字得"扁"声，其"扁"

字亦从“简札成编”之“册”，故亦有“集”义。“论”“篇”二字连用，叠词同义，亦见于《著至教论篇》之内容中，所谓“医道论篇，可传后世，可以为宝”者是也。论篇，义同“论集”，赵岐《孟子注疏题辞解》说：“于是退而论集所与高第弟子公孙丑、万章之徒难疑答问。”《孔丛子·序》注“论集先君仲尼、子思、子上、子高、子顺之言及已之事”等均用“论集”之词，张仲景之医学巨著《伤寒杂病论集》，则是书籍用“论集”为名也。

“论”“篇”二字连用，为“单义复词”；分用，则为“单词”，然义无二别。故《素问》各篇题名称，或云“篇”，或云“论篇”，其义一也，未尝以“云论”与否而有异，不得以有无“问答论议之辞”为说而画蛇添足也。

（三十六）凡相五色之奇脉

《素问·五藏生成篇》说：“凡相五色之奇脉，面黄目青，面黄目赤，面黄目白，面黄目黑者，皆不死也；面青目赤，面赤目白，面青目黑，面黑目白，面赤目青，皆死也。”

按 此文“凡相五色”之“相”字，义训为“视”。《国语·齐语》说：“桓公召而与之语，訾相其质。”韦昭注：“相，视也。”《淮南子·修务训》说：“相土地宜燥湿肥硗高下。”高诱注：“相，视也。”《后汉书·张衡列传》说：“怨高阳之相寓兮，伷颛顼之宅幽。”李贤注：“相，视也。”此文乃视面部五色之望诊，以决其病之死生，实与脉象无涉，不得谓“之奇脉”，是“之奇脉”三字为衍文，当删。《针灸甲乙经》卷一第十五，载此文止作“凡相五色”，无“之奇脉”三字，可证。

（三十七）其治宜灸焫

《素问·异法方宜论篇》说："北方者……其治宜灸焫。故灸焫者，亦以北方来"。

按　"其治宜灸焫"之"焫"，义训为"烧"。《通俗文》卷上说："然火曰焫。"然，今俗作"燃"。《说文》作"爇"，其《火部》说："爇，烧也，从火，蓺声。"《仓颉篇》卷下说："爇，烧燃也。"《玉篇·火部》说："爇，而悦切，烧也。焫同上。"是"焫""爇"二字皆训"烧"也。而"烧"亦训"爇"。《说文·火部》说："烧，爇也，从火，尧声。"《玉篇·火部》说："烧，尸遥切，爇也，燔也。"是"爇""烧"可互训也。然则"灸"者，《说文·火部》说："灸，灼也，从火，久声。"而"灼"亦"烧"也。《灵枢·背腧》说："灸之则可，刺之则不可，气盛则泻之，虚则补之。以火补者，毋吹其火，须自灭也。以火泻者，疾吹其火，传其艾，须其火灭也。"故《广雅·释诂》卷二上说："灼、烧、焫、灸、爇也。"是"灸"乃"燃烧艾火治病而燃火"则曰"焫"。可见"灸""焫"二字皆有"燃烧"之义训，乃古之"叠词同义"，今之所谓"相同连合词"也。

（三十八）祝由

《素问·移精变气论篇》说："黄帝问曰：余闻古之治病，惟其移精变气，可祝由而已，今世治病，毒药治其内，针石治其外，或愈或不愈，何也？岐伯对曰：往古人居禽兽之间，动作以避寒，阴居以避暑，内无眷慕之累，外无伸官司之形，此恬憺之世，邪不能深入也，故毒药不能治其内，针石不能治其外，故可移精祝由而已。"

按 此文“祝由”二字，全元起注谓“祝由，南方神”，误。南方神曰“祝融”，非此文“祝由”也。王冰注谓“祝说病由”，吴崑、张介宾、高世栻、张琦等氏俱宗之，实望文生训，而随文敷衍也。马莳注谓“祝由，以祝禁袚除邪魅之为厉者”，而遗“由”字之未释也。今人郭霭春氏，在其所著《新医林改错》中，据《五藏别论篇》所载“拘于鬼神者，不可与言至德”之文，并引清人陈葵生之语，谓此文“祝由”之义，非言“祝病”，而是“断绝致病之由”。其说似亦可商。在《黄帝内经》中，除此文论及“祝由治病”外，《灵枢·贼风》说：“先巫者，因知百病之胜，先知其病之所从生者，可祝而已也。”且同书《官能》还规定祝由治病之人选，必是“疾毒言语轻人者”，才“可使唾痈呪病”。呪、祝字通。如此文“祝”义训“断”，则“断由”为不词矣，必加字以足义，殊非训解古书之善法也。

《一切经音义》卷六十七说：“祝，《说文》作‘洲’，今作‘呪’，同，之授反。”《说文·言部》说：“詶，诅也，从言，州声。”《诗·大雅·荡之什·荡》说：“侯作侯祝。”毛苌传：“作，祝，诅也。”是“祝”“詶”“呪”三者形虽异而字同，义训为“诅”。然《周礼·春官宗伯上》官目说：“诅祝，下士二人……”郑玄注：“诅，谓祝之使沮败也。”《说文·言部》亦说：“诅，詶也，从言，且声。”是“诅”字之义又训为“祝”也。“祝”“诅”二字互训，叠词同义，故每连用。《尚书·无逸》说：“否则厥口诅祝。”《汉书·元后传》说“乃诸娣妾良人更祝诅杀我”，是其例。《释名·释言语》说：“祝，属也，以善恶之词相属著也。诅，阻也，使之行事，阻限于言也。”若斯，则“祝”之为义，乃以“善恶之词”而“呪诅”也。至于此文“由”者，《说文·言部》说：“訕，訓也，从言，由声。”《玉篇·言部》说：“訕，丈又切，祝也。”是“訕”得“由”声，故“由”“訕”二字例得通假。此文“由”为“訕”之借。字又作“柚”，作“褶”。《玉篇·示部》说：“柚，耻霤切，古文褶。”《集韵·平声四·十八尤》说：“柚，褶，祝也；或从留。”其义训为“祝”。祝由，叠韵字。《玉篇·示部》说：“褶，除霤切，祝褶也。”《说文·示部》说：“禱，祝禱也，从示，畱声。”段玉裁注引惠氏士奇曰：“《素问》‘黄帝曰：古之治病，可祝由而已。’祝由，即‘祝禱’也。”禱，即“褶”字。是此文“祝由”即“祝褶”，为具有“疾毒言语轻人”专长者以“善恶之词”之“呪诅”方法为人治病，即《灵枢·官能》所谓“唾痈呪病”也。

（三十九）必齐毒藥攻其中

《素问·汤液醪醴论篇》说：“当今之世，必齐毒药攻其中，镵石针艾治其外也。”

按 下《玉版论要篇》亦有“必齐主治”句。是“必齐”为一治法名词，与下句“镵石针艾治其外也”的“镵石”一词为对文。“必齐”之“必”，乃“泌”字之借。《说文·水部》说：“泌，侠流（《玉篇·水部》作狭流）也。从水，必声。”读如《灵枢·营卫生会》中“泌糟粕”和“济泌别汁”之“泌”，今犹有谓“内分泌”之语者。泌又与“滗”声同义近。《玉篇·水部》说：“滗”，音筆，笮去汁也。”《广雅·释诂》卷二下说：“滗，笮，湿也。”王念孙疏正：“滗之言逼，谓逼取其汁也。”是“必齐”者，为“泌齐”或“滗齐”也，乃谓以“新鲜草药压榨取汁服之以治病”也，是一种“剂型”，而非一个药方之名，《黄帝内经》对其无药物组成即是明证。此前，曾经有人在报纸上像发现新大陆一样，叫嚷《黄帝内经》中有“十四方”，硬把《黄帝内经》中“必齐”二字毫无根据地说成是“火齐汤”三字之误，真是有些异想天开。众所周知，“必”字，篆文作“[illegible]”，而“火”字篆文作“[illegible]”，二者字形相远，“必”字少有错为“火”字之机会，况且将“必齐”改为“火齐”，又于其下加一“汤”字成为“火齐汤”，这种加字以足义的读书方法，也不是读中医经典著作的好方法。再说，与《黄帝内经》中的“十三方”皆不相类，其何得称之曰“方”？

（四十）五藏阳以竭也

《素问·汤液醪醴论篇》说：“其有不从毫毛而生，五藏阳以竭也，津液充郭，其魄独居，孤精于内，气耗于外，形不可与衣相保，此四极急而动中。是气拒于内而形施于外……”

按　此文乃论述肿病发生的机制及临床证候。然其所谓“五藏阳以竭也”句，诸注均释之为“阳气竭尽”。如马莳注说：“帝言病有不从毫毛而生，非由于外而生于内，五藏阳气皆已竭尽，津液充溢皮肤发为肿胀。”张介宾注说：“不从毫毛生，病生于内也。五藏阳已竭，有阴无阳也。”吴崑注说：“五藏列于三焦，五藏阳已竭，是三焦无阳也。”等等。如此文“五藏阳已竭”之义，果为“阳气竭尽”，则下文所论治法“开鬼门”“洁净府”以汗之泄之则不可理解矣，以汗、泄则阳更伤也。以，在古代诚可与“已”通，然亦可读若“为”，《经传释词》卷一引《玉篇》说“以，为也”，可证。此文“以”字正读若“为”。是“五藏阳以竭”者，乃“五藏阳为竭”也。而此文“竭”

字，亦非“竭尽”之义，乃“阻塞”之义当读若“遏”。竭、遏二字俱偕“曷”声，例得通假。《墨子·修身》说：“藏于心者无以竭爱。”于鬯《香草续校书》于此文注说：“竭当读为遏，《诗·文王篇》‘无遏尔躬’，陆释云‘遏或作竭’，明‘遏’‘竭’二字通用。《书·汤誓》云‘率遏众力’，彼‘遏’当读为‘竭’，说见前校。‘竭’之读为‘遏’，犹‘遏’之读为‘竭’矣……下文云‘动于身者无以竭恭，出于口者无以竭驯’，两‘竭’字并当一例读‘遏’。”是“竭”字古可通“遏”无疑。这就表明此文“五藏阳以竭也”，可读为“五藏阳为遏也”。《春秋·左昭二十年传》说：“式遏寇虐。”杜预注：“遏，止也。”《说文·辵部》说：“遏，微止也，从辵，曷声。”是“遏”之为义，乃“阻止闭塞”，其“竭”读为“遏”，故“竭”亦为“止塞”之义。《素问·缪刺论》说“五络俱竭”，王冰注“阳气乱则五络闭结而不通”，即本此义。其实，在古典医学著作里，“竭”字读为“遏”而训“阻塞”之义并不是少见的，如《素问·举痛论篇》所谓“阴气竭，阳气未入”者，即是言“阴气遏，阳气未入”也。《金匮要略·五藏风寒积聚病脉证并治》所谓“三焦竭部，上焦竭善噫……下焦竭即遗溺失便”者，即是言“三焦遏部，上焦遏善噫……下焦遏即遗溺失便”也。此文“五藏阳以竭”，其阳气阻遏于内而不用，水气泛滥于皮肤，“津液充郭”而为病肿也。

（四十一）去宛陈莝

《素问·汤液醪醴论篇》云：“平治于权衡，去宛陈莝，微动四极，温衣，缪刺其处，以复其形，开鬼门，洁净府……”

按 此文是论述“津液充郭，其魄独居”的“水肿病”治疗方法的。它首先提出了“平治于权衡”的治疗原则，接着指出了各种具体治疗方法。其中“去宛陈莝”之义，历代注释，颇有谬误。如王冰注说：“去宛陈莝，谓去积久之水物犹如草茎之不可久留于身中也。”丹波元坚说：“按《鸡峰普济方》引初和甫曰：‘去宛陈莝，谓涤肠胃中腐败也’。”（宛，原误为“远”，今改）前者只谓“去积久之水物犹如草茎之不可久留于身中也”，未说明“去”水的具体方法，其意似谓连上句“平治于权衡”读，为治疗“水肿病”的一般原则；后者谓为“涤肠胃中腐败也”，似指从大便以攻去体内之积水，如《金匮要略·水气病脉证并治》所谓“病水，腹大，小便不利，其脉沈绝者，有水，可下之”之例，但均非本文原意。考“去宛陈莝”的“莝”字，《太素·知汤药》作“茎”，观王冰注文“犹如草茎……”句，似《素问》原文本亦作“茎”而被误为“莝”的。茎，古常写作“莖”而易误为“莝”。《医心方》卷八第八载“唐犀角汤”方中“紫苏茎”的“茎”就误为“莝”，可证。茎，杨上善注《太素·知汤药》不连“去宛陈”三字读而连下句，然亦不可卒读，笔者疑“茎”为另一句之字，其句因脱落太甚而只留下一“茎”字，故不可再为句。据此，则“去宛陈”三字本为一句。“去宛陈”者，谓除去其宛陈之物也，《灵枢·九针十二原》所谓“宛陈则除之”是也。宛，一作菀，又作郁，亦作蕴；陈，指久旧。宛陈，指体内郁积陈旧之浊物，殆无疑义。然本节“去宛陈”之句，则非泛指一切疗法以排出体内浊物，而是指的一种具体治疗方法。根据马克思主义的观点，一定历史时期的文化艺术（包括语言文字），有一定历史时期的特点。《黄帝内经》的文字，还是用《黄帝内经》的内容去帮助理解才较为接近正确。《灵枢·小针解》说："宛陈则除之者，去血脉也。"什么叫做"去血脉"？《素问·针解篇》说得较清楚，它说："菀陈则出之者，去恶血也。"王冰注说："菀，积也。陈，久也。除，去也。言络脉之中血积而久者，针刺而除去之也。"杨上善注《太素·知汤药》也说："宛陈，恶血聚也。有恶血聚，刺去也。"这就充分表明本节所谓的"去宛陈"，是一种针刺络脉的放血疗法。针刺络脉放血治疗水肿病，这在《黄帝内经》里是有具体体现的。如《灵枢·水胀》说："黄帝曰：肤胀鼓胀可刺邪？岐伯曰：先写（同'泻'字）去胀之血络，后调其经，刺去其血络也。"《灵枢·四时气》说："风㽷肤胀，为五十七痏，取皮肤之血者，尽取之。"本节"去宛陈"疗法，自被误解为药物攻水之法后，则针刺络脉放血治疗水肿病之法即被湮没无闻。在继承发扬中医学的今天，发掘出"去宛陈"这一针刺络脉放血治疗水肿病的方法，亦诚属水肿病者的一件幸事！

（四十二）夫五藏者，身之强也

《素问·脉要精微论篇》说："夫五藏者，身之强也。头者，精明之府，头倾视深，精神将夺矣；背者，胸中之府，背曲肩随，府将坏矣；腰者，肾之府，转摇不能，肾将惫矣；膝者，筋之府，屈伸不能，行则偻附，筋将惫矣；骨者，髓之府，不能久立，行则振掉，骨将惫矣。得强则生，失强则死。"

按 此文"夫五藏者，身之强也"之"五藏"二字，诸注多释为"心""肝""脾""肺""肾"的"五神藏"。如王冰注说："藏安则神守，神守则身强，故曰'身之强也'。……强谓中气强固以镇守也。"张介宾注说："此下言形气之失守，而内应乎五藏也。藏气充则形体强，故‘五藏’为‘身之强’。……藏强则气强故生，失强则气竭故死。”张志聪注说：“此言四体百骸髓精筋骨亦皆由藏府之所资也……”等等，这都是望文生义，不足以为训也。考此段文字，实与上文“五藏者，中之守也，中盛气（《太素·杂诊》此句无‘气’字）满，气胜伤恐者（《太素·杂诊》载此句止作‘气伤恐’三字），声如从室中言，是中气之湿也；言而微，终日（此‘日’字疑衍）乃复言者，此夺气也；衣被不敛，言语善恶不避亲疏者，此神明之乱也；仓廪不藏者，是门户不要也；水泉不止者，是膀胱不藏也，得守者生，失守者死”等为对文，上文言“中之守”，此文言“身之强”，上文言“中”，此文言“身”，“身”指“身形”，对“中”而言，则为“外”也，何得而扯上“五神藏”？观此段末文“得强则生，失强则死”之句，则此“身之强”的所谓“五藏”，明指此段文中所谓的“精明之府”“胸中之府”“肾之府”“筋之府”“髓之府”的“头”“背”“腰”“膝”“骨”也，换言之，此文“身之强”的所谓“五藏”，即指“头”“背”“腰”“膝”“骨”的“精明之府”“胸中之府”“肾之府”“筋之府”“髓之府”等五府也。其“五神藏”的“心”“肝”“脾”“肺”“肾”等不与焉。

细玩此段全文之义，首二句“夫五藏者，身之强也”，说明“头”“背”“腰”“膝”“骨”等五府为身形之“强”；从“头者，精明之府”至“骨将惫矣”等文，说明五府的位置、意义及其病变后的临床表现；末二句“得强则生，失强则死”为结语，说明“头”“背”“腰”“膝”“骨”等身形五府“强”的重要性。是此文之所谓“五藏”，乃指“精明之府”“胸中之府”“肾之府”“筋之府”“髓之府”等五府殆无疑义，故吴崑改此“五藏”之文为“五府”也。然则“藏”字之义古可训“府”，是改字则又不必矣！

《群经音辨·艸部》说：“藏，藏物之府也。”此乃“藏”可训“府”之明证也。“藏”义训“府”而言“府”即可用“藏”字，故“胃”“肠”“膀胱”等“传化之府”在古文献上每有称之为“藏”者；《针灸甲乙经》卷七第一上所载“三阳皆受病而未入于府者，故可汗而已”，《太素·热病决》所载“三经皆受病而未入通于府也，故可汗而已”之文，《素问·热论篇》则作“三阳经络皆受其病而未入于藏者，故可汗而已”。是《针灸甲乙经》《太素》所载“而未人于府”之“府”，《素问》称其为“藏”也。《周礼·天官·冢宰·医师》说：“参之以九藏之动。”郑玄注：“正藏五，又有胃、膀胱、大肠、小肠。”贾公彦疏：“云……‘正藏五’者，谓五藏肺、心、肝、脾、肾，并气之所藏，故得‘正藏’之称，不数之者，上已有注云。‘又有胃、膀胱、大肠、小肠’者，此乃六府中取此四者以益五藏为‘九藏’也……”是《周礼·天官·冢宰·医师》以“胃”“膀胱”“大肠”“小肠”并“肺”“心”“肝”“脾”“肾”均称之为“藏”也；《素问·灵兰秘典论篇》载黄帝问“愿闻十二藏之相使贵贱何如”，其下岐伯答以“心”“肺”“肝”“胆”“膻中”“脾”“胃”“大肠”“小肠”“肾”“三焦”“膀胱”等十二藏府的功能及其相互关系，是《素问·灵兰秘典论篇》以“胆”“胃”“大肠”“小肠”“三焦”“膀胱”并“心”“肺”“肝”“膻中”“脾”“肾”均称之为“藏”也；《素问·六节藏象论篇》载黄帝问“藏象何如”，其下岐伯答以“心”“肺”“肾”“肝”“脾”“胃”“大肠”“小肠”“三焦”“膀胱”的功能及其相通的时令后，结之曰“凡十一藏取决于胆也”，是《素问·六节藏象论篇》亦以“胃”“大肠”“小肠”“三焦”“膀胱”“胆”并“心”“肺”“肾”“肝”“脾”均称之为“藏”也。

胆、胃、大肠、小肠、三焦、膀胱等六府，皆居于形体之内，故《灵枢·邪气藏府病形》称其为“内府”。然则其“府”居于身形之间者，似可称为“外府”矣！所谓“内府”可称作“藏”，已如上述，其居于身形之间的“头角”“耳目”“口齿”“胸中”等亦可称为“藏”也。《素问·六节藏象论篇》说：“故形藏四，神藏五，合为九藏以应之也。”《素问·三部九候论篇》说：“故神藏五，形藏四，合为九藏。”王冰注并云：“‘形藏四’者，一‘头角’，二‘耳目’，三‘口齿’，四‘胸中’也。”可证。居于身形之间的“头角”“耳目”“口齿”“胸中”等既可称之为“藏”，则其居于身形之间的“头”“背”“腰”“膝”“骨”等外之“五府”，此文称之为“五藏”亦宜矣。此文“身之强”的所谓“五藏”，实指其下“精明之府”“胸中之府”“肾之府”“筋之府”“髓之府”等“五府”，而绝对不是指所谓“五神藏”的“心”“肝”“脾”“肺”“肾”也。

另外，附带说几句。根据训诂学知识，在古文献上，“藏”“府”二字是可以互训的，“藏”可训为“府”，“府”亦可训为“藏”，故合言“心”“肝”“脾”“肺”“肾”“胆”“胃”“大肠”“小肠”“三焦”“膀胱”时，既可概称其为“藏”，似乎亦可概称其为“府”。然对言“心”“肝”“肺”“脾”“肾”和“胆”“胃”“大肠”“小肠”“三焦”“膀胱”时，则以其不同的阴阳属性和功能特点，分之为“五藏”和“六府”，其“藏”“府”二者之义又是不容稍相淆乱矣。

（四十三）浮而散者为眴仆

《素问·脉要精微论篇》说："有脉俱沈细数者，少阴厥也，沈细数散者，寒热也；浮而散者，为眴仆。"

按 此文"眴仆"之"眴"，《说文，目部》说："旬，目摇也，从目，匀省声。眴旬或从目旬。"《伤寒论·辨太阳病脉证并治》说："直视不能眴。"《释音》说："眴，音县，目摇也。"县，读"悬"。王冰注此文说："脉浮为虚，散为不足，气虚而血不足，故为头眩而仆倒也。"是《素问》经文作"眴"而王冰注文作"眩"也。《素问·厥论篇》说："巨阳之厥，则肿首头重，足不能行，发为眴仆。"而《针灸甲乙经》卷七第三载此文则作"发为眩仆"。是《素问》作"眴"而《针灸甲乙经》作"眩"也。《说文·手部》说："摇，动也。"目摇者，两目视物动摇不定也，与《说文·目部》训"眩，目无常主也"义同。《一切经音义》以"旬""眴"为"眩"之古文。《仓颉篇》卷上说："眩，视不明也，眩惑也。"《素问·五常政大论篇》说："伏明之纪……其病昏惑。"《说文·心部》云："惑，乱也。"故《释名·释疾病》说："眩，县也，目视动乱，如县物摇摇然不定也。"《素问·五常政大论篇》说："发生之纪……其动掉眩巅疾。"王冰注："眩，旋转也。"旋转不已，神失内守，《素问·六元正纪大论篇》所谓"甚则耳鸣眩转，目不识人，善暴僵仆"。王冰注"筋骨强直而不用，卒倒而无所知也"，亦即《素问·至真要大论篇》"太阳司天""太阳之复"之两作"时眩仆"。是"眴仆""眩仆"字异而音义同也。

（四十四）疝瘕

疝瘕为一病证名词，首先见于《黄帝内经》，如《素问·平人气象论篇》说："脉急者，曰疝瘕少腹痛。"《素问·玉机真藏论篇》说："脾传之肾，病名曰疝瘕。"

《说文·疒部》说："疝，腹痛也。从疒，山声。"《急就篇》卷四云："疝瘕癫疾狂失响。"颜师古注："疝，腹中气疾上下引也；瘕，癥也。"是"疝瘕"乃"腹中有包块可移动而痛"之病证也，故《诸病源候论·疝病诸候·疝瘕候》说："疝者，痛也；瘕者，假也。其病虽有结瘕而虚假可推移，故谓之疝瘕也。"《神农本草经》亦用有"疝瘕"之词，如它所载的"防葵，味辛寒，主疝瘕"，"独活，味苦平，主……女子疝瘕"等等均是。

（四十五）安卧者黄疸

《素问·平人气象论篇》说："溺黄赤，安卧者，黄疸。"

按 《说文·疒部》说："瘅，劳病也，从疒，单声。"丁榦、丁贺二切。《说文·疒部》接着又说："疸，黄病也，从疒，旦声。"丁干切。是"瘅""疸"俱读"丁干切"，二字"同声"。惟其"同声"，故二字可相互通假，因其互相通假而致字义淆惑不清也。不如此二字不相假借而就各字用其本义之为得也。王冰此文注："肾劳胞热，故溺黄赤也。《正理论》曰：谓之劳瘅，以女劳得之也。"新校正云："详王注……若谓女劳得疸则可，若以疸为劳非矣。"是"劳瘅"之"瘅"当改作"疸"。以其病虽为"女劳得之"，但终非劳病而为女劳疸之"黄病"也。女劳伤肾，阴精不充，膀胱生热，故溺黄赤而安卧。卧，乃"瞖"之借字。《说文·卧部》说："瞖，楚谓小儿嫩䁝，从卧食。”而《玉篇·卧部》则说：“䁝，女尼切，楚人谓小嫩曰䁝。”无“儿”字，是“儿”字为衍文，当删。《广雅·释诂》卷二下说：“䁝，嫩也。”而“嫩”者，则与“倦也”“疲也”“劳也”“傢也”“懈也”“怠也”“惰也”相类也。《灵枢·海论》亦有“懈怠安卧”句。

考究此文，亦可参照《灵枢·论疾诊尺》“面（原误为‘而’，今改）色微黄，齿垢黄，爪甲上黄，黄疸也，安卧，小便黄赤，脉小而涩者，不嗜食”之文。

（四十六）面肿曰风

《素问·平人气象论篇》说：“面肿曰风。”

按 此文“面肿”不曰“水”但曰“风”，与上文“目裹（裹）微肿如卧蚕起之状曰水”，下文“足胫肿曰水”之“水肿”病异，《黄帝内经素问注证发微》《黄帝内经素问集注》《素问释义》《黄帝内经素问校释》《素问注释汇粹》等于其病“风邪”之外又加“水邪”而释之曰“风水”，皆误；王冰连上文“已食如饥者，胃疸”句读，注谓“加之面肿，则胃风之诊也”，亦未当，《素问·风论篇》载“胃风”无“面肿”之证也。且证之临床，“面肿曰风”者，亦不必善消水谷而“已食如饥”也。风邪激水上行而面肿谓之风水，此风邪壅遏于上而面肿，未激于水，则于风水无涉矣，是则所谓“风肿”之病也。然“风肿”者，多骤然起病，始肿于面，次及四肢，亦可延及全身为肿，皮肤虽肿而无水病之鲜泽，唯瘙痒不已，脉多浮，饮食如常。《诸病源候论·肿病诸候·卒风肿候》所谓“人卒有肿，不痛不赤，移无常处而兼痒，偶腠理虚而逢风所作也”是其病，当以疏风为治，余每用“荆防败毒散”治之而收效。某男，约

40岁，农民，住湖北省来凤县三河区。1967年5月，发病3天，始则头面肿，继之肿及全身，皮色不变，全身痒，搔之则留红痕，顷之又消退无余，饮食正常，小便黄，苔白，脉浮，施以“荆防败毒散”一剂而愈。此文“面胕曰风”之病，乃因“风”而“肿”，水邪不得与焉。是“面胕曰风”，与《素问·生气通天论篇》所载“因于气，为肿”句，文虽异而病则同也。

（四十七）胃疸

《素问·平人气象论篇》说：“已食如饥者，胃疸。”

按 此文“已食如饥者”之“如”，读作“而”。《经传释词》卷七说：“而，犹‘如’也”，引《易·明夷·象传》曰：“君子以莅众用晦而明，虞注曰‘而，如也’。”在古典医籍里，亦每有用“如”读“而”者，如《素问·大奇论篇》中“脉至如喘，名曰暴厥”，“脉至如数，使人暴惊”；《金匮要略·痉湿暍病脉证并治》中“夫痉脉，按之紧如弦”等。此“已食而饥”者，乃后世所谓“消谷善饥”是也。《说文·疒部》说：“疸，黄病也，从疒，旦声。”《类篇·疒部》说：“癀，故光切，疸病也。”如此则黄疸与消谷善饥并见矣。然考诸《金匮要略·黄疸病脉证并治》所论，黄疸病为湿热发黄，多有“腹满”之症，不大可能并见“消谷善饥”。其见“消谷善饥”之症者，非“黄疸”乃“消中”也。《素问·脉要精微论篇》所谓“瘅成为消中”是也。是其“胃疸”之“疸”当作“瘅”也。王冰《素问·疟论篇》“瘅疟”注说：“瘅，热也。”“瘅”训“劳”训“热”，而“疸”为“黄病”，二字声同义异，唯其“声同”，故可“通假”，因其“通假”，段玉裁《说文》“瘅”下注说，故“二字互相假而淆惑矣”。

（四十八）太过则令人善忘

《素问·玉机真藏论篇》说："帝曰：春脉太过与不及，其病皆何如？岐伯曰：太过则令人善忘，忽忽眩冒而巅疾；其不及则令人胸痛引背，下则两胁胠满。"

按 此文"太过则令人善忘"之"忘"字，诸注多疑其为"怒"字之误，如王冰注说"忘当为怒，字之误也"。林亿新校正并引《素问·气交变大论篇》"岁木太过"下"甚则忽忽善怒，眩冒巅疾"之文，以证此"忘"字确当作"怒"。于是，马莳、张介宾、吴崑、李念莪、张琦、姚止庵等均以"怒"字为释，甚至有将"忘"字径直改作了"怒"字者，这确乎是有欠周详考虑的。虽然《灵枢·本神》说"肝气虚则恐，实则怒"，此"春脉太过"之义即为"肝气实"，其证可见"怒"而不可见"恐"，然"忘"字之义实不同于"恐"字也。根据中医学理论，"春脉太过"即"肝气实"之病，证固可以见"怒"，其又何为不可以见"忘"？既然"肝气实"之病，证可见"怒"可见"忘"，又何为定要改此"忘"以为"怒"？即如《素问·气交变大论篇》"甚则忽忽善怒，眩冒巅疾"之文，其"善怒"一证夹杂于"忽忽""眩冒巅疾"等文之间而上连"忽忽"为句，窃谓其不若此文作"善忘"义长，以"忽忽"二字正是形容"善忘"之证。《说文·心部》说："忽，忘也，从心，勿声。"《广韵·入声·十一没》云："忽，忘也。"《广雅·释诂》云："忽，忘也。"《文选·张平子东京赋》说："好殚物以穷宠，忽下叛而生忧也。"薛综注："忽，忘也。"是"忽"字之义训为"忘"，足证"忽忽"可形容"善忘"之证也。

《群经音辨·辨彼此异音》说："意昏曰忘。"是"忘"

字之义训“意昏”。所谓“意昏”也者，乃谓“意识昏蒙而不慧憭”也。

忘，一作“巟”。“忘”谐“亡”声，“巟”谐“巟”声，而“巟”谐“亡”声，故二字例得通假。《广雅·释言》说：“巟，忽也。”上文所引《说文》《广雅》《广韵》《文选》及薛综注等均说：“忽，忘也。”是“忽”“忘”二字古可互训，其合言之则为“忽忘”。《广雅·释诂》王念孙疏证说：“忽慌，犹‘忽忘’耳”，就是“忽”“忘”二字连用之例，且说明“忽忘”尚可写作“忽慌”也。在古代文献上，忽忘，亦作“忽荒”，如《文选·贾谊鵩鸟赋》“寥廓忽荒兮，与道翱翔”是其例；亦作“忽怳”，如《文选·潘安仁寡妇赋》“意忽怳以迁越兮，神一夕而九升”，《淮南子·原道训》“忽兮怳兮，不可为象兮”是其例；亦作“惚恍”，如《文选·潘安仁西征赋》“寥廓惚恍，化一气而甄三才”，《老子》第十四章“是谓无状之状，无物之象，是谓惚恍”是其例。然“忽荒”一词，倒言之则曰“荒忽”或“慌忽”，《辅行诀藏府用药法要》“调神补心汤，治心劳脉亟，心中烦，神识荒忽”，《楚辞·九歌·湘君》“荒忽兮远望，观流水兮潺湲”，《国语·周语上》韦昭注“荒忽无常之言也”，《尚书·吕刑》孔安国传“耄乱荒忽”，《礼记·祭仪》“君子致其济济漆漆，夫何慌惚之有乎？”与“于是论其志意，以其慌惚，以与神明交，庶或飨之”等文，均作“荒忽”或“慌惚”也；其“忽怳”倒言之则曰“怳忽”，《文选·宋玉神女赋序》“晡夕之后，精神怳忽”，《淮南子·原道训》“骛怳忽”及“怳兮忽兮，用不屈兮”等文，均作“怳忽”也；其“惚恍”倒言之则曰“恍惚”，《脉经》

卷二第四“其人皆苦恍惚狂痴”，《老子》第十四章张松如校读“谓道若存若亡，恍惚不定也”，《素问·灵兰秘典论篇》“恍惚之数，生于毫厘”，《灵枢·外揣第四十五》“恍惚无穷，流溢无极”等文，均作“恍惚”也。

《荀子·解蔽篇》说：“凡人之有鬼也，必以其感忽之间，疑玄之时正之。”杨倞注：“感忽，犹‘慌惚’也。”《荀子·议兵篇》说：“善用兵者，感忽悠闇，莫知其所从出。”杨倞注：“感忽，恍忽也。”是“慌惚”亦可作“恍忽”，《荀子》则作“感忽”也。

据上所述，则忽忘、忽慌、忽荒、忽怳、惚恍、荒忽、慌忽、怳忽、恍惚、恍忽、感忽等，词皆可通，惟因其所见之处不同即因其文字环境不同而其义有异，或谓其客体混沦不分而为恍惚，或谓其目视昏糊不清而为恍惚，或谓其意识蒙惑不慧而为恍惚也。此文乃论“春脉太过”所为之病证，下接“忽忽眩冒而巅疾”为句，自当读为“意昏曰忘”之“忘”，即“意识蒙惑不慧”而“恍惚”之“恍”无疑。人有心识恍惚，每致头目昏暗瞀眩而发生颠仆者，殆即此文之义也。

在中医学古典著作里，“恍惚”之“恍”每有写作“忘”字者，如《灵枢·本神》说“肝悲哀动中则伤魂，魂伤则狂忘不精”，《伤寒论·辨阳明病脉证并治》说“阳明病，其人喜忘者，必有蓄血”等是其例。

《说文·心部》说：“忘，不识也，从心，从亡，亡亦声。”识，读“志”字，“志记”之“志”。所谓“不识”者，乃谓“不能记忆往事”或“记忆不起往事”也，即已往之事被遗忘，故《群经音辨·辨彼此异音》说“意遗曰忘”，今俗语谓之曰“忘记”也。是其“忘”字为另一义，与此文之“忘”字义别也。然则，在人之生活过程中，人之意识恍惚，则必遗忘往事而对已往之事无法记忆起来；而人对往事之遗忘，则又当是人对往事之情貌在意识中恍惚而然。据此，则两“忘”字之义又相因也，故《骈雅·释训》有“忽慌，忘也”之训。

（四十九）病名曰疝瘕　一名曰蛊

《素问·玉机真脏论篇》说：“脾传之肾，病名曰疝瘕……一名曰蛊。”

按　此文论述“脾传之肾”的“疝瘕”病，何以又名之曰“蛊”？兹特为文考释之。《说文·疒部》说：“疝，腹痛也，从疒，山声。”又说：“瘕，女病也，从疒，叚声。”其“女”字为衍文，段玉裁注已早指出，盖“瘕疾”不必专病女子也。《玉篇·疒部》说：“瘕，久病也，腹中病也。”《急就篇》卷四说：“疝瘕癫疾狂失响。”颜师古注：“瘕，癥也。”《玉篇·疒部》说：“癥，知凌切，腹结病也。”腹内病气结久而虽已有形可征，然其病不必皆痛，以“瘕”字本身无“痛”义也。若以其“瘕”字之上冠以“疝”字而作“疝瘕”之词者，则知其腹内结久之“瘕疾”必有“疼痛”之苦矣，故此下文说“少腹冤热而痛”，上篇《平人气象论篇》亦有“脉急者，曰疝瘕少腹痛”之文。据此，则疝瘕之痛，必在脐下小腹内也。然则其何以又名之曰“蛊”？乃因其“瘕”“蛊”二字古时可通假也。《诗·大雅·文王之什·思齐》说：“烈假不瑕。”郑玄笺：“厉、假，皆病也。”孔颖达疏：“郑读‘烈’、‘假’为‘厉’‘瘕’，故云‘皆病也。’《说文》云‘厉，恶疾也’，或作癞。‘瘕，病也。’是‘厉’‘瘕’皆为病之义也。”从而可知，《诗》借“假”

以作“瘕”。“假”“瘕”二字俱谐“叚”声，故例可假借为用也。

《尔雅·释诂下》“蛊，疑也”下郝懿行义疏说：“蛊……通作假，《诗》‘烈假不瑕’，《唐公房碑》作‘厉蛊不瑕’。蛊、假音同，古读‘假’如‘蛊’也”。假，通“瘕”，古读“假”如“蛊”，则自当读“瘕”亦如“蛊”。“瘕”“蛊”同声，则通用也，故此文“疝瘕”一名曰“蛊”也。“蛊”即“瘕”，“瘕”即“蛊”，二者在此无别义，其字形虽异而其声其义则皆同，亦犹《神农本草经》卷一之“细辛”一名“小辛”而《春秋·左昭二十七年传》之“阳虎”，《论语·阳货篇》作“阳货”也。

此文“少腹冤热而痛”之句，《针灸甲乙经》卷八第一上作“少腹烦冤而痛”。《说文·页部》说：“烦，热头痛也，从页火，一曰焚省声也。”是“烦”有“热”义，故“烦冤”“冤热”之义同。惟其“冤”之为字，非“冤枉”之“冤”，而与《灵枢·癫狂》中“烦悗”之“悗”同，读若“闷”。《灵枢·本神》说：“意伤则悗乱。”史崧释音：“悗，音闷。”悗，从心，免声。闷，从心，门声。是二字俱从“心”，而“门”“免”声转可通，形虽异而字则同，其“悗”当为“闷”之异体字，故“烦悗”亦作“烦闷”，《灵枢·经脉》所谓“其病气逆则烦闷”是其例。“烦冤”“烦悗”“烦闷”皆与此文之“冤热”义同。此文“疝瘕”之病，乃“脾传之肾”使然，土湿下加于水寒，寒湿阻遏，正阳不运，血气凝滞，结为疝瘕。其阳郁而生热，则“少腹冤热而痛”；寒湿化浊，则随小便而溲出白液，是乃所谓“出白”者也。然此文之“出白”，与上文之“出黄”同一文例，而《针灸甲乙经》卷八第一上载之作“汗出”二字，恐彼文为误也。

（五十）少腹宛热而痛

《素问·玉机真藏论篇》说："脾传之肾，病名曰疝瘕，少腹宛热而痛，出白。"

按 此文"少腹宛热而痛"一句，《针灸甲乙经》卷八第一上作"少腹烦宛而痛"，是。其"烦宛"之词，《素问》一书屡有见用，如《阴阳应象大论篇》说"齿干以烦宛腹满死"，《疟论篇》说"阴气先绝，阳气独发，则少气烦宛"，《气交变大论篇》说"岁木太过……体重烦宛"，"岁土太过……体重烦宛"，"岁水不及……烦宛"，《示从容论篇》说"肝虚、肾虚、脾虚，皆令人体重烦宛""咳嗽烦宛者，是肾气之逆也"，等等。然此"烦宛"之"宛"字，《黄帝内经》注家多读为"冤枉"之"冤"，误。考《说文·兔部》说："冤，屈也，从兔，从冂，兔在冂下不得走，益屈折也。"其"冤"乃"寃"之正体，而"寃"即"冤"之俗写。"宛""寃"形近，而字书又未收"宛"字，故"宛"即被误读作"寃"。然此"宛"字虽不见载于字书，只要根据古文字学的知识，按照古文字规律，考察一下其文字的组织结构，仍可得其可靠的声训。"宛"字"从宀"而"免声"，为"悗"之异体字，以"悗"字"从心"而亦"免声"也。《素问·阴阳应象大论篇》所载"齿干以烦宛腹满死"之文，《太素》卷三首篇则作"齿干以烦悗腹满死"；《素问·示从容论篇》所载"咳嗽烦宛者，是肾气之逆也"之文，《太素·脉论》则作"咳嗽烦悗，是肾气之逆"等等，亦为"宛""悗"二字古时可通之证。正由于"宛""悗"二字古时同声通用，故"烦宛"之词，在《灵枢》一书中多作"烦悗"，如其《四时气》

中所谓“来（束）缓则烦悗”，其《癫狂》中所谓“汗出烦悗”，其《胀论》中所谓“四肢烦悗”等等，均是其例。

“悗”之为字，“从心”而“免声”。《礼记·檀弓上》说：“檀弓免焉。”《礼记·檀弓下》说：“袒免哭踊。”郑玄注并云：“免，音问。”而《说文·口部》说：“问，讯也，从口，门声。”是“免”与“门”声近。如此，则“悗”字通“闷”，以“悗”“闷”二字俱“从心”而声又近也。《灵枢·寒热病》说：“舌纵涎下，烦悗，取足少阴。”《灵枢·血络论》说：“发针而面色不变而烦悗者何也？”史崧释音并云：“悗，音闷。”《癫狂》说：“骨癫疾者，颇齿诸腧分肉皆满而骨居，汗出烦悗。”《针灸甲乙经》卷十一第二载：“骨癫疾者，颔俞分肉皆满而骨倨强直，汗出烦闷。”《灵枢·热病》说“热病先身涩，倚而热，烦悗”，《针灸甲乙经》卷七第一中载之作“热病先身涩，烦而热，烦闷”等等，均是“悗”与“闷”古通之证。是“烦悗”即“烦闷”也。《黄帝内经》中亦有写作“烦闷”者。《素问·刺热论篇》说：“心热病者，先不乐，数日乃热，热争则卒心痛，烦闷……”《灵枢·经脉》说：“足少阴之别……其病气逆则烦闷。”

冤，同“悗”。“烦冤”即“烦悗”，亦即“烦闷”。故上所引《素问·阴阳应象大论篇》中“齿干以烦冤腹满死”之文，《针灸甲乙经》卷六第七即作“齿干以烦闷腹满死”。其实，“烦冤”之词，在我国古典文学著作里，亦每见有用之者，如《楚辞·九章·抽思》说：“烦冤瞀容，实沛徂兮。”《楚辞·九章·思美人》说：“蹇蹇之烦冤兮，陷滞而不发。”

冤，悗，字或作“鞔”。《吕氏春秋·孟春纪·重巳》说：

“胃充则中大鞔。”高诱注：“鞔读曰懑。”《急就篇》卷四说：“消渴呕逆咳懑让。”释音：“懑与闷同”。故“烦寃”“烦悗”或“烦闷”，又可写作“烦懑”，如《史记·扁鹊仓公列传》说“蹶上为重，头痛身热，使人烦懑”，即是其例。

烦寃，即“烦懑”。《说文·心部》说：“懑，烦也，从心，从满。”《汉书·司马迁传》说：“是仆终已不得舒愤懑以晓左右。”颜师古注：“懑，烦闷也。懑，音满。”故“烦寃”又可写作“烦满”。《金匮要略·疟病脉证并治》中“阴气孤绝，阳气独发，则热而少气烦寃”之文，《备急千金要方》卷十第六载之即作“阴气孤绝，阳气独发而脉微，其候必少气烦满”。《素问》中亦每有写作“烦满”者，其《热论篇》说：“故烦满而囊缩”“则头痛口干而烦满”。其《评热病论篇》说：“有病身热汗出烦满，烦满不为汗解。”其《逆调论篇》说：“为之热而烦满者。”其《痹论篇》说：“肺痹者，烦满，喘而呕。”等等是也。

综上所述，则“烦寃”“烦悗”“烦懑”“烦满”“烦闷”同，其义皆为烦乱闷满之证候也。

（五十一）闷瞀

《素问·玉机真藏论篇》说：“脉盛、皮热、腹胀、前后不通、闷瞀，此谓五实。”

按 此文“闷瞀”，王冰注：“肝也。”是说其病性在五藏属肝，而未释“闷瞀”之义也。《楚辞·九章·惜诵》说：“申侘傺之烦惑兮，中闷瞀之忳忳。”《备急千金要方》卷十四第四说：“痰热相感而动风，风心相乱而闷瞀。”闷瞀，倒言之则曰“瞀闷”。《素问·气交变大论篇》说：“岁金不及，炎火乃行……民病肩背瞀重。”王冰注：“瞀，谓闷也。”《素问·五常政大论篇》说：“从革之纪，是谓折收……其动铿禁瞀厥。”王冰注：“瞀，闷也。”《素问·六元正纪大论篇》说：“凡此太阳司天之政……心热瞀闷。”又说：“火郁之发……甚则瞀闷懊侬善暴死。”《庄子·徐无鬼》说：“予适有瞀病。”成玄英疏：“瞀病，谓风眩冒乱也。”《素问》卷二十《释音》说“瞀，音冒”，故字亦作“冒”。《素问·厥论篇》说：“厥……或令人暴不知人。”王冰注：“暴，犹卒也。言卒然冒闷不觉醒也。”《素问·缪刺论篇》曰：“五络俱竭，令人身脉皆动，而形无知也。”王冰注：“言其卒冒闷而如死尸，身脉犹如常人而动也。”《伤寒论》卷一《释音》说“冒，音帽，昏冒也。”神识昏冒，故不知人也。《素问·玉机真藏论篇》说：“春脉……太过，则令人善忘，忽忽眩冒而巅疾。”王冰注：“忽忽，不爽也，眩，目眩视如转也。冒，谓冒闷也。”或如《金匮要略·妇人杂病脉证并治》之“奄忽眩冒，状如厥癫”，奄忽之间视物旋转，昏冒无识而厥逆僵仆倒地也。

（五十二）尻阴股膝髀腨胻足皆痛

《素问·藏气法时论篇》说：“肺病者，喘咳逆气，肩背痛，汗出，尻、阴、股、膝、髀、腨、胻、足皆痛。”

按 此文“尻”字，诸注本《素问》及今本《针灸甲乙经》皆改作“尻”，非，惟人民卫生出版社之影印和横排本《素问》仍作“尻”，极是。尻，音读“苦刀切”。《吕氏春秋·恃君览·观表》说：“许鄙相脽。”高诱注：“脽，后窍也。”脽，乃“尻”之俗体字。故《释名·释形体》说：“尻，廖也，尻所在廖牢深也。”《说文·尸部》又说：

"尻，脾也，从尸，九声。"段玉裁注："尻，今俗云沟子是也。脾，今俗云屁股是也。析言是二，统言是一，故许云'尻，脾也'。"是"尻"之为义，大之则为人之臀部，小之则为人之后阴也。然"尻"者，音读"九鱼切"，1957年安徽寿县城郊邱家花园出土的《鄂君启金节》，其舟节铭文说"王尻于莪（栽）"。《说文·几部》说："尻，处也，从尸几，尸得几而止也。《孝经》曰：'仲尼尻。'尻，谓闲尻如此。"所引《孝经》文，见《开宗明义章》，而1980年中华书局出版之《十三经注疏》本《孝经》则作"居"，《玉篇·几部》亦谓"尻，举鱼切，处也，与居同。"是"尻"与"尻"异字。尻，乃"居"之本字而今通作"居"，"居"行而"尻"废矣。然则此文之"尻"究为人身之何部？《素问·刺腰痛论篇》说："腰痛引少腹控眇，不可以仰，刺腰尻交者……"王冰注："腰尻交者，谓髁下尻骨两傍四骨空左右八穴，俗呼此骨为八髎骨也。此腰痛，取腰髁下第四髎，即下髎穴也。足太阴、厥阴、少阳三脉左右交结于中，故曰'腰尻交'者也。"《素问·缪刺论篇》说："刺腰尻之解。"王冰注："腰尻骨间曰解。"可见"尻"乃人身之一骨名，紧接腰骨，其骨上有上髎、次髎、中髎、下髎左右凡八穴，是谓"八髎"，故俗称其骨曰"八髎骨"，是即"尻骨"也。其"尻骨"一词，见于《素问·骨空论篇》中，其文曰"脊骨下空在尻骨下空"而"尻骨空在髀骨之后相去四寸"。王冰注："是谓尻骨八髎穴也。"从而可知人身之"尻"部，在腰髁之下、尾骶之上，殆无疑义矣。

此文"尻、阴、股、膝、髀、腨、胻、足皆痛"者，乃肺之病而波及于肾足少阴经脉，所谓"母病及子"也。据《素问·刺腰痛篇》《骨空论篇》《缪刺论篇》《至真要大论篇》和《灵枢·经脉》等皆“腰”“尻”连用之例，则此文“尻”上似脱“腰”字，而《灵枢·经脉》所载“肾足少阴之脉，起于小指之下，斜走足心，出于然谷之下，循内踝之后，别入跟中，以上踹(腨)内，出腘内廉，上股内后廉，贯脊”，其脉乃循下肢内侧后廉而上，不行胻、髀之部，故疑此文“髀”“胻”二字为衍文。

（五十三）木敷者其叶发

《素问·宝命全形论篇》说：“夫盐之味咸者，其气令器津泄。弦绝者其音嘶败，木敷者其叶发，病深者其声哕。人有此三者，是谓坏府。”

按 此文“木敷者其叶发”之句，张志聪注谓“如木气敷散，其叶蚤发生”，乃随文为释，其义为误；而王冰、马莳、张介宾、高世栻等注虽有合此文之义，然于此文“敷”“发”两个关键性字，或释而无当，或混而不释，亦属未妥；惟张琦注谓“敷当作陈，发当作落”，主张改“敷”为“陈”，改“发”为“落”，这是本于杨上善《太素》之文，然而此“敷”“发”二字均未误，改文则又不必矣。

考《太素·知针石》载此文作：“木陈者，其叶发落。”敷，在古代义可训“陈”。《尚书·舜典》说：“敷奏以言。”孔安国传：“敷，陈（也）。”可证。《素问》此文“敷”即训“陈”。是“木敷者”即谓“木陈者”。惟此所训之“陈”，非“陈设”之“陈”，乃“陈久”之“陈”也。《素问·针解篇》说：“菀陈则除之者，出恶血也。”王冰注：“陈，久也。”《素问·奇病论篇》说：“治之以兰，除陈气也。”王冰注：“陈，谓久也。”《尔雅·释诂上》说：“矢，陈也。”郝懿行义疏：“古者‘陈’‘田’声同，其字通用。……《说文》云：‘田，陈也。’盖‘田’有行列，又以陈久为良，故‘畞’字从田从久，是‘陈’又为‘久’矣。”都说明‘陈’有“久旧”之义。木陈旧则枯朽而其叶不著矣，故下文曰“其叶发”。所谓“其叶发”者，即“其叶废”也。“发”“废”二字古同声而通用。如《墨子·非命上》说：“废以为刑政。”《墨子·非命中》则作“发而为刑”。《荀子·礼论篇》说：“夫昬之未发齐也。”杨倞注引《史记》则作“夫昬之未废齐也”。《素问·大奇论篇》说：“男子发左，女子发右。”《外台秘要·风偏枯方二首》中则引作“男子则废左，女子则废右”，等等，均是“废”“发”二字通用之例。《尔雅·释诂下》说：“废，舍也。”郝懿行义疏：“废与发通，《方言》云‘发税舍车也’，以‘舍车’为‘发’，‘发’即‘废’也。《庄子·列御寇篇》云‘曾不发药乎’，《列子·黄帝篇》作‘曾不废药乎’。是‘废’‘发’古字通。‘发’之与‘废’，义若相反，而实相成。”王念孙《广雅·释诂》“废，置也”条下疏证也说：“发与废声近而义同。”是此文“其叶发”读为“其叶废”无疑。废，《尔雅·释诂下》训为“舍也”，《广雅·释诂》训为“置也”。“舍”同“捨”，捨置，犹“委弃”也，故《太素·知针石》所载此文“发”下有“落”字而作“其叶发落”。其叶发落，即“其叶废落”。其叶废落，始与上“其音嘶败”之句同一文例；然再据此两句之文例之，则下文“其声哕”之句下，当据《素问·三部九候论篇》中“若有七诊之病，其脉候亦败者死矣，必发哕噫”之文补一“噫”字而作“其声哕噫”之句，则义通而文句齐矣。

（五十四）乳子

《素问·通评虚实论篇》说："帝曰：乳子而病热，脉悬小者何如？岐伯曰：手足温则生，寒则死。帝曰：乳子中风，热，喘鸣肩息者，脉何如？岐伯曰：喘鸣肩息者，脉实大也，缓则生，急则死。"

按 此两节文中"乳子"之义，杨上善、王冰、马莳等均未释；吴崑、张介宾、黄坤载、高世栻等释之为"婴儿"，如吴崑注说："乳子，乳下婴孩也。"张介宾注说："乳子，婴儿也。"黄坤载注说："病、脉相反，此非婴儿所宜。"高世栻注说："乳子秉质未充，借后天乳食以生。"等等，然据《释名·释长幼》所谓"人始生曰婴儿，胸前曰婴，抱之婴前乳养之也"之文，则婴儿为人之始生者，最大亦不过数月而已，何有切脉之诊？更不用说以脉象论生死了；张志聪亦知"乳子"释为"婴儿"未妥，遂笼统注谓"乳子天癸未至……"既然年龄放大到"天癸至"以前，则其必与"乳"字不相涉矣，又何能称其为"乳子"？姚止庵注说："乳子，谓妇人生子而哺乳者。"《素问汇粹》则倒其文而言之，说"乳子，故当指哺乳之妇人为是"，其释"乳子"之义为"妇人生子"近是，而定其必为"哺乳者"或"哺乳之妇人"则又不必然矣，难道妇人生子后因某些缘故而未能哺乳者不能在其内？张琦、丹波元坚等释"乳子"为"产后"甚确，然未能述明其义，这里特再进一步阐发之。

《说文·乙部》说："乳……从孚，从乙。乙者，玄鸟也。"乙，或"从鸟"作"鳦"。郑玄注《礼记·月令》说："玄鸟，燕也。"是"乳"之为字，与"燕"这个"玄鸟"相关。然则"乳"

字从“孚”者。《说文·爪部》说：“孚，卵孚也，从爪，从子。”其“子”即“卵”也。徐锴注说：“鸟褒恒以爪反覆其卵也。”段玉裁注引《通俗文》说：“卵化曰孚。”徐灏笺：“鸟之伏卵，以气相感而成形。”这就表明“乳”字之为义，乃鸟类伏褒常以爪反覆其卵而使之孵化出小鸟也。鸟类孵化小鸟叫“乳”，故《酉阳杂俎·广动植物之一》说：“鸟养子曰乳。”其义引申之则人生子亦曰“乳”，《说文·乙部》说：“人及鸟生子曰乳，兽曰产。”是“乳”犹“产”也，故古人多有训“乳”为“产”者，如《吕氏春秋·季夏纪·音初》说：“主人方乳。”高诱注：“乳，产（也）。”《汉书·外戚传下》说：“宫乳掖庭牛官令舍。”《汉书刑法志》说：“年八十以上，八岁以下，及孕者未乳……”颜师古注并说：“乳，产也。”《后汉书·酷吏列传》说：“宁见乳虎穴，不入冀府寺。”《后汉书·杜栾刘李刘谢列传》说：“豺狼乳于春囿。”李贤注并说：“乳，产也。”《汉书·外戚传下》说：“元延二年褱子，其十一月乳。”颜师古注：“乳，谓产子也。”《汉书·霍光金日磾传》说：“私使乳医淳于衍行毒药杀许后。”颜师古注：“乳医，视产乳之疾者。”等等，均释“乳”义为“产”也。然“产”之义又同“生”，《说文·生部》说：“产，生也。”《国语·晋语九》说：“其产将害大，盍姑无战乎！”韦昭注：“产，生也。”可证。故“乳”又或训为“生”，如《广雅·释诂》说：“乳，生也。”《史记·扁鹊仓公列传》说：“菑川王美人怀子而不乳。”司马贞索隐：“乳，生也。”《群经音辨·辨字音清浊》说：“乳，生子也。”等等均是。《说文·子部》说：“孪，一乳两子也。”亦谓“一次生出两个孩子”也。其“乳”字训

"产"或训"生"，皆谓今之"分娩"，故古人又有"娩""乳"二字连用而成"娩乳"之词者，如《国语·越语上》说："将免者以告，公令医守之。"韦昭注："免，免乳也。"《汉书·外戚传上》说："妇人免乳大故，十死一生。"颜师古注："免乳，谓产子也。"等即是其例。盖古时"免""娩"二字通也。

综上所述，此文所谓"乳子"者，乃谓"产妇"也，殆无疑义矣！

（五十五）烦满

《素问·热论篇》说："厥阴脉循阴器而络于肝，故烦满而囊缩。"

按《说文·水部》说："满，盈溢也。"非此文"烦满"之"满"义。此"满"当为"懑"字之借用。《说文·心部》说："懑，烦也，从心满。"段玉裁注："烦者，热头痛也，引申之，凡心闷皆为烦。《问丧》曰：'悲哀志懑气盛。'古亦段满为之，满亦声。"是其义也。在《素问》书中，凡言"烦懑"字，皆借满为之，如《评热病论篇》说："帝曰：有病身热汗出烦满，烦满不为汗解，此为何病？岐伯曰：汗出而身热者，风也，汗出而烦满不解者，厥者……"《逆调论篇》说："阴气少而阳气盛，故热而烦满也。"《痹论篇》说："肺痹者，烦满，喘而呕。"《史记·仓公传》则用本字"懑"，说："气鬲病，病使人烦懑，食不下。"又说："蹶上为重，头痛身热，使人烦懑。"《楚辞·哀时命》亦有"唯烦懑而盈匈"之句，"懑"者，《仓颉篇》说："懑，闷也。"《急就篇》卷四："消渴欧逆咳懑让。"释音："懑与闷同。"颜师古注："懑，烦闷也。"《广韵·上声·二十四缓》亦谓"懑"义训为"烦闷"

也。故《素问·刺热篇》有“热争则卒心痛，烦闷善呕”，而作“烦闷”之词者。《素问》书中又作“烦冤”，《阴阳应象大论篇》说：“齿干，以烦冤，腹满死。”《疟论篇》说：“阴气先绝，阳气独发，则少气烦冤。”《示从容论篇》说：“肝虚、肾虚、脾虚，皆令人体重烦冤。”冤，“从宀”而“免声”，乃声训字，读为“闷”也（见拙著《考“冤”》一文）。

《灵枢》无“冤”字，有“悗”，作“烦悗”。《寒热病》说：“舌纵涎下烦悗，取手少阴；振寒洒洒鼓颔，不得汗出，腹胀，烦悗，取手太阴。”《热病》说：“热病先身涩，倚而热，烦悗。”《胀论》说：“脾胀者，善哕，四肢烦悗。”《血络论》说：“发针而面色不变而烦悗何也？”“刺之血出多，色不变而烦悗者，刺络而虚经，虚经而属于阴者阴脱，故烦悗。”史崧音释：“悗，音闷。”《太素》亦多作“烦悗”，或作“烦惌”。《五藏热病》说：“热争则卒心痛，烦惌喜欧。”《营卫气行》说：“清浊相干，乱于胸中，是谓大惌。”杨上善注：“惌音闷。”是也。

烦满，烦懑，烦冤，烦悗，烦惌，皆与“烦闷”之义同，故《针灸甲乙经》每作“烦闷”也。其卷七第五和卷八第一上两用“烦冤”之词者（见民国二十年中原书局石印本《黄帝甲乙经》），皆因今之出版社不识“冤”字，加一“丶”点而成“冤”，遂读为“冤枉”之“冤”，不通之至，莫此为甚！

（五十六）先淅然厥起毫毛

《素问·刺热篇》说：“肺热病者，先淅然厥起毫毛，恶风寒，舌上黄，身热。”

按 按古人读书不于书上断句，今之治《素问》者，则皆于此文“厥”字下逗断，作“肺热病者，先淅然厥”，实属不当。淅然，指外恶风寒；厥者，今人之意似为寒厥。寒厥乃人体内“阴阳之气不相顺接”之“手足逆冷”。二者没有必然联系，故在医学古籍中，多只讲淅然而不及于寒厥，如《灵枢·百病始生》说：“是故虚邪之中人也，始于皮肤，皮肤缓则腠理开，开则邪从毛发入，入则抵深，深则毛发立，毛发立则淅然。”《素问·皮部论篇》说：“邪之始入于皮也，泝然起毫毛，开腠理。”王冰注：“泝然，恶寒也。”《经》《注》之“泝”，疑皆为“淅”之坏文，《针灸甲乙经》卷二第一下载此文，正作“淅然起毫毛，开腠理。”《金匮要略·百合病脉证并治》说：“若溺时头不痛，淅然者，四十日愈。”亦作“淅然”。王冰注此文，亦未释“厥”字。可见此“厥”字，既不是寒厥，又不是热厥，更不是大厥、尸厥或暴厥，亦不是煎厥、薄厥或风厥，当然，也不是六经之厥。

厥之在斯，只是一助词耳，《经传释词》卷五所谓“厥，语助也”是矣。故《周礼·冬官考工记·栗人为重》说：“永啓厥后，兹器维则。”郑玄注：“厥，其也。”《仪礼·士冠礼》说：“厥明夕为期于庙门之外。”郑玄注：“厥，其也。”又说：“兄弟其在，以成厥德。”郑玄注：“厥，其（也）。”《尔雅·释言》说：“厥，其也。”《广韵·入声·十月》说：“厥，其也。”《龙龛手镜·厂部·入声》说：“厥，居月切，其也。”如此，是此文当读“肺热病者，先淅然，其起毫毛，恶风寒，舌上黄，身热”也。

（五十七）瘇害于言

《素问·评热病论篇》说：“有病肾风者，面胕痝然，瘇害于言，可刺不？"

按 此文"瘥害于言"句，注家有以"瘥"字连上句，读作"面胕痝然瘥"者，非是。胕，《山海经·西山经》说："可以已胕。"郭璞注："治胕肿也。"面胕，面肿也。《素问·至真要大论篇》所谓"客至则首面胕肿"是也。庞，大也，《国语·周语上》说："敦痝纯因于是手成。"韦昭注："痝，大也。"是其证。痝然，乃形容面目胕肿之象。则此文"面胕痝然"者，即谓"面目肿大"也，与《素问·风论篇》中"面庞然浮肿"义同，如句末连一"瘥"字，则于文为赘矣。此"瘥"字必断于下而冒于"害于言"之上作"瘥害于言"才是。此"害"字，则读为"曷"。《汉书·翟方进传》说："乌乎！害其可不旅力同心戒之哉。"颜师古注："害，读曰曷。"《尔雅·释言》说："曷，盍也。"郝懿行义疏："……《菀柳》及《长发》传并云：'曷，害也。'《经》《典》多以'害'为'曷'，故《书》'时日曷丧'，《孟子》作'时日害丧'，《书·大诰》凡言'曷'，《汉书·翟方进传》并作'害'，《葛覃》释文'害与曷同'。《广雅》云'害，曷，盍，何也'。害，曷，盍，俱一声之转。"《尔雅·释诂下》说："曷，止也。"郝懿行义疏："《经》《典》'害''曷'二字假借通用。"《广雅·释诂》卷三上说："害，曷，何也。"王念孙疏证："害，曷，一字也。"是此文"害"字可以读"曷"无疑。《广韵·人声·十五辖》说："瞎，一目盲，一作瞎。"《集韵·人声·十五牽》说："髻，鬐，《博雅》'秃也'，或作鬐。"亦可为"害"与"曷"通之佐证也。

《说文·曰部》说："曷，止也。"《说文·辵部》说："遏，微止也，从辵，曷声。”是“曷”训“止”，而“遏”训“微止”，其“遏”又得“曷”声，二字例得通假也。《尔雅·释诂下》说：“曷，遏，止也。”郝懿行义疏：“曷、遏字通。”此文“害”字读“曷”，即是读“遏”。则此文之所谓“壅害”者，乃言“壅遏”也；其所谓“壅害于言”者，乃言“壅遏于言”也。其“壅遏”一词，在我国古代文献里，是屡见不鲜的，如《灵枢·决气》说：“壅遏营气。”《灵枢·痈疽》说：“壅遏而不得行。”《淮南子·主术训》说：“雍遏而不进。”“雍遏”即“壅遏”，皆是。然则此文“壅遏于言”之义若何？诸注或随文敷衍，不予评释，如吴崑、高士宗等；或释曰“害于言语”，为不能说话，如王冰、张介宾等；或释曰其“言无声”，为声音嘶嗄，如杨上善；或疑其文为衍，不予作释，如张琦。但证诸临床，则未见肾风病人不能说话而为瘖症者，亦未见肾风病人声音不出而言语嘶嗄者，惟见有肾风病人初起声音变常而表现为“鼻音”者。考：篆文“言”作“[illegible]”，而“音”作“[illegible]”，《说文·音部》说：“音，声也，生于心，有节于外，谓之音……从言含一”。其所含之“一”，乃指事。是“言”与“音”通，故《甲骨文字释林·释言》说：“甲骨文之‘言其㞢疒（掇三三五），㞢疒言（后下一·三），二‘言’字应读作‘音’……”此文“壅遏于言”者，即“壅遏于音”也。风水壅遏于上，肺金不清，说话则音声不能轻扬，以致“声如从室中言”而为今之所谓“鼻音”。如此，则于文为顺而理亦通矣。其实，在古代典籍里，多有以“言”作“音”者，《墨子·非乐上》所谓“黄言孔章”者，即言“簧音孔章”也；《吕氏春秋·慎大览·顺说》所谓“而言之与响”者，即言“如音之与响”也；《灵枢·忧恚无言第六十九》篇题所谓“忧恚无言”者，即言“忧恚无音”也，等等皆是。从而表明此文“言”字可读为“音”而“壅害于言”读为“壅遏于音”，是毋庸置疑矣。

本文“可刺不”之“不”，问词，读为“否”，与《灵枢·痈疽》中“不则死矣”之“不”同。《吕氏春秋·开春论·爱类》说：“公取之代乎？其不与？”于鬯《香草续校书》注：“不之言否也。”《说文·不部》说：“否，不也，从口，从不，不亦声。”是“不”“否”二字可通也。

（五十八）人身非常温也，非常热也

《素问·逆调论篇》说：“黄帝问曰：人身非常温也，非常热也，为之热而烦满者何也？岐伯对曰：阴气少而阳气胜，故热而烦满也。”

按 《针灸甲乙经》卷七第一上载此文，无“为之热”三字，非，观下文“故热而烦满也”句的答辞中有“热”字，可证。此文“人身非常温也，非常热也”之句，诸注多略而未释，惟王冰注谓“异于常候，故曰非常”。他把这里“常”字释为“非常”之“常”，把这里“非”“常”二字释为“异乎寻常”的“非常”一词，这就使此文“非常温也，非常热也”之义，成为“特别的温，特别的热”了。既然“人身”是“特别的温，特别的热”，其病情“热而烦满”证候就是自然的了，何必来一个“何也”的问辞？又何必来一个“阴气少而阳气胜，故热而烦满也”的答辞？根据此段文字的语句文法，参以医学之理，此文的“常”字不是“非常”之“常”，其“非”“常”二字也不能连用成为一个词。考：常，即“裳”字，为“衣裳”之“裳”，故《灵枢·刺节真邪》说“常不得蔽”，《针灸甲乙经》卷九第十一作“裳不可蔽”；《素问·风论篇》说“衣常濡”，王冰注作“衣裳濡”；《墨子·经说上》说“库区穴若斯貌常”，于鬯《香草续校书·墨子二》谓其“常即裳字”。是“常”即为“衣裳”的“裳”字无疑。《说文·巾部》说：“常，下帬也，从巾，尚声。裳，常或从衣。”又说：“帬，下裳也，从巾，君声。裙，帬或从衣。”《说文》“常”“帬”二字互训，故颜师古注《急就篇》卷二“袍襦表里曲领帬”句说：“帬即裳也。”《说文》于“常”字训“下帬”，于“帬”字训“下裳”，是“裳”乃人体所穿之“下服”即“身半以下之服装”也。《春秋·左桓十二年传》说“得其甲裳”，杜预注“下曰裳”；《春秋·左宣二年传》说“带裳幅舄”，杜预注“衣下曰裳”等，亦可证其“裳”为人体所穿之“下服”。然“衣下”曰“裳”，则“裳上”即为“衣”矣，故《骈字分笺》卷上引《诗·绿衣》传文说“上曰衣，下曰裳”。

据上所述，《素问》此文“人身非常温也，非常热也”的“常”字，亦即“衣裳”的“裳”字，观其下文“人身非衣寒也”的“衣”字亦可证。上文“人身非常温也”句作“常”，下文“人身非衣寒也”句作“衣”，二字为相对为文，正与《太玄经·戾》中“颠衣倒裳”，《西京杂记》卷上“金为衣兮菊为裳”同例。

人之所穿衣裳，分言之，则上曰“衣”，下曰“裳”；合言之，则统称之曰“衣裳”，且“裳”亦可概“衣”，“衣”亦可概“裳”。此文“人身非常温也，非常热也”的“常”字，非专指人之“下服”，而实概有“衣”；下文“人身非衣寒也”的“衣”字，亦非专指人之“上服”，而实概有“裳”，故于鬯《香草续校书·素问》于此谓“此言裳，下文言衣，变文耳”。

此文“常”字为“衣裳”之“裳”，作“穿的衣裳”讲。其“人身非常温也，非常热也”之文，是说“人身不是穿的衣裳温”，亦“不是穿的衣裳热”。正因为“人身不是穿的衣裳热”却又有“热而烦满”之象，所以此文才有“为之热而烦满者何也”的发问，否则，其所问则无谓矣！

（五十九）荣气虚，卫气实也

《素问·逆调论篇》说：“帝曰：人之肉苛者，虽近衣絮，犹尚苛也，是谓何疾？岐伯曰：荣气虚，卫气实也。荣气虚则不仁，卫气虚则不用，荣卫俱虚，则不仁且不用，肉如故也。人身与志不相有，曰死。”

按 据杨上善《太素·痹论》注此文“苛”字为“人体肌肉不仁之甚”者。《素问·五常政大论篇》亦有“皮痛肉苛”之句。杨氏说：“苛音柯，有本为‘苛’，皆不仁之甚也。故虽衣絮温覆犹尚不仁者，谓之苛也。故知近衣絮温覆即知觉者，为不仁也。营虚卫实，气至知觉，故犹仁也；若营实卫虚者，肉不仁也；若营卫俱虚，则不仁之甚，故肉同苛，如，同也。所以身肉不仁甚者，与神不能相得，故致死也。”是此文必有脱简讹误，当据理校之。荣气实，卫气虚，肉不仁也。荣气虚则不用，卫气虚则不仁，荣卫俱虚则不用且不仁，肉如苛也。人身与志不相有，曰死。

其不仁者，《说文·人部》说：“仁，亲也，从人二。”《玉篇·人部》说：“仁，而真切。”《周礼》曰：“六德仁。”郑玄曰：“‘爱人以及物……’仁，犹存也。”《白虎通》曰：“仁者好生。”杨上善《太素·痹论》注亦说：“仁，亲也，觉也。”然而“亲”者，谓“亲身感觉”也。亲身不能感觉其寒热痛痒者，则其肉即为“不仁”，荣主血，血主濡之，循经脉以周于身。《灵枢·营卫生会》说：“血者，神气也。”《素问·八正神明论篇》说：“血气者，人之神。”神乃主司全身之运动。《灵枢·本藏》说：“卫气者，所以温分肉，充皮肤，肥腠理，司开阖者也。”而保证肉腠之致密。荣气正常（原误为“虚”，今改），则经脉流行，循环不休，神明之运为不失其常，卫气虚（原误为“实”，今改），则无以促进分肉解利，不能感知寒热痛痒，而发生肌肉不仁。荣气虚则不用（原误为“仁”，今改），卫气虚则不仁（原误为“用”，今改）。今卫气虚累及荣气虚，荣卫俱虚，则身体不仁且不用，神形不相和谐，古人谓之“不相亲”或“不相有”也，《灵枢·经脉》所谓“骨肉不相亲”，此文所谓“人身与志不相有”皆是也。有与友，古通用，故古者谓相亲曰“有”，如《荀子·大略篇》说：“友者，所以相有也。”杨倞注：“友与有同义。”郝懿行曰：“有者，相保有也。《诗》云‘亦莫我有’，友、有声义同，古亦通用。如云‘有朋自远方来’，‘有’即‘友’矣。”《释名·释言语》说：“友，有也，相保有也。”《广雅·释诂》卷一上说：“仁，有也。”王念孙疏证：“《昭六年左传》：‘宋向戌谓华亥曰：女长而宗室，于人何有，人亦于女何有。’杜注云：‘言人亦不能爱女也。’《二十年传》：‘是不有寡君也。’注云：‘有，相亲有也。’《宣十五年公羊传》：‘潞子离于狄而未能合中国，晋师伐之，中国不救，狄之不有，是以亡也。’《王风·葛藟篇》云：‘谓他人母，亦莫我有。’皆谓相亲有也。”此文“人身与志不相有”，谓形神不相亲友也，《灵枢·营卫生会》说：“营卫者，精气也。”精气将绝，故为“死”。死之言澌，精气澌尽也。

（六十）先其发时如食顷而刺之

《素问·刺疟篇》说：“先其发时如食顷而刺之，一刺则衰，二刺则知，三刺则已，不已刺舌下两脉出血，不已刺郄中盛经出血，又刺项已下挟脊者必已。”

按 杨树达释《盐铁论·轻重篇》说：“古人以针治病，刺谓施针也。”《广雅·释诂》卷一上说：“针，刺也。”《急就篇》说：“灸刺和药逐去邪。”颜师古注：“刺，以箴刺之也。”箴，针同。《说文·刀部》说：“刺，直伤也。”刺之必伤肌肤，名之曰痏。一刺曰一痏，二刺曰二痏，三刺曰三痏。虽伤肌肤，长利在焉。《太玄经·逢》说：“逢于砭割，前亡后赖。测曰：逢于砭割，终以不废也。”司马光集注说：“虽有砭割之损，终获愈之利，赖，利也。旦谓‘砭，石之刺病也’……君子逢于事变，知祸之将至，割爱去恶，如砭割之去病。虽有亡，后得其利，不为废疾也。”

《广雅·释器》卷八上说：“石针谓之柴。”王念孙疏证：“《襄二十三年左传》：‘美疢不如恶石。’服虔注云：‘石，砭石也。’《说文》：‘砭以石刺病也。’《东山经》：‘高氏之山，其下多箴石。’郭璞注云：‘可以为砭箴，治痈肿者。’箴与针同。”《广雅·释诂》卷二上说：“箴，插也。”王念孙疏证：“箴，或作针。《文王世子》：‘其刑罪则纤剸。’郑注云：‘纤读为针。’针，刺也。《说文》：‘插，刺入也。’是针与插同义。”《说文·手部》说：“插，刺内也，从手，臿声。”段玉裁注：“内者，入也。刺内者，刺入也。汉人注经多叚捷字、扱字为之。从手。臿聲。楚洽切。”段玉裁注《说文·金部》“锸”字说：“其针曰锸。锸之言深入也。楚洽切。”插为针名词，发挥作用为“刺入”，插为动词，用以“刺入”也。故王念孙谓“针与插同义”也。然“插”“锸”二字未见用于记述针治活动之过程。《说文·穴部》说：“窜，入𧖴刺穴谓之窜，从穴，甲声。”《玉篇·穴部》说：“窜，于甲切，人脉刺穴谓之窜。”《广韵·入声·三十二韵》说：“窜，人神脉刺穴。”《类篇·穴部》说：“窜，乙押切。《说文》：‘人𧖴刺穴谓之窜。’”《龙龛手镜·穴部·入声》说：“窜，乌甲反，人神脉刺穴也。”《集韵·入声·三十三押》说：“窜，《说文》：‘入𧖴刺穴谓之窜’。”《字汇·穴部》说：“窜，乙甲切，音押，人𧖴刺穴谓之窜。”《说雅·释亲》说：“入𧖴刺穴谓之窜。”等等，此是针治“刺穴”之专用字，亦不见其用，而借“札”之俗体字“扎”用之，“扎”行而“窜”废矣。

（六十一）柔痓

《素问·气厥论篇》说：“肺移热于肾，传为柔痓。”

按 此文“柔痓”一词，王冰注说：“柔，谓筋柔而无力，痓，谓骨痓而不随。气骨皆热，髓不内充，故骨痓强而不举，筋柔缓而无力也。”其曰“骨痓而不随”，曰“骨痓强而不举”，正是“痉”字之义，《说文·疒部》说“痉，疆急也”，可证。表明王注时，此文尚作“痉”，而此文“痉”字误为“痓”，则在王注之后也。至明代，张介宾注说：“柔，筋软无力也；痓，骨强直也。肺主气，肾主骨，肺肾皆热，则真阴日消，故传为柔痓。……痓音翅。”吴崑注说：“痓，音炽。柔，多汗也；痓，强劲也。气骨皆热，则阴日消，故令多汗强劲，谓之柔痓也。”张氏训“痓”为“骨强直”，吴氏训“痓”为“强劲”，是皆“痉”字之义，而张、吴又读“痉”为“翅”或“炽”音，不言其误，是其已不知“痓”“痉”二字之义不同矣。清代张志聪注谓“肾藏燥热，则髓精不生，是以筋骨痿弱，而为柔痓”，谬误尤甚，竟变“强急”全为“痿弱”也。至若高世栻之注，随文敷衍，囫囵吞枣，未见其义，不足论也。

考《说文》无“痓”字，故一般说来，《黄帝内经》中除所谓“运气七篇”者外，凡作“痓”字者，皆为“痉”之伪也。

《说文·疒部》说：“痉，彊急也，从疒，巠声。”《玉篇·疒部》说：“痉，渠井切，风强病也。”《广韵·上声·四十静》说：“痉，风强病也，巨郢切。”是“痉”字以“强急”为义，故在中医药学中“痉”之“为病”，是以“筋脉强急”所致之“项背强直”“腰脊反张”和“口噤难开”为临床特征。《金匮玉函经·辨痉湿暍第一》说：“脊强者，五痉之总名。其证卒口噤，背反张而瘛疭。”《五十二病方·婴儿索痉》说：“索痉者……其肎（背）直而口钔（唫），筋垄（挛）难以信（伸）。”《诸病源候论·小儿杂病诸候·中风痉候》说：“小儿风痉之病，状如痫，而背脊项颈强直。”又《腕伤诸病候·腕折中风痉候》说：“痉者，背脊强直，口噤不能言也。”《备急千金要方》卷八第一说：“痉者，口噤不开，背彊而直，如发痫之状，摇头，马鸣，腰反折，须臾十发，气息如绝，汗出如雨……”等等，阐明了痉病之主要证候。

然“痉”字古代行书写作“痉”，与“痓”字形近易伪，故中医药学古代典籍内“痉”字多有伪为“痓”字者，如《灵枢·经筋》中“主痫瘛及痉”之文，《针灸甲乙经》卷二第六载之即伪为“主痫瘈及痓”；《灵枢·热病》中“热而痉者死”

和“风痓，身反折”之文，《针灸甲乙经》卷七第四、《太素·热病说》载之皆即伪为“热而痓者死”和“风痓，身反折”也；《太素·经筋》所载“主痫瘛及痓”之文，杨上善注谓“痓，擎井反，身强急也”，则为“痉”字之音义，是其误乃在杨注之后也；此文“传为柔痓”之“痓”，《太素·寒热相移》载之即作“痉”；《素问·厥论篇》载“手阳明少阳厥逆，发喉痹，嗌肿，痓”之“痓”，新校正谓全元起本即作“痉”；《金匮要略·痓湿暍病脉证并治》载“名曰刚痓”，林亿等注“一作痉，余同”。彼原文或注文必有一“痓”作“痉”，其“痉”字伪为“痓”又在林亿之后矣；《脉经》卷八第二载“《平痓湿暍脉证》”，林亿等注，“痓，一作痉”，等等，此已足可证明在中医药学古典著作内，“痉”字多被伪为“痓”，而“痓”字多为“痉”之伪也。然今人不识，竟误以为“痓”“痉”二字无别也，岂不哀哉！

《伤寒论》卷二第四说：“伤寒所致，太阳痓湿暍三种，宜应别论，以为与伤寒相似，故此见之。”成无已注：“痓当作痉，传写之误也。痓者，恶也，非强也。《黄帝内经》曰：‘肺移热于肾，传为柔痓（痉）。柔为筋柔而无力，痉为骨痉而不随。’痉者，强也，《千金》以强直为痉。《经》曰：‘颈项强急，口噤，背反张者，痉。即是观之，痓为痉字明矣。”

成无已谓“痓”与“痉”异，其训之为“恶”，甚是。考“痓”字，在字书中，首见于《广雅》。《广雅·释诂》卷三下说：“痓，恶也。”《玉篇·疒部》说：“痓，充至切，恶也。”《广韵·去声·六至》说：“痓，恶也，充自切。”《龙龛手镜·疒部·去声》说：“痓，《玉篇》音炽，恶病也。”诸书皆训“痓”为“恶”，无二义，且其字从“疒”而为“恶病”，《备急千金要方》卷五上第三说：“夫痫，小儿之恶病也。”其证常时发时止，发作间歇，故名之曰“痫”。《备急千金要方》卷五上第三说：“少小……其一月、四十日已上至朞岁而痫者，亦由乳养失理，血气不和，风邪所中也。病先身热，掣疭，惊啼，叫唤而后发痫，脉浮者，为阳痫，病在六腑，外在肌肤，犹易治也；病先身冷，不惊掣，不啼呼，而病发时脉沈者，为阴痫，病在五藏，内在骨髓，极难治也。”掣疭，即“瘛疭”。

《急就篇》卷四说：“痈疽瘛疭痿痹痕。”颜师古注：“瘛疭，小儿之疾，即今痫病也。”据此，则“瘛疭”乃“痫病”之证候，故《伤寒论》卷二第五说：“剧则如惊痫，时瘈疭。”其“瘈”与“瘛”同。瘛疭，亦单曰“瘛”。《说文·疒部》说：“瘛，小儿瘛疭病也。”《素问·玉机真藏论篇》说：“病筋脉相引而急，病名曰瘛。”又曰：“痫瘛。”《素问·大奇论篇》说：“心脉满大，痫瘛筋挛；肝脉小急，痫瘛筋挛。”然《针灸甲乙经》卷四第一下载此文，则作“心脉满大，痫痓筋挛；肝脉小急，痫痓筋挛。”二“瘛”字皆作“痓”，则“痓”即为“瘛”字也，乃“痫病”之主要证候，故皆训其为“恶”或“恶病”也。

痓，字同“瘛”，为“痫病”之主要证候，亦为“痉病”证候之一。然二者病证仍有异，《诸病源候论·小儿杂病诸候风痫候》说：“病发时，身软时醒者，谓之痫；身强直，反强如尸（弓），不时醒者，谓之痉。”盖因“痉”为“强急”，“痓”训“恶”而为“瘛”之异体字，二字音义本有区别也。

此文“柔痓”之“痓”，观上述可见其为“痉”字之误，无疑；至于其“柔”字，王冰等注谓“筋柔而无力”，然“筋柔”何必无力？《素问·生气通天论篇》说：“骨正筋柔，气血以流，腠理以密，如是则……长有天命。”既长有天命，则“筋柔”何以是“病”？果为筋脉柔弱无力，则其又何以见之于“强急”之“痓病”？吴崑等注释《伤寒论》“柔痓”之义以释此文为“多汗”，殊不知彼论“伤寒所致”之“太阳痓病”，以“无汗”“有汗”分“刚”“柔”，而此则为“肺移热于肾”之“痓病”，无“刚”“柔”之分，何得训“柔”为“多汗”？此“柔”字或为“素”字之误。《太素·寒热相移》载此文即作“素”而曰“素痓”，当是。素，与“索”字通，“八索”又作“八素”，可证。是“素痓”者，乃“索痓”也，与《五十二病方》中“婴儿索痓”合。然其“索”乃“绳索”之“索”，《金匮要略·五藏风寒积病脉证并治》说：“脉紧如转索无常者……”《伤寒论·辨脉法》说：“脉紧者，如转索无常也。”是“转索”有“紧”义，筋脉“紧急”。则与“强急”之“痓病”相协矣。

（六十二）传为柔痉

《素问·气厥论篇》说：“肺移热于肾，传为柔痉。”

按 《说文》无“痉”字，《素问》成书于《说文》之前，书中不得有“痉”之一字也。其有“痉”字者，必是“痓”字因形近而致误也。《说文·疒部》说：“痓，强急也，从疒，巠声。”考王冰注《素问》此条说：“痓为骨痉而不随，气骨皆热，髓不内充，故骨痉强而不举。”正是痓字之义，说明痓误为痉当在王冰之后矣。《伤寒论·辨痉湿暍病脉证》之“痓”亦误为“痉”，其云：“伤寒所致，太阳痉湿暍三种，宜应别论，以为与伤寒相似，故此见之。”成无已注：“痉当作痓，传写之误也。痓者，恶也，非强也。《黄帝内经》曰：'肺移热于肾，传为柔痓。'柔为筋柔而无力，痉为骨痉而不随。痉者，强也。《千金》以强直为痉。《经》曰：颈项强急，口噤，背反张者痉。即是观之，痓为痉字明矣。"《伤寒论》《金匮要略》皆有"柔痓"，与此文"传为柔痉"之"柔痉"同名而异实，此为"肺移热于肾"之病也，《黄帝内经太素·寒热相移》载此作"肺移热于肾，传为素痉"。杨上善注："素痉，强直不能回转。"长沙马王堆出土的医书《五十二病方》，其中载有"婴儿索痉"之证。"素"与"索"通，古之"八素九丘"，即谓"八索九丘"也。杨注"强直不能回转"，即指"项背强急之甚"也，其义为长。

《素问·厥论篇》"手阳明少阳厥逆，发喉痺嗌肿，痓"之"痓"，亦为"痉"字之误。新校正云："按全元起本痓作痉"可证。

（六十三）食亦

《素问·气厥论篇》说："大肠移热于胃，善食而瘦入（人），谓之食亦。胃移热于胆，亦曰食亦。"

按 此文"食亦"病名之义若何？王冰注"亦"为"移易"之"易"义，马莳则欲改"亦"作"易"，谓"饮食移易而过"，殊为无当。而吴崑、张介宾则读"亦"为助字之"亦"，曰"亦病而瘦"，曰"亦瘦"，日人丹波元简已斥其非。然丹波氏释"亦"为"变易"亦误。惟张志聪、高士宗释"亦"为"解㑊"或"懈㑊"，于义为近，然其尚差一黍，以其"解㑊"未能全当"食亦"病名之含义，且未阐述"亦"为"解㑊"之理也。

考《说文·亦部》说："亦，人之臂亦也，从大，象两亦之形，凡亦之属皆从亦。”段玉裁注：“人臂网垂，臂与身之间则谓之臂亦。”徐颢笺：“即古‘腋’字。”《玉篇·亦部》说：“亦，以后切，臂也，胳也。”今作“掖，此亦两臂也”。《玉篇·肉部》说：“腋，羊盖切，肘腋也。”《集韵·入声·二十二昔》说：“腋，胳也，在肘后，通作腋。”其“掖”“腋”二字从“夜”声，而“夜”字则从“亦”声省。《文字蒙求·形声》说：“夜，从夕，亦省声。”可证。是“亦”“掖”“腋”“夜”四字，形虽异而声、义则通也。

《说文·矢部》说：“躲，弓弩发于身而中于远也，从矢，从身。射，篆文躲从寸。寸，法度也。亦手也。”篆文“射”从“寸”从“身”，而“寸”乃“手”字，“射”为“身”“手”之间，则“亦”字耳。故古文献多有“亦”“夜”与“射”之通用。《汉书·古今人表》说：“曹严公亦姑。”颜师古注：“即射姑也。”《春秋·左昭二十五年传》说：“季公亥与公思展与公鸟之臣申夜姑相其室。”陆德明释文：“夜，本或作射，音夜，又音亦。”《说文通训定声·豫部》“夜”字条引《荀子·劝学篇》说：“西方有木焉，名曰夜干。”云：“亦作射。”而谢墉校本则作“西方有木焉，名曰射干。”杨倞注：“射音夜。”《后汉书·陈宠传》说；“夫冬至之节，阳气始萌，故十一月有兰、射干、芸、荔之应。”李贤注：“《易通卦验》曰：‘十一月广莫风至，则兰、夜干生。’……射音夜。”《春秋·公羊文公六年传》说：“晋狐射姑出奔狄。”陆德明释文：“射姑，音亦，又音夜，《谷梁》作‘夜’。”是“亦”与“射”声同而义通，故字可通用。段玉裁《说文·亦部》注亦说：“亦……又或假为射”。

然则“射”之为义奈何？《诗·小雅·甫田之什·车舝》说：“好尔无射。”郑玄笺：“射，厌也。”释音：“射音亦。”《诗·大雅·文王之什·思齐》说：“不显亦临，无射亦保。”毛苌传：“以显临之保安无猒也。”释音：“射，毛音亦。厌也。”《周易说卦》说：“水火不相射。”陆德明释文：“食亦反，虞、陆、董、王肃音亦，云‘厌也’。”《太玄经·疑·次八》说：“三岁不射。”司马光集注：“射，音亦。”引范曰：“射，厌也。”《汉书·律历志》说：“亡射。射，厌也。”《尔雅·释诂下》说：“射，厌也。”射，又通作“斁”，《诗·周颂·振鹭》说：“在彼无恶，在此无斁。”释音：“斁，音亦，厌也。”而《礼记·中庸》引其《诗》作：“在彼无恶，在此无射。”郑玄注：“射，厌也。”《尚书·微子之命》说：“俾我有周无斁。”孔安国传：“则使我有周好汝无厌。”释文：“斁，音亦。”是“亦”“射”“斁”三字古通，义训为“厌”无疑。《国语·晋语八》说：“民志不厌。”韦昭注：“厌，极也。”《后汉书·孝献帝纪》说：“天厌汉德久矣。”同书《刘玄刘盆子列传》说：“而疲敝厌兵。”李贤注并说：“厌，倦也。”然“倦”亦“极”也。《广雅·释诂》卷一上说：“券，极也。”券，与“倦”同。《吕氏春秋·仲夏纪·适音》说：“以危听清，则耳溪极。”高诱注：“极，病也。”《汉书·匈奴传上》说：“罢极苦之。”颜师古注：“极，困也。”是“极”之义，乃为人之病，困惫倦怠也。《文选·王子渊圣主得贤臣颂》说：“人极马倦。”“极”与“倦”，变文耳，义同，谓“人”及“马”皆“疲倦”也。

此文之“亦”字与“射”“斁”通，义训“极”而为“疲困倦累”。是此文“食亦”病名之义，则为“饭后”而人体乏力感“疲困倦累”而不欲动作也，与“解㑊”之不因饮食而肢体“疲困懈惰”稍异。尽管“亦”“㑊”字同，而“食亦”“解㑊”之病证则有别也。

（六十四）传为衄衊瞑目

《素问·气厥论篇》说：“胆移热于脑，则辛頞鼻渊。鼻渊者，浊涕不下止也，传为衄衊瞑目。故得之气厥也。”

按 《素问·解精微论篇》说：“脑渗为涕。”脑液下渗则为浊涕，涕下不止，如彼水泉，故曰鼻渊也。《白虎通·五行》说：“辛，所以煞伤之也。”是辛有伤义。《释名·释形体》说：“頞，鞍也，偃折如鞍也。”《说文·页部》说：“頞，鼻茎也，从页，安声。齃，或从鼻曷。”是“頞”形“偃折如鞍”即“鼻莖”，字亦作“齃”也。頞，谓鼻頞。辛，谓伤痛。辛頞，乃鼻頞伤痛，以足太阳脉起于目内眦，上额，交巅上入络脑，足阳明脉起于鼻，交頞中，傍约太阳之脉。今脑热，则足太阳脉逆，与阳明之脉俱盛，薄于頞中，故鼻頞痠痛而为“鼻渊者，浊涕下不止也”。《释名·释疾病》称曰“历脑”，说“历脑，脑从（原衍‘耳’字，今删）鼻中出历历然也”。《备急千金要方》卷六上第一改“鼻渊”为“鼻洞”，说：“夫鼻洞，鼻洞者，浊下不止。”以孙思邈著《备急千金要方》在唐代，避唐高祖李渊讳改也。《群经音辨·辨彼此异音》说：“鼻汁曰涕。”此“浊涕下不止也”之“浊涕”，与《金匮要略·五藏风寒积聚病篇》“肺中寒，吐浊涕”之“浊涕”不同，彼为“稠痰”，自“口中唾出”者，此为“鼻涕”，自“鼻中流出”者。王冰注：“热盛则阳络溢，阳络溢则衄出汗血也。

衊，谓汗血也。”两“汗”字皆“汙”之坏文。古籍中每有“汙”坏为“汗”字者，如《素问·至真要大论篇》之“犹拔刺雪汗”、《玉篇·血部》之“衊，莫结切，汗血也”、《广韵·入韵·十六屑》之“衊，汗血也，出《说文》”，皆是其例。然《说文·血部》本身则作“衊，污血也，从血，蔑声”，污与汙同。《素问·六元正纪大论篇》说：“少阴所至为悲妄衄衊。”王冰注：“衊，污血。”《集韵·入声·十六屑》“衊，《说文》‘污血’”，亦称引至《说文》，作“污血”，足证“污血”为是，况且《灵枢·九针十二原》所载“犹拔刺也，犹雪污也”，阐明了《素问·至真要大论篇》中“犹拔刺雪汗”之“汗”为“污”字无疑。其病出血甚，则阳明、太阳之脉衰少，不能荣养于两目，故两目瞑。瞑，暗也。厥者，气逆也。皆由气逆而得之也。

（六十五）《举痛论》

《素问·举痛论篇》，其篇名“举痛”之义，马莳注说：“首篇悉举诸痛以为问，故名篇。”高世栻注说：“……帝举以问，伯一一为对，是为《举痛论》也。”是马、高均以此文“举”字名为“举出”之“举”，似未当。然而新校正、张介宾、吴崑等则以“举”为“卒”字之误，张、吴并竟改“举痛”为“卒痛”。吴还注之曰：“卒痛者，卒然而痛也。旧作‘举痛’，误之矣。今从王注改也。”张介宾、吴崑见篇中有“卒痛”二字，不加详考，遂据之而径改“举痛”为“卒痛”，实属荒谬之甚。吴崑还将新校正之语当作王冰之注，则天下之粗疏，莫甚于此矣！

此文“举”字当读为“诸”。“诸”“举”二字俱入“鱼韵”。《史记·曹相国世家》说：“参代何为汉相国，举事无所变更。”是言“曹参代萧何为汉相国，诸事无所变更”也。《灵枢·寒热病》说：“骨痹举节不用而痛。”是言“骨痹诸节不用而痛”也。故而此篇题之文曰“举痛”者，即是篇中所言“凡此诸痛，各不同形”之“诸痛”也。“诸痛”其词，在古代典籍中每有用之者，如《素问·至真要大论篇》说：“诸痛痒疮，皆属于心。”《灵枢·终始》说：“刺诸痛者，其脉皆实。”颜师古注《急就篇》卷四“疟瘚瘀痛瘼温病”句亦说：“痛，揔谓诸痛也。”等等，皆是其例。然此文之所谓“举痛”即“诸痛”者，自当是指篇中所言内容之“其痛或卒然而止者，或痛甚不休者，或痛甚不可按者，或按之而痛止者，或按之无益者，或喘动应手者，或心与背相引而痛者，或胁肋与少腹相引而痛者，或腹痛引阴股者，或痛宿昔而成积者，或卒然痛死不知人有少间复生者，或痛而呕者，或腹痛而后泄者，或痛而闭不通者”等不同形证之各种疼痛也。

（六十六）瘅热焦渴

《素问·举痛论篇》说：“热气留于小肠，肠中痛，瘅热焦渴，则坚干不得出，故痛而闭不通矣。”

按 此文“肠中痛，瘅热焦渴”句的“痛”字为衍文，当删去，作“肠中瘅热焦渴”，《太素·邪客》载此文无“痛”字，可证。然其“瘅热焦渴”之义，诸注俱随文敷衍，未详其义，故不知其解究若何？惟张琦注谓“惟闭不通属热，外症必焦渴也”。把“焦渴”释为人体疾病之“外症”，乃指“舌干口渴”，为疾病的一个临床证候，似不符合此文本义。细玩此“热气留于小肠，肠中瘅热焦渴，则坚干不得出，故痛而闭不通矣”之全文，则清楚地看到此文是说“热气停留在小肠，则小肠中瘅热之气太盛，使其津液焦渴而致糟粕坚硬干结不能从肛门排出，故气机壅遏，不通则痛，从而表现出腹部胀痛而大便闭塞不通之证”。此文论述的次序明明是：首述病因、病位，次述病机，后及临床证候，何能将“焦渴”释为“舌干口渴”的“外证”？热在小肠未及胃府而为“腹痛便闭”者何必定见“舌干口渴”？殊不知古代“口渴”之“渴”字作“潵”，而“渴”之本训为“尽”。《说文·水部》说：“渴，尽也，从水，曷声。”《广韵·入声·十七薛》说：“渴，水尽。”《群经音辨》卷四说：“渴，水空也。”等等，均训“渴”义为“尽”也。

渴，今字通作“竭”。《墨子·亲士》说：“是故溪陕者速涸。”毕沅注：“涸，渴也。”《礼记·月令》说：“水始涸。”郑玄注：“涸，竭也。”这里毕沅注《墨子·亲士》中“涸”训“渴”，而郑玄注《礼记·月令》中“涸”训“竭”，是“渴”与“竭”可通，盖以训“尽”之“渴”今通作“竭”也。《墨子·大取》说：“以死亡之体渴兴利。”毕沅注：“《说文》云：‘渴，尽也。’……今经典多以‘竭’为‘渴’。”《广雅·释诂》说：“渴，尽也。”王念孙疏证：“‘渴’，今通作‘竭’。”是“渴”字古训“尽”而今通作“竭”，则此文“焦渴”即当读“焦竭”矣，《太素·邪客》载此文正作“焦竭”。既读“焦竭”，则其义即为“肠中津液枯涸”而绝非“舌干口渴”之“外症”也。《诸病源候论·解散病诸候·解散渴候》中所载“津液渴燥”之语，亦是谓“津液枯涸燥竭”而与其下文“故渴而引饮也”句中的“渴”字异义也。

古时训“尽”之“渴”字，今通作“竭”。其“竭”字训“尽”之义兴而“渴”字之义又转为“口渴”之义，成为“潵”字之今文。于是，“渴”为“口渴”之义起而为“空尽”之义废，从而“潵”之一字亦弃而不用矣！明、清之际的《黄帝内经》注家，多不识此古文字义训的演变情况，故其释每有谬误，只于此“渴”字之解即可见一斑。

（六十七）鼓胀有二

《素问·腹中论篇》说：“黄帝问曰：有病心腹满，旦食则不能暮食，此为何病？岐伯对曰：名为鼓胀。帝曰：治之奈何？岐伯曰：治之以鸡矢醴，一剂知，二剂已。帝曰：其时有复发者，何也？岐伯曰：此饮食不节，故时有病也。虽然，其病且已时，故当病气聚于腹也。”

《灵枢·水胀》说：“鼓胀何如？岐伯曰：腹胀身皆大，大与肤胀等，色苍黄，腹筋起，此其候也。……肤胀，鼓胀，可刺邪？岐伯曰：先泻其胀之血络，后调其经，刺去其血络也。”

按　《素问》《灵枢》各记述一则“鼓胀”之病，然二者不是一病。前者以“心腹胀满，旦食而不能暮食，且愈后易复发”为特点，后者以“腹胀身皆大，大与肤胀等，色苍黄，腹筋起”为特点。前者为“气鼓”，治以“鸡矢醴方”，后者为“水鼓”，先刺血络放血，后调其经，水俞五十七穴选而取之。然《素问》“鸡矢醴方”佚而未见，今据《黄帝内经太素·胀论》补出：“可取鸡粪作丸，熬令烟盛，以清酒一斗半沃之，承取汁，名曰鸡醴，饮取汗，一齐不愈，至于二齐，非直独疗鼓胀，肤胀亦愈。”余用鸡矢醴方：雄鸡屎6克炒黄，米酒汁一小碗。将雄鸡屎盛于一干净小布袋内，同米酒汁一起，放入罐或小锅内于火上煮汁，去滓，顿服之。二三日一服。

《说文·酉部》说：“醴，酒一宿孰也，从酉，豊声。”

段玉裁注："《周礼·酒正》注曰'醴犹體也。成而汁滓相将，如今恬酒矣。'"恬即甜也。

取雄鸡屎法：大雄鸡一只，关于大鸟笼内，或选室内一角，将地扫干净，固定其鸡，不使外行，每日饲以米、水，不得杂食污饮，将每日鸡屎收起贮于清洁容器内，加盖，备用。

（六十八）血枯

《素问·腹中论篇》说："帝曰：有病胸胁支满者，妨于食，病至则先闻腥臊臭，出清液，先唾血，四支清，目眩，时时前后血，病名为何？何以得之？岐伯曰：病名血枯。此得之年少时有所大脱血，若醉入房，中气竭肝伤，故月事衰少不来也。帝曰：治之奈何？复以何术？岐伯曰：以四乌鲗骨、一藘茹二物并合之，丸以雀卵，大如小豆，以五丸为后饭，饮以鲍鱼汁，利肠中及伤肝也。"

按 《灵枢·五邪》说："邪在肝，则两胁中痛，寒中，恶血在内。"身有留血，留血不去，则新血不生，虽生则因留血之阻而不能循经以行，故"时时前后血"而"月事衰少不来也"。王冰注："夫醉劳力以入房，则肾中精气竭耗；月事衰少不至，则中有恶血淹留。精气耗竭，则阴萎不起而无精。恶血淹留，则血痹著中而不散。"上云"时时前后血"者，正是"留血在身"之征也。王冰又说："《古本草经》曰：乌鲗鱼骨，味咸冷平，无毒，主治女子血闭；藘茹，味辛寒平，有小毒，主散恶血；雀卵，味甘温平，无毒，主治男子阳痿不起，强之令热，多精有子；鲍鱼，味辛温平，无毒，主治瘀血，血痹在四支不散者。"新校正云："按《针灸甲乙经》及《太素》'藘茹'作'闾茹'。详王注性味乃'闾茹'，当改'藘'做'闾'。"

考“薗”“閭”皆读“凌如切”，二字可通假，不必改字也。

《释名·释饮食》说：“鲍鱼，鲍，腐也，埋藏淹使腐臭也。”《说文·鱼部》说：“鲍，饐鱼也。”《玉篇·鱼部》说：“鲍，于业切，盐渍鱼也。”皆是言“鲍鱼”。新校正云：此文“肠中”别本一作“伤中”，作“伤中”是。《汉书·艺文志·方伎略》有“五藏伤中十一病方三十一卷”。此文“伤中”即指“伤肝”，以“肝”为“五藏之一”而“居中”也。其“及”字则疑为“即”字因声近而误。若然，则此句即读为“利伤中即伤肝也”。

此病“恶血在内”，阻滞气血不能运行于周身，导致出现虚证的表象，形成所谓“本实标虚”。《素问·阴阳应象大论篇》说“治病必求于本”，因而，医者必须在中医药学理论指导下，透过证候表象，抓住“时时前后血”的“瘀血”病机，治以“四乌鲗骨一藘茹丸”，使恶血得散，气血得以流畅，如杨上善注之说以“补肝伤”也。一如《金匮要略·血痹虚劳病脉证并治》“五劳虚极羸瘦，腹满不欲食，食伤，忧伤，饮伤，房室伤，饥伤，劳伤，经络荣卫气伤，内有干血，肌肤甲错，两目暗黑”，以“逐血攻瘀”之“大黄䗪虫丸”为治，使干血去，血气活，达到“缓中补虚”之效。

张介宾，明代医家，其将《黄帝内经》内容拆散而以类相从，编撰为《类经》一书。其于“血枯”一病，未深究，妄改方中“藘茹”为“茹藘”。《诗·国风·郑风·东门之墠》说：“茹藘在阪。”毛苌传：“茹藘，茅蒐也。”孔颖达疏：“茹藘，茅蒐。”《释草》及李巡曰：“茅蒐，一名茜，可以染绛。”陆玑疏：“一名地血，齐人谓之茜，徐州人谓之牛蔓，然则今之茜草是也。”是“茹藘”为“茜草”。《神农本草经》谓“其主寒湿风痹，黄疸”，与《黄帝内经》“血枯”之证不合。张介宾学术行为嫌草率，而今尤有甚者，竟然企图否定“考据学”的研究方法，得意地称自己用茜草治愈“血枯病”，果真如此吗？其治疗的病人，是“病至则先闻腥臊臭”？有“时时前后血”吗？把“月事不来”的病人都当成“血枯病”，岂不贻笑大方！

（六十九）身有病而无邪脉

《素问·腹中论篇》说：“帝曰：善，何以知怀子之且生也？岐伯曰：身有病而无邪脉也。”

按 此文乃设为问答以论述妊妇之“身有病而无邪脉”以为其“行将分娩”之诊。诸家之注均未当。此“身有病”之文，王冰、马莳、张志聪、张琦等释之为“经闭”；张介宾释之为“经断、恶阻”；高世栻释之为“胸满腹胀”，而此“无邪脉”之文，则诸家均以“正常脉象”如所谓“平脉”为释。果真如此，则何以定其为怀子之“且生”？尤其吴崑之注，说什么：“身有病，谓身有所不安也。若是者，当有邪脉，今无邪脉，是知其为怀子且生也。生者，无后患之意。”试问“身有所不安”究意指何证？说“生者，无后患之意”，这就使此“怀子之且生”之文，成了“怀子无后患”之义，从而抹杀了此文怀子“行将分娩”的论述。故使《素问注释汇粹》于此说：“吴崑注：‘生者，无后患之意。’……‘且生’，从下文‘身有病而无邪脉’分析，似指整个孕期，而非单指临产。”妇人怀子而身体有所不安的“经断、恶阻”之类证候能全部存在于“整个孕期”？其与“临产”何涉？如释此文为“经断、恶阻”而“脉象正常”

乃“怀子无后患”，则此文之义岂不成了“妊娠之诊”？文中既明言其为“怀子”，而又何用其论为？此文黄帝问以“何以知怀子之且生也？”岐伯答以“身有病而无邪脉也”。义本明白，乃论述妊妇行将分娩的临床表现，以为妊妇行将分娩之诊。然诸家之所以误释者，特于此文“身”字之义未达，而吴崑又对此文“生”字之义作了歪曲也。

首先，此文“怀子之且生”之义，乃谓“妊妇将分娩”也。《素问·痹论篇》说：“肝痹者……上为引如怀。”王冰注：“上引少腹如怀妊之状。”《吕氏春秋·贵直论·过理》说“刑鬼侯之女而取其环”，于鬯《香草续校书·吕氏春秋二》谓“……‘环’盖读为‘怀’，怀者，当为怀孕也”。是古用“怀”字即有“怀胎”之义。“子”者，《说文·子部》说：“子……以人为称，象形。”徐灏笺：“……‘以’‘人’二字误倒。”子，人以为称。是“子”则“人”也。婴儿是人，胎儿亦是人，故古称“怀胎”每曰“怀子”。如《史记·扁鹊仓公列传》说：“菑川王美人怀子而不乳”，《汉书·外戚传下》说：“许美人……元延二年褱子，其十一月乳。”《说文·子部》说：“孕，裹子也。”《灵枢·水胀》说“肠覃……如怀子之状”“石瘕……状如怀子”等等，怀、褱、裹三字古通，可证。

关于“且”字，当读如《素问·玉机真藏论篇》“病之且死，必先传行至其所不胜，病乃死”之“且”，读如《素问·疟论篇》“疟之且发也，阴阳之且移也，必从四末始也”之“且”，其义为“将”。《吕氏春秋·季夏纪·音律》说：“阳气且泄。”高诱注：“且，将也。”《韩非子·右储说上七术》说：“然则功且安至。”校注：“且，将。”故《潜夫论·思贤》说：“何以知人之且病也，以其不嗜食也。”而汪继培笺引《文子·微明篇》之文说：“人之将疾也，必先不甘鱼肉之味。”是“且”之义可训为“将”无疑。然则“生”之为义，《说文·生部》说：“生，进也，象草木生出土上。凡生之属皆从生。”说明“生”有“出”义，故《广雅·释诂》说：“生，出也。”小孩从母腹出于人间，故曰“生”。今之于妇女分娩，犹谓之“生小孩”也。

综上所述，此文“怀子之且生”，乃言“妊妇行将分娩”，实无疑义矣。

再者，此文“身有病而无邪脉”之“身”字，乃指妇女之“胎孕”，非如《说文·身部》所谓“身，躳也”，《说文·吕部》所谓“躳，身也”之“身”。纵考我国古代文献，每有用“身”字为“胎孕”之义者，如《诗·大雅·大明》说：“大任有身，生此文王。”毛亨传：“身，重也。”郑玄笺：“重，谓怀孕也。”孔颖达疏：“大任既嫁于周，今有身而怀孕矣。”《吕氏春秋·孝行览·本味》说：“有侁氏女子采桑，得婴儿于空桑之中，献之其君，其君令烰人养之。察其所以然，曰：其母居伊水之上。孕，梦有神告之曰‘臼出水而东走毋顾’。明日视臼出水，告其邻，东走十里，而顾其邑尽为水。身因化为空桑，故命之曰伊尹。”高诱注：“任身为孕。”于鬯《香草续校书》于“身因化为空桑”句下注：“……‘身’字本象‘怀孕’之形，篆作‘[illegible]’，[illegible]，人也；[illegible]，怀孕象也；[illegible]，声，即‘申’字也。”足证“身”字之义为“胎孕”。还有《吕氏春秋·序》说：“不韦取邯郸姬，已有身，楚见悦之，遂献其姬，至楚所生男，名之曰正。”《汉书·外戚传下》说：“元延元年中，宫语房曰：‘陛下幸宫。’后数月，晓入殿中，见宫腹大，问宫，宫曰：‘御幸有身。’其十月中，宫乳掖庭牛官令舍。”《搜神记》卷十说：“先时有张妪者，当往周家佣赁，野合有身，月满当孕（乳），便遣出外，驻车屋下，产得儿。”《搜神记》卷十四说：“齐惠公之妾萧同叔子，见御有身。以其贱，不敢言也，取薪而生顷公于野，又不敢举也。”《金匮要略·妇人妊娠病脉证并治》说：“妇人……怀身七月，太阴当养不养。”等等，其各“身”字之义均为“胎孕”。

身，字又作“㑗”。《广雅·释诂》说：“身，㑗也。”可证。《说文·人部》说：“㑗，神也，从人，身声。”《尔雅·释诂上》说：“神，重也。”《诗·大雅·大明》毛传：“身，重也。”《广雅·释诂》说：“重，㑗也。”此《说文》“㑗”训“神”，《尔雅》“神”训“重”，《诗》毛传“身”训“重”，而《广雅》“重”又训“㑗”，则亦足证“身”“㑗”二字古通也。字亦作“娠”，《广雅·释诂》说：“娠，㑗也。”《说文·女部》说：“娠，女妊身动也。”《汉书·高帝纪上》说：“已而有娠。”孟康曰：“娠音身，《汉史》‘身’多作‘娠’，古今字也。”颜师古曰：“孟说是也，《汉书》皆以‘娠’为‘任身’字。”则“身”“娠”古字通也。

此文“身有病”之“病”字，为“痛”字之讹。《说文·疒部》说：“痋，动病也。”《玄应一切经音义·正法华经第二卷》引《说文》作“痋，动痛也”。孙星衍注：“今本《说文》作‘动病’非。”王念孙《广雅·释诂》疏证引《说文》亦作“痋，动痛也”。是今本《说文》“病”字为误。其乃古文献上是“痛”字误为“病”字之例证。此文“病”字亦为“痛”字之误。“身有病”即为“身有痛”，所谓“身有痛”者，乃言“胎动腹痛”也。如为腹痛之病，则脉当见沉、紧、弦、结等象，今胎动腹痛而无沉、紧、弦、结等病邪之脉，则为“怀子之且生”妊妇行将分娩之兆也。义本明晰，何惑之有？

最后，摘录《脉经》卷九第一所载有关辨别妊娠将产之文两节，以为此文之殿：“妇人怀娠，离经，其脉浮，设腹痛引腰脊，为今欲生也，但离经者不病也。又法：妇人欲生，其脉离经，夜半觉，日中则生也。”

（七十）则皮毛虚弱急薄著

《素问·痿论篇》说：“故肺热叶焦，则皮毛虚弱急薄著则生痿躄也。”

按 此“则皮毛虚弱急薄著则生痿躄也”之文，张介宾注谓“在外则皮毛虚弱而为急薄”，马莳注谓“凡皮毛皆虚弱急薄矣”，高世栻注谓“则肺主皮毛虚弱急薄应于外”，均于“薄”字读断，连上读为“急薄”也。然肺热叶焦，津液不布，皮毛无气以养而虚弱，唯纵缓无力，何乃“急薄”之有？王冰、吴崑、张琦等注，于此笼而统之，囫囵吞枣，未知其所谓。独张志聪注谓“皮肤薄著，则精液不能转输，是以五藏皆热而生痿躄矣”。遗“急”字而将“薄”冒于“著”上读为“薄著”，且引《灵枢·根结》“皮肤薄著，毛腠夭膲”之文说明之，颇有见地。惜其既曰“薄著”，而前文又说“肺热叶焦则皮毛虚薄矣”，后文又说“著则生痿躄矣”。是则对“薄著”二字无定见，无怪乎其未阐述“薄著”一词之义也。

考“薄著”一词，古每用之，除此文外，尚有上引《灵枢·根结》“皮肤薄著”及《释名·释言语》“缚，薄也，使相薄著也”等。薄，与“附”通。《楚辞·招魂》说：“兰薄户树，琼木篱些。”《楚辞·九章》说：“腥臊并御，芳不得薄兮。”《楚辞·七谏·怨世》说：“卒不得效其心容兮，安眇眇而无所归薄。”王逸注并云：“薄，附也。”《广雅·释言下》亦谓：“薄，附也。”薄，与“傅”通，王念孙《广雅·释言下》疏证“薄之言傅也”，可证。而“傅”亦通“附”，《春秋·左僖十四年传》说：“皮之不存，毛将安傅？”《伤寒论·伤寒杂病论集》说：“皮之不存，毛将安附焉？”其“傅”作“附”。《汉书·高帝纪下》说：“从陈以东傅海与齐王信。”颜师古注：“傅读曰附。”《后汉书·章帝八王列传》说：“使小黄门蔡伦考实之，皆承讽旨傅致其事。”李贤注：“傅读曰附。”故“薄著”亦作“附著”。《汉书·爰盎晁错传》说：“亦善傅会。”张晏注：“因宜附著合会之。”《说文·隶部》说：“隶，附箸也。”“箸”“著”同，是其例。且毕沅《释名·释言语》注明谓“薄著，犹云附著”，《联绵字典·草部》亦说：“薄著，附著也。”

《国语·晋语九》说：“未傅而鼓降。”韦昭注：“傅，著也。”《汉书·董仲舒传》说：“傅其翼者两其足。”颜师古注：“傅读曰附。附，著也。”《周礼·秋官司寇·小司寇之职》说：“以五刑听万民之狱讼，附于刑。”又说：“以八辟丽邦法，附刑罚。”郑玄注并云：“附，犹著也。”是“附”字义训为“著也”。《国语·晋语四》说：“底著滞淫。”韦昭注：“著，附也。”《广韵·入声·十八药》说：“著，附也，直略切。”《群经音辨·竹部》说：“箸，附也。”是“著”之义训“附”也。“附”“著”互训，其义相通，则“附著”一词之为“单义复词”也。是此文“急”字为衍文，而“则皮毛虚弱薄著”者，乃谓肺热叶焦，不能输精以养皮毛，则皮毛虚弱萎夭臕而附著于筋骨，以致两足痿弱无力而躄不能行也。《吕氏春秋·季春纪·尽数》说：“重水所，多尰与躄人。”高诱注：“躄，不能行也。”躄，亦作“躄”。《说文·止部》说：“躄，人不能行也。”《广雅·释言》说：躄，瘗也。”“瘗”，与“癃”同，而《说文·疒部》训“癃”为“罢病”，人病两足罢极无力，故不能行也。王冰注此文“躄”字，谓为“挛躄足不得伸以行”，误。

（七十一）宜石而泻之

《素问·病能论篇》说：“有病颈痈者，或石治之，或针灸治之，而皆已。其真安在？岐伯曰：此同名异等者也。夫痈气之息者，宜以针开除去之。夫气盛血聚者，宜石而泻之，此所谓同病异治也。”

按 《素问·异法方宜论篇》说：“故其民皆黑色疏理，其病皆为痈疡，其治宜砭石。”王冰注：“砭石，谓以石为针也，《山海经》曰：高氏之山，有石如玉，可以为针，则砭石也。”故王冰注此文说：“石，砭石也，可以破大痈出脓，今以绯针代之。”然则《灵枢》之《九针十二原》及《九针论》两篇，专门论述九针之形名，皆无“绯针”之名，是绯针即“铍针”也。《灵枢·九针十二原》说：“铍针者，末如剑锋，以去大脓。”同书《九针论》说：“……阴与阳别，寒与热争，两气相搏，合为痈脓者也，故为之治针，必令其末如剑锋，可以取大脓。”是绯针、铍针功能同而取痈脓也。且“绯之为字，“从金”而“非声”，与“铍针”字声接近，故可借为“铍”，《类篇》“铍”字之声符“皮”，为“符羁切”，而“绯字之声符“非”，为“甫微切”。是“锥”“铍”二字可通也。

（七十二）《奇病论篇》

《素问·奇病论篇》篇名“奇病”之义，诸家皆以“异于常病”释之。如马莳注说：“内论诸病皆异，故名篇。”吴崑注说：“奇病，特异于常之病也。”等等，训此“奇”字之义为“异”，殊觉未安。查篇中所论诸病，唯个别疾病少见，就多数而言，何必曰“异”？故此文“奇”字，当为“苛”字形近致误也。是此“奇病”之字，宜正之为“苛病”。其“苛病”一词，在我国古代文献中，每有用之者，如《管子·小称》说：“废之官，逐堂巫，而苛病起矣。”《吕氏春秋·先识览·知接》说：“食不甘，宫不治，苛病起。”是其例。苛病，亦作“苛疾”，故《素问·四气调神大论篇》说：“从之则苛疾不起。”《素问·六元正纪大论篇》说：“苛疾不起。”《吕氏春秋·审分览·审分》说：“恶气苛疾无自生。”《素问·至真要大论篇》说：“……动则苛疾起。”《管子·小问篇》说：“除君苛疾。”然则何为“苛疾”或“苛病”？《礼记·内则》说：“疾痛苛痒”，以“苛痒”与“疾痛”为对，是“苛”乃“疴”字之假借。《说文·疒部》说：“疴，病也，从疒，可声。”“苛”“疴”二字俱得“可”声，故例可通假。字亦作“痾”，《广雅·释诂》卷一上说：“痾，病也。”可证。据此，则“苛”“疴”“痾”三字，俱为“疾病”之义，三者之字虽异而其义则同也。故王念孙疏证《广雅》彼条说：“……‘痾’‘苛’并与‘疴’同。”是“苛病”或“苛疾”者，叠词同义，为“单义复词”，犹言“疾病”之义也。《素问·四气调神大论篇》所谓“故身无奇病”，皆当是“苛病”之误。《素问·四气调神大论篇》所载“从之则苛疾不起”之“苛疾”一词，《太素·顺养》载之则误之为“奇疾”，正或证明“苛”字之因形近而易被误为“奇”字也。

至于《素问·缪刺论篇》所载“……流溢于大络，而生奇病也”之“奇病”二字，据王冰“病在血络，是谓奇邪”之注和《灵枢·血络论》中“黄帝曰，愿闻其奇邪而不在经者，岐伯曰，血络是也”之文，则当是“奇邪”之误，与此篇名之误为“奇病”不同也。

（七十三）息积

《素问·奇病论篇》说：“帝曰：病胁下满气逆，二三岁不已，是为何病？岐伯曰：病名曰息积，此不妨于食，不可灸刺，积，为导引服药，药不能独治也。”

按　《素问·阴阳应象大论篇》说：“左右者，阴阳之道路也。”肝属木，为阴中之少阳，应于东，其气从左上升，故《素问·刺禁论篇》说“肝生于左”；肺属金，为阳中之少阴，应于西，其气从右下降，故《素问·刺禁论篇》说：“肺藏于右”。息积，为五藏积之一，乃肺之积。故王冰注：“胁下逆满，频岁不愈，息且形之，气逆息难，故名息积也。”息积，又叫“息贲”，《灵枢·邪气藏府病形》说：“肺脉……滑甚为息贲上气。”《灵枢·本藏》说：“肝高则上支贲切胁悗为息贲。”等是。《难经·五十六难》则有详细论述：“肺之积，名曰息贲，在右胁下，覆大如杯。久不已，令人洒淅恶寒，喘咳，发肺壅。以春甲乙日得之。何以言之？心痛传肺，肺当传肝，肝以春适王，王者不受邪，肺复欲还心，心不肯受，故留结为积。”《针灸甲乙经》卷八第二，在录用《难经》“息贲”之文后，紧接就录《素问》“息积”一条，表明“息积”即“息贲”无疑，从而规定“肺积息贲”之“病位”只能“在右胁下”而不会在左。然而杨上善《黄帝内经太素·杂病·息积病》注则说：“胁下满，肝气聚也。”是杨误以此“息积”在左胁下之肝积“肥气”也。

（七十四）脾瘅消渴

《素问·奇病论篇》说：“帝曰：有病口甘者，病名为何？何以得之？岐伯曰：此五气之溢也，名曰脾瘅。夫五味入口，藏于胃，脾为之行其精气，津液在脾，故令人口甘也。此肥美之所发也。此人必数食甘美而多肥也。肥者令人内热，甘者令人中满，故其气上溢，转为消渴。治之以兰，除陈气也。”

按 《说文·欠部》说：“𣣟，欲歠歠，从欠，渴声。”是“𣣟”乃本字，诸书多借“渴”作“𣣟”，“渴”行而“𣣟”废矣。“渴”之本义训“尽”，读其列翻，今通作“竭”。其“渴”既借作“𣣟”，则“渴”字之借义行而本义废，惟《素问·举痛论篇》之“瘅热焦渴”个别处尚存其本义。

此文“消渴”二字，《针灸甲乙经》卷十一第六载之作“消瘅”，此文亦有“名曰脾瘅”句，且《素问·通评虚实论篇》说：“凡治消瘅、仆击偏枯、痿厥、气满发逆，肥贵人则高梁之疾也。”王冰注：“夫肥者令人热中，甘者令人中满，故热气内薄；发为消渴……”是“消渴”亦名“消瘅”也。

《素问·脉要精微论篇》说：“瘅成为消中。”《素问·腹中论篇》说：“帝曰：夫子数言热中，消中，不可服高梁、芳草、石药，石药发癫，芳草发狂。夫热中、消中者，皆富贵人也，今禁高梁是不合其心，禁芳草、石药是病不愈，愿闻其说。岐伯曰：夫芳草之气美，石药之气悍，二者其气急疾坚劲，故非缓心和人，不可以服此二者。”王冰注：“多饮数溲，谓之热中。多食数溲，谓之消中。热中、消中者，脾气之上溢，甘肥之所致，故禁食高梁、芳美之草也。《通评虚实论》曰‘凡治消瘅，甘肥贵人则高梁之疾也。’又《奇病论》曰：‘夫五味入于口，藏于胃，脾为之行其精气。津液在脾，故令人口甘，此肥美之所发也。此人必数食甘美而多肥也，肥者令人内热，甘者令人中满，故其气上溢，转为消渴。’此之谓也。”足证“消渴”“消瘅”“热中”“消中”四者症状虽少异，然皆一病也。然《奇病论篇》“治之以兰”一方，“兰”为“芳草”，非缓心和人，则不可以服之也。《素问》“消渴”之病机皆责之在“脾”也，还有“肺消”“鬲消”之病机责之在“肺”。（《灵枢》五藏皆有“消瘅”，待研究）

《释名·释疾病》说：“消潚，潚，渴也，肾气不周于胸胃中，津润消渴，故欲得水也。”渴音竭。开启了“消渴”病机责之在“肾”也。《金匮要略·消渴小便利淋病脉证并治》说：“男子消渴，小便反多，以饮一斗，小便一斗，肾气丸主之。”是其例。《汉书·司马相如传》说“常有消渴病”也。

（七十五）人生而有病巅疾者

《素问·奇病论篇》说：“帝曰：人生而有病巅疾者，病名为何？安所得之？岐伯曰：病名为胎病。此得之在母腹中时，其母有所大惊，气上而不下，精气并居，故令子发为巅疾也。”

按 王冰释此文“巅疾”之“巅”，谓“上巅，则头首也”。其意谓是头首之病。然为头首何病？未明说。《素问·脉要精微论篇》说：“厥成为巅疾。”王冰注：“厥，谓气逆也，气逆上而不已，则变为上巅之疾也。”亦不谓何病。《素问·厥论篇》说：“阳明之厥，则癫疾欲走呼，腹满不得卧，面赤而热，妄见而妄言。”王冰注：“癫一作巅，非。”在王冰的心目中，“巅”字只能作“上巅头首”用，而不能用于“癫疾”之“癫”，反之，“癫疾”之“癫”亦不能用“巅”字。然而《太素·杂病·癫疾》《针灸甲乙经》卷十一第二，二者皆直接作“癫疾”，且皆以此文并诸篇首。《素问·脉要精微论篇》说：“（脉）来疾去徐，上实下虚，为厥巅疾。”杨上善《太素·五藏脉诊》此文注：“来疾阳盛，故上实也，去徐阴虚，故下虚也，上实下虚，所以发癫疾也。”《急就篇》“疝瘕癫疾狂失响”下王应麟补注引《庄子》曰“阳气独上，则为癫疾”以及“厥成为巅疾，气逆上而不已”等，都与此文所述“胎病”之“气上而不下”，阳之精气并居于上之机理相吻合，是乃所谓“先天性”之“痫病”也。

（七十六）《大奇论篇》

《素问·大奇论篇》，其篇名题为“大奇”之义，马莳注：“内论诸病尤异，故以‘大奇’名篇。”吴崑注：“前有《奇病论》，此言‘《大奇论》’者，扩而大之也。”张志聪注：“此承上章记‘奇病’之广大。”高世栻注：“大，推广也。帝承上篇‘奇病’而推广之，故曰‘大奇’。”等等，皆是随文敷衍，俱不足取也。细玩此文，如果真是“大奇”二字，则为句未全而其义亦未明也，势必加字始能足其义。然其又非读古书法也。其实，此文“大奇”之“奇”，亦当如上“《奇病论》”之“奇”字一样，为“苛”字之误也。“奇”“苛”二字形近，每易致误，拙文《〈奇病论篇〉之篇题考义》已详论之。是此文之“大奇”二字，实乃“大苛”之文而误。所谓“大苛”者，即言“大病”也。《素问·皮部论篇》说：“故皮者，有分部，不与，而生大病也。”彼言“大病”，此言“大苛”，其义一也。

（七十七）心脉满大，痫瘛筋挛

《素问·大奇论篇》说：“心脉满大，痫瘛筋挛。肝脉小急，痫瘛筋挛。”

按 此文“痫瘛”为其病证名词。其病发作有间歇，故称其病曰“痫”。病发主要证候为时瘛时疭，故又称之为“瘛疭病”。

痫瘛，可写作“痫瘲”，《脉经》卷五第五“心脉满大，痫瘲筋挛，肝脉小急，痫瘲筋挛”是。又可写作“痫痓”。《针灸甲乙经》卷四第一下“心脉满大，痫痓筋挛，肝脉小急，痫痓筋挛”是。又可写作“痫瘈”，《诸病源候论·小儿杂病诸侯一·风痫候》“诊得心脉满大，痫瘈筋挛，肝脉小急，亦痫瘈筋挛”是。《太素·五藏脉诊》载此文与《素问》同，作“瘛”。是《素问》《太素》之“痫瘛”、《脉经》之“痫瘲”、《针灸甲乙经》之“痫痓”、《诸病源候论》之“痫瘈”，文虽有异，而其义则同也。是故孙星衍辑本《神农本草经》，载独活主“痫痓”，麝香主“痫痓”，石蜜主“痫痓”，鼠妇主“痫痓”，六畜毛蹄甲主“瘨痓”，石胆主“痫痓”（原作“痉”，误，今改），鸡子主“痫痓”（原作“痉”，误，今改），髮髲主“小儿痫，大人痓”，而《针灸甲乙经》治“小儿痫痓，呕吐泄注，惊恐失精，瞻视不明，眵（瞒），瘈脉及长强主之”，“小儿痫瘈，手足扰，目昏，口噤，溺黄，商丘主之”，“小儿痫瘛，遗（此下原有‘精’字，衍文，今删）溺……大敦主之”，“风从头至足痫瘈，口闭不得开……昆仑主之也”。

《灵枢·经筋》亦有“病在此者，主痫瘛及痉”句，则《太素·经筋篇》作“病在此者，主痫瘈及痓”，《针灸甲乙经》卷二第六作“病在此者，主痫瘈及痓”，三书之“及”字皆当读“或”，而《太素》和《针灸甲乙经》之两“痓”字皆为“痉”字之误，以“痓”字与《太素》之“瘈”、《针灸甲乙经》之“瘈”义复，古人行文义必不复出也。

《潜夫论·贵忠》说：“婴儿常病伤饱也……哺乳太多则必掣纵而生痫。”汪继培笺：“戴侗《六书故》云：‘瘛疭，谓小儿风惊，乍掣乍纵。掣，搐也；纵则掣而乍舒也。’《玉篇》云：‘痫，小儿瘨病’。”

《说文·疒部》说：“瘛，小儿瘛疭病也，从疒，恝声。”段玉裁注：“《急就篇》亦云‘瘛疭’。师古云：‘即今痫病。’按：今小儿惊病也。瘛之言掣也，疭之言纵也。”《广韵·上平声·二十八山》说：“痫，小儿疾。”《玉篇·疒部》说：“痫，亥间切，小儿瘨病。”《备急千金要方》卷五上第三说：“夫痫，小儿之恶病也。”

《诸病源候论·小儿杂病诸候一·痫候》说：“痫者，小儿病也。十岁已上为癫，十岁已下为痫。其发之状，或口眼相引而目睛上插，或手足掣纵……诸方说癫名证不同，大抵其发之源皆因三种。三种者，风痫、惊痫、食痫是也。”《备急千金要方》卷十四第四说：“夫风眩之病，起于心气不定，胸上蓄实，故有高风面热之所为也。痰热相感而动风，风心相乱则闷瞀，故谓之风眩。大人曰癫，小儿则为痫，其实是一。”《灵枢·寒热病》说：“暴挛痫眩，足不任身，取天柱。”杨上善《太素·寒热杂说》此文注：“足太阳脉起目内眦，上额交颠，入络脑，下侠脊抵腰，循膂过髀枢，合腘贯腨出外踝后，至小指外侧，故此脉病，暴脚挛，小儿痫，头眩足痿（痿，疑为“痿”字之误）。”余早年读《新、旧唐书》，见载有唐高宗李治病风眩，颇疑其为“癫痫病”。他不同于曹操之“风眩病”，于今信然。《急就篇》卷四“疝瘕颠疾狂失响”句下王应麟补注：“扬雄曰：‘臣有瘨眩病。’瘨眩，即《灵枢·寒热病》中之“痫眩”，《金匮要略·水气病脉证并治》“五苓散证”亦有“吐涎沫而癫眩”之证。以“痫”在大人则名“癫”也。《素问·长刺节论篇》说：“病初发，岁一发，不治，月一发，不治，月四五发，名曰癫病，刺诸分诸脉，其无寒者，以针调之，病止。”《素问·脉要精微论篇》说：“（脉）来疾去徐，上实下虚，为厥巅疾。”巅，《太素》作“癫”，杨上善《五藏脉诊》此文注：“来疾阳盛，故上实也，去徐阴虚，故下虚也。上实下虚，所以发癫疾也。”足证大人称癫，小儿称痫，癫、痫为一病也。故《灵枢·癫狂》中之“癫”即为“痫病”也。《灵枢·癫狂》说：“治癫疾者，常与之居，祭（察）其所当取之处。病至视之，有过者泻之，置其血于瓠壶之中，至其发时，血独动矣，不动，灸穷骨三壮。”这是我国古代治疗癫痫疾病的实验研究。

《素问·大奇论篇》说：“二阴急为痫厥。”杨上善《太素·寒热相移》此文注：“二阴，少阴也。候得少阴脉急，是为阳与阴争，阳胜，发为小儿痫病，手足逆冷也。”这里又提出“痫厥”一证，则是要求治疗癫痫必须详察病机，辨证施治。靠一二个验方是无济于事的。治疗中所以有效有不效者，正是辨证不周密也。

《说文·疒部》说："痫，病也，从疒，间声。"其病发作有间歇也。《说文·疒部》说："痉，疆急也，从疒，巠声。"《玉篇·疒部》说："痉，渠井切，风强病也。"故《备急千金要方》卷五上第三说："病发身软时醒者，谓之痫也；身强直反张如弓不时醒者，谓之痉也。"扼要地提出了"痫病"和"痉病"的重要区别。

（七十八）脉至如喘

《素问·大奇论篇》说："脉至如喘，名曰暴厥，暴厥者，不知与人言。"

按 此"脉至如喘"，王冰释为"如人之喘状也"，乃望文生义，非是。如，读"而"。喘，《说文·口部》说："疾息也。"是"喘"，有"疾"义。"脉至如喘"者，乃谓"脉至而疾"也。病发暴然，故称"暴厥"。"暴"者，王冰《素问·厥论篇》注说："犹'卒'也。"故《金匮要略·藏府经络先后病脉证》称之曰"卒厥"。卒，读曰"猝"。

《素问·厥论篇》说："帝曰：厥，或令人腹满，或令人暴不知人，或至半日远至一日乃知人者，何也？岐伯曰：阴气盛于上则下虚，下虚则腹胀满，腹满（腹满二字，原作'阳气盛于上'五字，误，今改）则下气重上而邪气逆，逆则阳气乱，阳气乱则不知人也。"王冰注："暴，犹'卒'也，言卒然冒闷不觉醒也。不知人，谓闷甚不知识人也。或谓尸厥。""尸厥"者，谓其"身脉皆动而形无知"，"其状若尸"也。是"尸厥""卒厥""暴厥"，其名有三，其病则一，可用针、药治之也。

（七十九）所谓甚则跃者

《素问·脉解篇》说："所谓甚则跃者，九月万物尽衰，草木毕落而堕，则气去阳而之阴，气盛而阳之下长，故谓跃。”

按 此文载于《脉解》之篇，其《脉解》篇名，在《太素》书中名之为“经脉病解”，是其内容乃解释经脉病证的，从而表明此文“跃”字为一病证名词无疑。然则“跃”之为证若何？高世栻注谓：“跃者，少阳枢转之象。”“枢转”非病态，似未是。《广雅·释诂》说：“跃，跳也。”《广韵·下平声·三萧》说：“跳，跃也。”《列子·汤问》说：“有遗男始龀，跳往助之。”张湛注：“音调，跃也。”是“跃”“跳”二字古互训，所以诸注均以“跳”“跃”二字连用。如王冰注：“亦以其脉……循足跗，故气盛则令人跃跳也。”马莳注：“阳气盛于阴分，而长于下体，故盛则为跳跃耳。”张介宾注：“其有病为跳跃者，以足少阳脉下出足之外侧，阴覆于上，阳鼓于下也。”张志聪注：“阳气入之于下，而仍欲上长，故病多跳跃也。”等等。细玩诸注所谓“跳跃”之义，盖指“跳高”“跳远”之“跳”，俗之所谓“蹦”耳，或谓之“蹦跳”是也，与杨上善在《太素·经脉病解》中注此文所说“跃，勇动也”之义相同。蹦蹦跳跳，不是病证，故非此文“跃”字之义。

“跃”训“跳”，已见上述。《灵枢·经筋》中有“脚跳坚”一证，是“跳”为“脚病”。《荀子·非相篇》说：“禹跳。”杨倞注：“《尸子》曰：禹之劳，十年不窥其家，手不爪，胫不生毛，偏枯之病，步不相过，人曰禹步。”《尚书大传·略说》说：“禹其跳。……其跳者，踦也。”郑玄注：“踦，步足不相过也。”其，古通“綦”。《广雅·释诂》说：“綦，尳，蹇也。”王念孙疏证：“《昭二十年谷梁传》云：两足不能相过，齐谓之綦……”禹劳苦治水十年，常以水为事，故为水湿所伤而身病偏枯，正是《庄子·齐物论》所谓“民湿寝则腰疾偏死”者也。偏枯之病，一脚失其常用，行走则步不能相过而成《尸子》所谓“禹步”、《荀子》所谓“跳”、《尚书大传》所谓“其跳”之证。然禹病之“跳”，当为“跳踦”，殆即《素问·通评虚实论篇》中所谓“跖踦”是也。《说文·足部》说：“踦，行不正也。”《群经音辨》说：“踦，偏任也。”《礼记·礼器》说：“有司踦倚以临祭。”郑玄注：“偏任为踦。”禹病偏枯，一脚伤而失用，一脚健而独任，故其“跳”为“偏任”而“行不正”之“跳踦”也。“跳”字虽可训为“跃”，但“跳踦”之“跳”则非此文之所谓“跃”证，因上文已有“偏虚为踦”之证，如此之“跃”字释为“跳踦”，则证既嫌重复，且又不类“草木毕落而堕”之象。

《说文·足部》说：“跳，蹶也。”《广雅·释诂》说：“蹶，跳也。”《说文》训“跳”为“蹶”者，以跳起者易致颠蹶；《广雅》训“蹶”为“跳”者，以颠蹶者每先跳起也。“跳”“蹶”二字，义有相因，故在古时可互训。

《孟子·离娄上》说：“《诗》曰：天之方蹶，无然泄泄。”朱熹注：“蹶，颠覆之意。”“蹶”有“颠覆”之意，故《说文·足部》说：“蹶，僵也。”《战国策·齐二·孟尝君在薛》说：“颠蹶之请，望拜之谒，虽得则薄矣。”鲍彪注：“蹶，僵也。”僵仆倒地，在常人多为不慎而失足所致，故《广韵·入声·十月》说：“蹶，失足。”是“蹶”乃“失足而颠覆倒地”，即今之所谓“跌倒”“摔交”，俗语所谓“栽跟头”也。《方言》卷十三说：“跌，蹷也。”郭璞注：“偃地也。”戴震疏证：“蹶、蹷同。”所谓“偃地”，亦即“僵仆倒地”。蹶为颠蹶，跌为跌仆，二字义同，故可连用而作“跌蹶”。人体行走偶尔跌蹶为失足，如常发生跌蹶则为病候矣。跌蹶为人体倒仆，有堕落之象，始与“草木毕落而堕”合。跌蹶，在《金匮要略》第十九篇中有其病。

（八十）七节之傍，中有小心

《素问·刺禁论篇》说：“黄帝问曰：愿闻禁数。岐伯对曰：藏有要害，不可不察。肝生于左，肺藏于右，心部于表，肾治于里，脾为之使，胃为之市，鬲肓之上，中有父母，七节之傍，中有小心，从之有福，逆之有咎。”

按 此文“七节之傍，中有小心”之义，诸注多歧，且又无当。王冰注谓“小心，谓真心，神灵之宫室”，真心何必曰“小心”？其与七节之傍何涉？注为误。张志聪、高世栻等注“七节之傍”为“膈俞穴”，注“中有小心”为“心气出于膈俞穴极微极细”。其膈俞之气内通于“膈”，“膈能遮蔽浊气，然其实无心神之用，何能称之为“小心”？马莳注谓：“然心之下有心包络，其形有黄脂裹者，属手厥阴经，自五椎之下而推之，则包络当垂至第七节而止，故曰‘七节之傍，中有小心’。盖心为君主，为大心；包络为臣，为小心。”其注谓“包络为臣”而“为小心”，于理似可通，但其部位却未当“七节之傍”，故亦非是。张介宾、姚止庵、汪昂等注谓“两肾之间”的“命门”“相火”“代心君行事”而为“小心”，吴崑注谓“右（肾）为命门”，“相火代心君行事”而为“小心”。其释“七节”均指脊胐从下向上逆数第七节，然《黄帝内经》于脊胐无逆数之理，而且《黄帝内经》中根本没有所谓“命门相火”这一学说，何能据之以释此文“小心”之义？

所谓“小心”者，当有类似“心”的功用，而地位于心为次也。心在人体中，“藏神”而为“五藏六府之大主”。似此作用，在十二藏府中，据《黄帝内经》所载，惟“胆”为能。《灵枢·本输》说：“胆者，中精之府。”惟其为“中精之府”，内盛精汁藏而不泻，异于其他各府，故《素问·五藏别论篇》称之为“奇恒之府”也。

《素问·灵兰秘典论篇》说：“胆者，中正之官，决断出焉。”《素问·奇病论篇》说：“夫肝者，中之将也，取决于胆。”《素问·六节藏象论篇》说：“凡十一藏，取决于胆也。”从而表明了“胆”确具有类似于“心”的作用。而且，胆在病变上多有神志或与心神相关的证候，如《灵枢·邪气藏府病形》说：“胆病者，善太息，口苦，呕宿汁，心下澹澹恐（如）人将捕之，嗌中吤吤然，善唾。”《灵枢·经脉》说：“胆足少阳之脉……是动则病口苦，善太息。”《灵枢·四时气》说：“善呕，呕有苦，心中憺憺恐（如）人将捕之，邪在胆……”《灵枢·胀论》说：“胆胀者，胁下痛胀，口中苦，善太息。”《素问·刺疟论篇》说：“足少阳之疟，令人身体解㑊，寒不甚，热不甚，恶见人，见人心惕惕然……”还有《素问·宣明五气篇》和《灵枢·九针论》所载“胆为怒”，以及《华氏中藏经》卷上第二十三所谓“胆热则多睡，胆冷则无眠”等等，其中尤以“善太息”，“心下澹澹恐”或“恶见人，见人心惕惕然”等证，明显与心相关。

《灵枢·口问》说：“黄帝曰：人之太息者，何气使然？岐伯曰：忧思则心系急，心系急则气道约，约则不利，故太息以伸出之，补手少阴心主，足少阳留之也。”又说：“太息，补手少阴心主，足少阳留之。”这里叙述“人之太息”，是由于“忧思”而“心系急”以致“气道约”所使然。病为“心系”之“急”，治疗不仅“补手少阴心主”，而且又取“足少阳胆经”，这正说明了“胆”“心”之间的关系，所以后世的《医学入门·藏府总论》中注引《五藏穿凿论》谓“心与胆相通”。是“胆”可称为“小心”而当之无愧也。

藏府居于胸腹之内，其俞皆在于背，而列于脊胎之傍。藏府之气转行于背俞，背俞之气与藏府相应。胆在肝之短叶间，居于胁下，其气与俞通。《针灸甲乙经》卷三第八载：“胆俞，在第十椎下两傍各一寸五分。”此言“七节之傍”者，王冰注《素问·疟论篇》“其明日日下一节”之文说：“节，谓脊骨之节”，是“节”即“椎”也。七乃“十”字之误。《说文·十部》载“十”字作“十”形。《说文·七部》载“七”字作“”形；《文字形义学概论·字形之构造·数目字与干支字·数目字》中谓“十”字，金文作“”“”、甲骨文作“丨”；谓“七”字，金文作“”甲骨文作“”；《金文大字典》卷五载“十”字作“”“”“”“”……等形，载“七”字作“”“”“”……等形；《中山玉礨器文字编·单字》中载“十”字作“”“”“”“”等形，载“七”作“”“”“”等形。是“十”字为“横短竖长”而“七”字为“横长竖短”也，由此可见，古文“十”“七”二字形似，易于致误也。《史记·周本纪》说：“诗人道西伯，盖受命之年称王而断虞芮之讼，后十年而崩。”张文虎《舒艺室续笔》据《尚书大传》谓“十年乃七年之误”，并自注云，“十与七形近而伪，《史·表》多有”。是《史记·周本纪》中“七”

字误为“十”，而此文则“十”误为“七”也。据此，则“七节之傍”乃“十节之傍”之误，而“十节之傍”即上引《针灸甲乙经》卷三第八之“十椎下两傍”，指“胆俞”。然此所谓“小心”也者，即谓“胆”也。观下文“刺中胆，一日半死，其动为呕”，与刺中“心”“肝”“肾”“肺”“脾”等死候并列而置于“从之有福，逆之有咎”文下，亦可证明这一点。

（八十一）所治天突与十椎及上纪

《素问·气穴论篇》说：“背与心相控而痛，所治天突与十椎及上纪。”

按　王冰注：“今《甲乙经·经脉流注孔穴图》当脊十椎下并无穴位，恐是七椎也。”王注是。第七椎下为“至阳穴”。古代“七”字写作“十”，**十**长竖短，而“十”字写作“**十**”，横短竖长。二者字形相近，易致讹误。《素问·刺禁论篇》“七节之傍，中有小心”之“七”字，则是“十”字之误。“十节之傍”，正是通于胆府的“胆俞穴”，胆俞穴内通于“胆府”，故有“小心”之称（参见拙著《古医书研究·素问考义》第三十九则：“七节之傍，中有小心”）。此《气穴论》文中“七”误为“十”，彼《刺禁论》文“十”，误为“七”。二者误字虽异，然其皆为字误一也。

此文下句“斜下肩交十椎下”之“十”亦为“七”字之误，王冰注已直谓其“斜之肩下交于七椎”也。

（八十二）合篡间　绕篡后　下至篡

《素问·骨空论篇》说：“督脉者，起于少腹以下骨中央，女子入系廷孔。其孔，溺孔之端也。其络循阴器，合篡间，绕篡后，至少阴与巨阳中络者，合少阴上股内后廉，贯脊属肾。

与太阳起于目内眦，上额交巅，上入络脑，还出别下项，循肩髆内，侠脊抵腰中，入循膂络肾。其男子循茎下至篡，与女子等。其少腹直上者，贯齐中央，上贯心，入喉，上颐环唇，上系两目之下中央。”

按 此文数“篡”字，乃人身之一部位名词，然其部位何所在？王冰注：“督脉别络，自溺孔之端分而各行，下循阴器，乃合篡间也。所谓‘间’者，谓在前阴、后阴之‘两间’也。”马莳从其说，谓“合篡间，正在前阴，后阴之两间也”。然吴崑则注说：“篡间，谓二阴之间。”张介宾注则说：“篡，交篡之义。谓两便争行之所，即前后二阴之间也。”张志聪、高世栻等亦支持吴崑、张介宾之说法，尤其丹波元简更据《针灸甲乙经》将“篡”改读为“纂”，并对张介宾见解作了进一步阐述，说：“《说文》‘纂’，似组而赤’。盖两阴之间，有一道缝处，其状如纂组，故谓之纂。”这种颠倒古人“近取诸身，远取诸物”之“名物”规律，想当然地添油加醋，导致今人皆以“篡”为前阴、后阴间之“会阴部”，岂不谬哉！王冰之注“篡间”为“前阴、后阴之两间”，当是。《广韵·上平声·二十八山》说：“间，隙也。”《说文·𨸏部》说：“隙，壁际孔也。”《尔雅·释诂下》说：“孔，魄，间也。”郭璞注：“孔，魄，皆有间隙。”是“间”之义，可训“孔隙”。王注所谓“前阴、后阴之两间”者，即“前阴、后阴之两孔窍”也，惜今人读王注多不能懂其义！兹特稽考而阐发之。

《广韵·去声·六至》说：“臎，鸟尾上肉。”《集韵·去声·六至》说：“臎，肥也，臎也。”《广雅·释亲》说：“臎，臎也。”王念孙疏证：“《释言篇》云：‘臎，肥也。’字通作翠。”《礼记·内则》说："舒雁翠"郑玄注"翠，尾肉也"。《吕氏春秋·孝行览·本味》说："肉之美者……隽觾之翠。"高诱注："翠，厥也。"《五十二病方·痒》说："亨葵，热欼其汁……而□□尻厥。"是"臎""翠"字通，"厥"为"臀"之借，而"翠"训为"臀"也。《说文·骨部》说："䯊，臀骨也，从骨，厥声。"彼"䯊"字即"臀"，训"臀骨"。《说文·尸部》说："屍，髀也，从尸下丌居几。脽，屍或从肉隼。臀，或从骨，殿声。"《集韵·平声二·二十三魂》说："屍，脾，臀，臋。《说文》：'髀也'，或作'脾''臀''臋'。"是"屍""脽""脾""臀""臋"五者，形虽异而字则同也，训为"髀"，为"尸下丌"而"居几"之部位，故《广韵·入声·十月》说："臋，尾本。"字又作"橛"。《素问·骨空论篇》说："次灸橛骨，以年为壮数。"王冰注："尾穷谓之橛骨。"

综上引述，其"翠"训"臀"，而"臀"为"尾穷"，乃"尸下丌"而"居几"之"臋"部，今俗所谓之"髀股"或"屁股"也。

黄侃《训诂研究·〈广雅疏证〉笺识》说："……'翠'转为'篡'，《黄帝内经》之'篡间''篡后'是也。"《小学钩沈》卷十一说："臋，尻也。"彼"臋"即"臋"字。浑言则"臋""尻"为一，析言则"臋"可统"尻"。故"翠"训"臀"而为"臋部"则实统"后阴"，其声转为"篡"，则"篡"亦可指"后阴"矣。《针灸甲乙经》卷九第十二说："痔，篡痛，飞扬、委中及承扶主之。"又说："痔，篡痛，承筋主之。"《备急千金要方》卷三十第六说："飞扬，主痔篡伤痛。"

是"病痔"而致"篡痛"也。"痔"者何?《说文·疒部》说:"痔,后病也。"《庄子·人间世》说:"与人有痔病者。"陆德明音义:"痔……司马:'隐创也'。"彼"隐"与"阴"通而"创"通作"疮"。是"痔"为"后阴"之疮,则"篡"为"后阴"也。《针灸甲乙经》卷八第一下说:"寒热,篡反出,承山主之。"又说:"寒热,篡反出,瘈疭……大便难,承筋主之。"《脉经》卷二第二、《备急千金要方》卷十九第二俱说:"右手尺中神门以后脉阴阳俱虚者,足少阴与太阳经俱虚也。病苦心痛,若下重不自收,篡反出,时时苦洞泄……"其古文献中,一则曰"篡反出",再则曰"篡反出",三则曰"篡反出"。其"篡"之为"人体部位"可以"反出"无疑。会阴部其能然乎?唯"后阴"部位而后"可"。所谓"篡反出"者,就是《广韵·上平声·一东》"疘"条下引《文字集略》所说"脱疘,下部病也"之"脱疘",《诸病源候论·大便病诸候》所谓"脱肛"也。足证"篡"为"后阴",确无疑义矣。

《说文笺识四种·说文新附考原》说:"朘,赤子阴也,从肉,夋声,或从血。子回切。本作隽,或作全,又或作脽。"黄焯案:"《说文》:'隽,肥肉也,从弓所以射隹。'徂兖切,古音在寒部,盖即'朘'之本字,《黄帝内经》作'篡',《老子》作'全',《庄子》作'撮'。或说'朘'即'脽'之异文,'脽'从'隼'声,本属齿音,移'后窍'以称'前窍',亦通。"然《针灸甲乙经》卷九第十一所载"丈夫癞疝,阴跳痛引篡中,不得溺……涌泉主之"之"篡",正是"移'后窍'以称'前窍'也"。《尚书·尧典》说:"鸟兽孳尾。"蔡沈注:"乳化曰孳,交接曰尾。"《列子·黄帝》说:"雄雌在前,孳尾成群。”郭象注：“乳化曰孳，交接曰尾。”《广韵·去声·七志》说：“孳，孳尾，乳化曰孳，交接曰尾。”其“交接曰尾”，亦是在“移‘后阴’以说‘前阴’”也。此文明谓“督脉”在“男子循茎下至篡，与女子等”，而“女子入系廷孔”。王冰注：“系廷孔者，谓窈漏近所谓前阴穴也。”《骈雅·释名称》亦说：“隐器，廷孔，前阴也。”则此文“篡”字，又可释为“前阴之窍”，乃显而易见，毋庸置疑矣。王冰注此文“合篡间”之“间”，谓为“前阴、后阴之两间”，盖谓“督脉……其络循阴器”而合于“前阴之窍”，行后再合于“后阴之窍”，之后复分而行绕于“篡”后之臀部也。

（八十三）合篡间，绕篡后

《素问·骨空论篇》说：“督脉起于少腹以下骨中央，女子入系廷孔，其孔，溺孔之端也，其络循阴器，合篡间，绕篡后，别绕臀……其男子循茎下至篡，与女子等。”

按 王冰注：“督脉别络自溺孔之端分而各行，下循阴器乃合篡间也。所谓间者，谓在前阴后阴之两间也。”王注是。《尔雅·释诂下》说：“孔，间也。”《说文·门部》说：“间，隙也。”段玉裁注：“隙谓之间。”是“间”谓之“孔隙”也。王冰于此非谓督脉别络合于前阴后阴两者之间，而是说合于前阴后阴之两孔窍中。是前阴后阴之两孔窍谓之“篡”也，而“篡”乃“翠”之声转。《吕氏春秋·孝行览·本味》说：“隽觾之翠。”高诱注：“翠，厥也。”厥乃“臀”之借。《礼记·内则》说：“舒雁翠。”郑玄注：“翠，尾肉也。”高诱训“翠”为“臀”，郑玄训“翠”为“尾肉”，其义同也。黄侃《训诂研究〈广雅疏证〉笺识》说：“……‘翠’转为‘篡’，《黄帝内经》之‘篡间’‘篡后’

是也。”“翠”为鸟尾之肉，为鸟之后阴，古人常以后阴说前阴，如《尚书·尧典·虞书》说：“鸟兽孳尾。”孔传：“乳化曰孳，交接曰尾。”是其例。是故动物相交曰“交尾”也。《骨空论》已明谓“女子入系廷孔，其孔，溺孔之端”，而“其男子循茎下至篡，与女子等”。故《针灸甲乙经》卷九第十一有“丈夫颓疝，阴跳，痛引篡中，不得溺”的记载，说明“篡”为“前阴”。《脉经》卷二第二说“若下重不自收，篡反出，时时苦洞泄”，即“脱肛”也。《针灸甲乙经》卷九第十一说：“痔，篡痛，飞扬，委中及承扶主之。”“痔，篡痛，承筋主之。”以“膀胱足太阳之脉……是主筋所生病者”，而“足太阳之正”则“别入于肛”。《素问·生气通天论篇》说：“筋脉横解，肠澼为痔。”故取足太阳脉之气所发之“飞扬”“委中”“承扶”等穴以治之乃循经取穴法，惟“承筋”一穴“禁针”而宜“灸”。是“篡”为“后阴”也。故王冰注“篡”为“前阴后阴之两间”实无疑义也。

（八十四）在尻骨下空

《素问·骨空论篇》说：“脊骨下空，在尻骨下空。”

按 此文“尻骨”之“尻”，诸家已多不识，张介宾、马莳、吴崑、张志聪、高世栻、日人丹波元简以及今之《黄帝内经素问校释》《素问注释汇粹》等皆误为“尻”，殊不知“尻”非骨名，与“尻”字异。《释名·释形体》说：“尻，廖也，尻所在廖牢深也。”《说文·尸部》说：“尻，脽也，从尸，九声。”段玉裁注：“尻今俗云‘沟子是也。”脽，字又作“脽”，指“臀”部，今俗谓之“屁股”。“尻”与“臀”，统言之则是一，析言之则为二，然皆无涉于“尻”也。

考“尻”字，《说文》《玉篇》皆列之于《尸部》读“苦高切”；而“凥”字，《说文》《玉篇》则皆载之于《几部》，读“举鱼切”。二者之字形不同，音义各别，不得相混淆也。

此文“尻”字与“骨”连用，乃为人身之一骨名，当在人腰之下，骶之上也。下文说：“尻骨空，在髀骨之后相去四寸。”王冰注：“谓是尻骨八髎穴也。”上文亦有“八髎在腰尻分间”之语。是尻骨部存在有“八髎穴”。所谓“八髎穴”者，乃指“上髎”“次髎”“中髎”“下髎”左右共八穴也。《针灸甲乙经》卷三第八说：“上窌，在第一空，腰髁下一寸侠脊陷者中，足太阳、少阳之络。”“次窌，在第二空，侠脊陷者中。”“中窌，在第三空，侠脊陷者中。”“下窌，在第四空，侠脊陷者中。”窌、髎字通。八髎穴在腰髁下而位于尻骨部，则尻骨必上接于腰骨也。然“髁”之为物，《一切经音义》卷十四引《韵英》说：“腰下骨也。”腰下骨，正是“尻骨”，故《仓颉篇》卷中说：“髁，尻（原误为凥，今改）也。”尻骨一名“髁”，正承“腰骨”，是以《针灸甲乙经》文作“腰髁”也。《素问·长刺节论篇》说：“刺腰髁骨间。”王冰注：“腰髁骨者，腰房侠脊平立陷者中，按之有骨处也。”以其第三、第四骨空乃厥阴脉支别之所结，故取以刺之也。”腰髁，亦作“腰尻”。《素问·刺腰痛篇》说：“刺腰尻交者。”王冰注。“腰尻交者，谓髁下尻骨两傍四骨空，左右八穴，俗呼此骨为八髎骨也。”王注中“髁下”之“髁”，当为“腰”字之误。

《说文·几部》说：“凥，处也，从尸几，尸得几而止也。《孝经》曰‘仲尼凥’。凥，谓闲凥如此。”段玉裁注：“凡尸得几谓之凥。‘尸’即‘人’也。引申之为凡‘凥处’之字。”

据此，则“尻”之本义，犹今之所谓“坐”也，表明尻骨有支架腰脊以司人之坐，故《备急千金要方》卷五上第一谓小儿“百八十日尻（原误为尻，今改）骨成，能独坐”。

尻，诸书或误为尻，或借居作之。于是，尻存而尻亡，居行而尻废矣。

（八十五）或骨

《素问·骨空论篇》说：“或骨空在口下两肩。”

按 王冰注：“谓大迎穴也，所在刺灸分壮，与前‘侠颐’同法。”同篇前文有：“渐者，上侠颐也。”王冰注：“阳明之脉，渐上颐而环唇，故以侠颐名为渐也，是谓大迎。大迎在曲颔前骨同身寸之一寸三分陷中动脉，足阳明脉气所发，刺可入同身寸之三分，留七呼，若灸者，可灸三壮。”然而“或骨空”之“或骨”义取为何？我国古今治《黄帝内经》者皆承王冰释以“大迎穴”，而对“或骨”多不置一词，“或对”或“释字为疑词”，惟清代张琦《素问释义》谓“或字疑有误”。其实，“或”字不误。考《说文·戈部》说：“或，邦也，从口、戈𠂤守其一，一，地也。域，或或从土。”段玉裁注：“既从口从一矣，又从土，是谓后起之俗字。”表明“或”是“域”之本字。沈彤《释骨》说：“颊下之骨曰或骨。”注：“《骨空论》云：‘或骨空，在口下，当两肩。’王太璞注云：‘谓大迎穴也。’彤按《说文》‘或’即‘域’本字。云‘或骨’者，以其骨在口颊下，象邦域之回帀也。”日本内经医学会印行多纪元坚定本《素问绍识》说：“琦曰：‘或字，疑有误。’先兄曰：‘沈彤云：通回匝口颊下之骨，曰或骨。按《说文》：或，即域本字，云或骨者，以其骨在口颊下，象邦域之回匝也。’”

匝，帀字同。是“或”训“邦”也。邦域之形回匝，口颊下骨形似之，故以“或”名其骨。

（八十六）数刺其俞而藥之

《素问·骨空论篇》说：“……灸之不已者，必视其经之过于阳者，数刺其俞而藥之。”

按 此文“数刺其俞而藥之”句，王冰未释，马莳释以“数刺其俞而用藥以调治之”，遂将此句所论述的治疗变成了“针刺”和“用藥”两法。一人倡之，众人和之。于是，诸家均沿其意而注之。如张介宾注说：“刺可写其阳，藥可调其阴，灸之不已，当变其治法如此。”张志聪注说：“故当视其经之过于阳者之处，数刺其俞而泄之，使阴藏之毒与阳相绝，而再饮以解毒之药治其阴。”等等。真是望文生训，莫此为甚！如果按照诸家的这种注释，此文即为“频频针刺其俞穴而用藥物治疗”。如此，则于文欠通矣。其实，此文“藥”字，当读如《太玄经·养》注所说“如毒疾之发而不可救藥也”的“藥”字，通“疗”，作“治病”讲。《诗·大雅·板》说：“不可救藥。”《春秋·左襄二十六年传》说：“不可救疗。”可证。

《申鉴·俗嫌》说：“藥者，疗也，所以治病也，无疾则无藥可也。肉不胜食气，况于藥乎？”《说文·艸部》说：“藥，治病草，从艸，乐声。”是“藥”之为义本谓“治病草”，治病之草称“艸”，藥物可以治病，故“藥”字之义又转而为“治”义。《荀子·富国篇》说：“彼得之不足以藥伤补败。”杨倞注：“藥，犹‘医’也。”《孔子家语·正论解》说：“不如吾所闻而藥之。”王肃注：“藥，治疗也。”是“𤻲”字即为“医治”之义。藥，一作“𤻲”。《说文·疒部》说：“𤻲，治也，从疒，乐声。

疗或从尞。”《说文通训定声·小部》说：“藥，療，治也，从疒，乐声，或从尞声，谓治病。”《广韵·入声·十九铎》说：“疗，治病。”藥，又作“乐”。《群经音辨·木部》说：“乐，治也。”注：“音疗。《诗》：‘泌之洋洋，可以乐饥。’”

“藥”与“疗”通而训“治”，这在古代文献中每有用之者，如《墨子·非攻》中所谓“譬若医之药人之有病者然”者，即言“臂若医之治人之有病者然”也；《墨子·非攻下》所谓“此譬犹医之藥万有余人”者，即言“此譬犹医之治万有余人”也；《素问·四气调神大论篇》所谓“夫病已成而后藥之”者，即言“夫病已成而后治之”也，是则《素问·骨空论篇》此文所谓“数刺其俞而藥之”者，亦即“数刺其俞而治之”也。

（八十七）皮肤不收

《素问·调经论篇》说：“寒湿之中人也，皮肤不收，肌肉坚紧，荣血泣，卫气去，故曰虚。虚者，聂辟气不足，按之则气足以温之，故快然而不痛。”

按 此文“皮肤不收”一句，吴崑注谓“不收者，肌肤虚浮不收敛也”；张介宾注谓“凡寒湿中人，必伤卫气，故皮肤不收而为纵缓”；高世栻注谓“其寒湿之中人也，在于皮肤肌肉之间，故皮肤不收……不收，汗出而不闭密也”。然考《灵枢·岁露论》说：“寒则皮肤急而腠理闭。”此文“寒湿中人”的所谓“皮肤不收”之证，吴崑释为“肌肤浮虚”，张介宾释为“皮肤纵缓”，高世栻释为“汗出而不闭密”，均与“寒主收引凝敛”之性不合，且与下句“肌肉坚紧”之证相反，故丹波元简谓“《甲乙》《太素》，近是”。然丹波亦未阐明本节“皮肤不收”之义。考杜预注《春秋·左成八年传》说：“不，语助。”于鬯校《晏子春秋·外篇》说：“不，语辞。”“不”之一字，古代多有用作语助词而无义者。如《尚书·西伯戡黎》说：“我生不有命在天。”孔安国传：“言我生有寿命在天。”《战国策·秦策》说：“楚国不尚全事。”鲍彪注：“不尚，尚也。”《孟子·滕文公上》说：“不亦善乎。”赵岐注：“不亦者，亦也。”《礼记·中庸》说：“不显惟德。”郑康成注：“不显，言显也。”等等均是。《小尔雅·广训》亦谓：“不显，显也；不承，承也。”“不”为语助词，无义，则本节“皮肤不收”即为“皮肤收”也，故《针灸甲乙经》卷六第三、《太素·虚实所生》均止作“皮肤收”而无“不”字。皮肤收，始与“寒性收敛”之义合，太阳伤寒则恶寒发热身痛而无汗即是明证。本节“皮肤不收”，与《四气调神大论篇》所载“恶气不发”之句同一文例。此“皮肤不收”为“皮肤收”，彼“恶气不发”即为“恶气发”也，故《太素·顺养》载其句止作“恶气发”，无“不”字。惟其“恶气发”，则出现“风雨不节，白（疑为‘甘’字之误）露不下”而导致万物“菀槀不荣”。故王冰以下注皆误。

（八十八）先饮利藥

《素问·缪刺论篇》说：“人有所堕坠，恶血留内，腹中满胀，不得前后，先饮利药，此上伤厥阴之脉，下伤少阴之络。刺足内踝之下，然骨之前血脉出血，刺足跗上动脉，不已，刺三毛上各一痏，见血立已。左刺右，右刺左。”

按 人体从高堕坠于地，经络损伤破裂，血溢脉外，失其流行之性，瘀积成为恶血留于体内，致气机阻塞而腹中胀满，不得前后，大小便不通也。气机不通，诸治罔效，必先开通闭塞，所谓“急则治其标”也。《灵枢·病本》说：“大小便不利，治其标。”《素问·标本病传论篇》亦说：“小大（便）不利，治其标”也，故必“先饮利药”，待其气机通畅，再行针刺治之。今以一方标本兼顾，疏通气机而破血攻瘀，荡涤留血：当归15克，川芎10克，赤芍10克，红花10克，桃仁10克（去皮尖，炒打），香附10克（制），乳香10克（制），没药10克（制），厚朴10克，枳实10克（炒），大黄10克（后下），芒硝10克（烊化），蜜虫5克。加水适量，煎取汁，温服，一日服二次，每日服一剂。此毕两功于一役也。

《灵枢·厥病》说：“头痛不可取于腧者，有所击堕，恶血在于内，若肉伤，痛未已，可则刺，不可远取也。”肉，《针灸甲乙经》卷九第一、《太素·厥头痛》载此文皆作“内”，作“内伤”义长。《广雅·释言》说：“则，即也。”《针灸甲乙经》《太素》皆正作“即”。“即刺”也者，即于其“伤痛”部位取穴而刺之，所谓“天应穴”或“阿是穴”也，不可舍近求远而专求取诸腧穴也。亦可服用上方“破血攻瘀”之药而不针刺也。

（八十九）饮以美酒一杯

《素问·缪刺论篇》说：“邪客于手足少阴、太阴，足阳明之络，此五络皆会于耳中，上络左角。五络俱竭，令人身脉皆动而形无知也，其状若尸，或曰尸厥。……鬄其左角之发方一寸，燔治，饮以美酒一杯，不能饮者灌之，立已。”

按 此文“美酒”之为物，诸注浑言之曰“酒”，未能明其特有之质，实属无当。《黄帝内经素问校释》译此文“美酒”为“好酒”将“美”读作“好”，亦只望文生训者耳！

美酒，为我国古代一酒之名词，故古文献中每有用之者。如《灵枢·经筋》说："以膏熨急颊，且饮美酒。"《史记·滑稽列传》说："愿赐美酒粱饭大飧臣。"《礼记·内则》说："湛以美酒，朝期而食之。"《淮南子·泰族训》说："秦穆公为野人食骏马肉之伤也，饮之美酒。"《备急千金要方》卷十九第八说："即以无灰美酒于大白瓷器中浸。"《外台秘要·风失音不语八首》说："《古今录验》疗卒不得语方：取人乳汁半合，以著美酒半斤中……"等等，皆是其例。《备急千金要方》卷二十六第五说："诸食马肉心烦闷者，饮以美酒则解，白酒则剧。"是"美酒"与"白酒"之作用有别也，治人疾病何能浑之而不分！然则何谓"美酒"？《说文·羊部》说："美，甘也。"《玉篇·羊部》说："美，亡鄙切，甘也。"而《说文·甘部》说："甘，美也，从口含一。一，道也。"是"美""甘"互训，二字义通，故《素问·上古天真论篇》说"美其食"，《老子》第八十章说"甘其食"。《素问·藏气法时论篇》说："肝色青，宜食甘。""甘"乃"五味"之一，即今之所谓"甜"也。甜，字本作"甛"，《说文·甘部》说："甛，美也。从甘，从舌。舌，知味者。"徐灏笺："甘之至为甛，甛之言恬也。古无所谓'甛'，盖以'甘'统之……"故《广韵·下平声·二十五添》说："甜，甘也，徒兼切。"此文"美酒"之"美"，义与"甘"通，而"甘"为"甜"味，则所谓"美酒"者，乃言"甜酒"，或曰"恬酒"也。《周礼·天官冢宰·酒正》说："二曰醴齐。"郑玄注："醴，犹体也，成而汁滓相将，如今恬酒矣。"是其酒。故《玉篇·酉部》亦说："醴，力弟切，甜酒也，一宿熟也。”

美酒，古又称“旨酒”。《诗·小雅·鹿鸣之什·鹿鸣》说：“我有旨酒。”孔颖达正义：“我有旨美之酒。”《汉书·礼乐志》说：“百末旨酒布兰生。”颜师古注：“旨，美也。”是“旨酒”即“美酒”无疑。人以其“酒”味“甘”而“适口”，且具“颐养”之用，故多嗜之。然《战国策·魏策二·梁王魏婴觞诸侯于范台》说：“昔者，帝女令仪狄作酒而美，进之禹，禹饮而甘之，遂疏仪狄，绝旨酒，曰：后世必有以酒亡其国者。”作酒而美，即“作酒而甘”也。禹以人君多嗜甘旨则必不勤苦而怠于政事败其国，故绝其旨酒，《孟子·离娄下》所谓“禹恶旨酒而好善言”者是也。

《潜夫论·思贤》说：“旨酒甘醪，所以养病也。”此文用“美酒”送服“燔治”之“左角之发”即“五络之血余为炭”以治“尸厥”之病，一以调药适口，且以养体，一以行血气、助药势也。

（九十）退行一步

《素问·六微旨大论篇》说：“帝曰：善。愿闻地理之应六节气位何如？岐伯曰：显明之右，君火之位也。君火之右，退行一步，相火治之；复行一步，土气治之；复行一步，金气治之；复行一步，水气治之；复行一步，木气治之；复行一步，君火治之。”

按　此文之义，王冰注说：“日出谓之显明，则卯地，气分春也。自春分后六十日有奇，斗建卯正至于巳正，君火位也；自斗建巳正至未之中，三之气分，相火治之，所谓少阳也……退，谓南面视之，在位之右也。”张介宾注说：“退行一步，谓退于君火之右一步也。此自斗建巳中以至未中，步居正南，位直司天，主三之气，乃小满后六十日有奇，相火之治令也。”张志聪注说：“显明之右，乃少阴君火之位，主二之气也。退行一步者，从右而退转一位也。君火之右，乃少阳相火之位，主三之气也。复行一步者，复行一位也。”等等。若王冰之注，则“南面视之，在位之右”，何以谓之“退”？若张介宾之注，则位在“君火之右”，何以曰“退行一步”？而“土气”位在“相火之次”，何以又不曰“退行一步”？此“地理之应六节气位”与“司天”何涉？若张志聪之注，则“二之气”进入“三之气”，何以谓之“从右而退转一步”？此文本谓“六节气位”应“地理”而循五行相生次序运动，何乃时而“退转”，时而“复行”？如谓“复行一步”为“复退行一步”，何其又为“五行相生”之序？至于吴崑之注，谬误尤甚，不足论也。

为了弄清此文所论，有必要对“步”字之义首先加以考释。

《说文·走部》说：“趌，半步也，从走，圭声。读若跬同。”《小尔雅·度》说：“跬，一举足也。倍跬谓之步。”《骈字分笺》卷下说：“跬步，一举足曰跬，两举足曰步。”是“半步”为“跬”，乃“一举足”；“倍跬”为“步”，乃“两举足”。所谓“两举足”者，“举其两足”也。起用“两足”，则人已成“步”而“行进”矣，故《说文·步部》说：“步，行也，从止𣥂相背。”段玉载注：“止𣥂相随者，行步之象。相背，犹相随也。”止𣥂者，左右足也，止𣥂相随，一前一后，正可阐明上述之“两举足”也。

再言“行”，《说文·行部》说：“行，人之步趋也，从彳亍。”，段玉裁注：“步，行也，趋，走也。二者一徐一疾，皆谓之行，统言之也。”《说文释例·指事》说：“人之行也，必以两足，而‘步’字已从‘止屮’矣，于是‘行’字象‘两足’之‘三属’，上两笔，股也；中两笔，胫也；下两笔趾也。股、胫、趾皆动。是‘行’象矣。”《释名·释姿容》说：“两脚进曰行。行，抗也，抗足而前也。”是“行”为“两脚进”而“前”，故《说文》训其义为“人之步趋”，而“步”字《说文》又训为“行”义，二字转训，其义同也，皆谓人之“行进而前”，其上不加“退”字，绝无“退后”“退转”之意。唯此文“行”字为“词”而“步”字则为“时间量词”也。王冰此文之下注说：“一步，凡六十日又八十七刻半。”此篇下文亦有“所谓步者，六十度而有奇”。王冰注：“奇，谓八十七刻又十分刻之五也。”两注之义相同。且以此文“君火”“相火”“土气”“金气”“水气”“木气”之“六步”，乘其“六十日又八十七刻半”，六六得三百六十日，六八得四百八十刻，六七得四十二刻，“半”为“十分刻之五”，六五得三刻。刻数相加，共得五百二十五刻，百刻为一日，则合得三百六十五日又二十五刻，正足一周之年也。兹特拟“地理应六节气位图”示其意。

从下图所示，在地理方位上，从“东”而“南”，而“西”而“北”，在地支上，从“子”至“丑”，至“寅”，至“卯”，以至于“戌”“亥”，在时间上，从“正月”“二月”“三月”以至于“十二月”；在节气上，从“立春”“雨水”“惊蛰”“春分”“清明”“谷雨”以至于“小寒”“大寒”；在气位上，从“初之气”“二之气”“三之气”，以至于“终之气”；在六步上，从“厥阴木气”“少阴君火”“少阳相火”，以至于“太阳水气”等等，皆是循序行进而往前，何乃“退转”之有？

诸家于此读而粗疏，注乃随文敷衍，殊为无当。

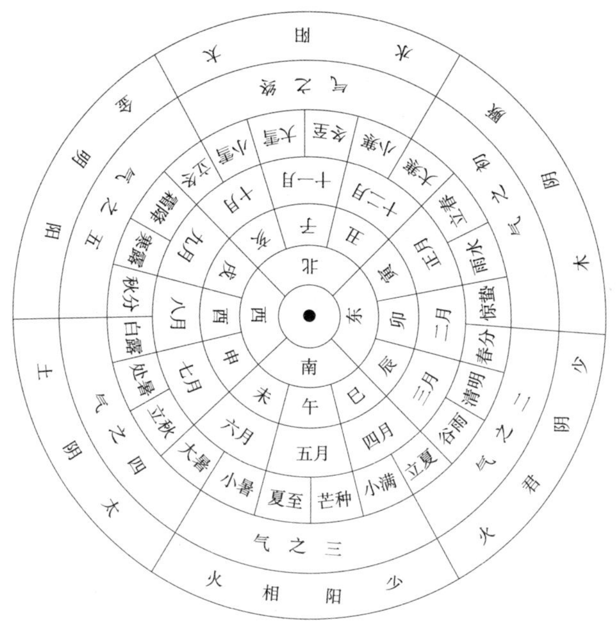

地理应六节气位示意图

此文“君火之右”之“右”字，当为“位”字涉上文“右”字而误，“退行一步”之“退”字，乃“復”字之坏。

復，因坏作“復”，而“復”乃“退”之异体。《说文·彳部》说：“復，却也，一曰行迟也，从彳，从日，从夊。衲，復或从内。逷，古文从辵。”《方言》卷十二说：“逷，缓也。”戴震疏证：“逷，古退字。”《广雅·释诂》卷二上说：“逷，缓也。”王念孙疏证：“逷者，《说文》：‘復，却也，一曰行迟也。’古文作‘逷’。”《广韵·去声·十八队》说：“退，却也，《说文》作‘復’。復，上同。逷，古文。”是“復”“逷”“衲”“退”等四者，形虽异而字则同。故人们不识此文“復”为“復”之坏，遂写“復”为“退”，后又写“退”为“退”，以致此文成为“退行一步”之句而误人良多也。

“復”“復”二字，形近易误。《说文·辵部》说：“逡，復也。”彼“復”乃为“復”字之伪。《尔雅·释言》说：“逡，退也。”《玉篇·辵部》说：“逡，巡也，退也，却也。”《广韵·上平声·十八谆》说：“逡，逡巡，退也。”《素问·气穴论篇》说：“帝捧手逡巡而却曰……”等等皆可证。唯彼《说文》“復”字误为“復”。此文“復”字误为“復”，又改写为“退”为不同耳。

此文“君火之右”之“右”字，当改正为“位”，而“退行一步”之“退”字，则当改正为“复”，文作“显明之右，君火之位也。君火之位，復行一步，相火治之……”如此，则理通而文顺矣。

（九十一）太阳所至为寝汗

《素问·六元正纪大论篇》说：“太阳所至为寝汗、痉。”

按 此文所述“寝汗”一证，诸注多限释为“盗汗”，如王冰注说：“寝汗，谓睡中汗发于胸嗌颈掖之间也，俗误呼为盗汗。”马莳注亦说：“寝汗，盗汗也。”等等。然“太阳所至”而出的“汗”证，未必皆是“盗汗”，因而此文“寝汗”一词之义，就未可定其全为“盗汗之证”。考“寝汗”一词，在《黄帝内经》一书里，亦见于《素问·藏气法时论篇》中，惟彼“汗”下多一“出”字。该篇说：“肾病者……寖汗出。”《素问·气交变大论篇》引其文“肾病者……寖汗出”。《素问·气交变大论篇》亦说：“岁水太过……寝汗出。”是“寝”“寖”二字古可通假。《太玄经·敛》说：“墨敛韯韯，寖我匪贞。”注：“王本‘寖’，作‘寝’。”寑，又作“寖”，即“寝”字，亦是“寝”“寖”二字古通用之证。

《素问》此文“寝”字，当读作“寖”。所谓“寝汗”者，乃言“寖汗”也。然则何谓“寖汗”？《广雅·释诂》说：“寖，溃也。”《广韵·上声·四十七寝》说：“寖，渍也。”“溃”“渍”字同，见《方言》卷七“泷涿谓之霑溃”条下戴震疏证。《汉书·五行志》说：“其后寝盛。”《汉书·律历志下》说：“恩爱寖薄。”颜师古注并说：“寖，古‘浸’字。”《广雅·释诂》王念孙疏证亦说：“寖与浸同。”是“寖”“浸”字同，古作“寖”而今作“浸”也，故“寖”训“渍”而“浸”亦可训为“渍”。《淮南子·原道训》说：“上漏下湿，润浸北房。”许慎注：“浸，渍也。”“浸”可训“渍”，亦可训为“渐”。《广韵·去声·五十二沁》说：“浸，渍也，渐也。”是其例。“渐”亦训为“渍”。《荀子·劝学篇》说：“兰槐之根是为芷，其渐之滫……”杨倞注：“渐，渍也。”《太素·五藏痿》说：“有渐于湿。”杨上善注：“渐，渍也。”此“渍”字为“浸润濡湿”之义。是故“寝汗”者，浸汗也，渍汗也，浸渍而汗也，谓津液浸渍而出为汗，其身浸湿濡渍而甚也。寒水太盛，阳气不治，失其固护之权，以致津液外出而为汗，何必定在睡中而出？王冰等惟注其为“盗汗”，其义似嫌狭隘之甚！

（九十二）淋闷

淋闷为一病证名词，首先见于《黄帝内经》。《素问·六元正纪大论篇》中所载“热至则……淋闷之病生矣”之文是。考“淋闷”之词，未见于他篇，是其“淋”字当作“癃”。“癃”“淋”二字古同声通用，后汉人因避殇帝刘隆之讳而改用“淋”，《汉书·地理志》说“隆虑”，裴骃集解引应劭注，“隆虑山在北，避殇帝名，改曰‘林虑’也”可证。是本文之“淋”字亦即“癃”字也。本篇上文“凡此阳明司天之政”下正作“癃闷”，其《素问·五常政大论篇》“涸流之纪”下亦作“癃闷”。

至于“闷”之为义，《说文·门部》说：“闷，闭门也，从门，必声。”是“闷”义为“闭门”。《汉书·韩彭英卢吴传》说：“绾愈恐，闷匿。”颜师古注：“闷，闭也。”《汉书·五行志》说：“今命以时卒，闷其事也。”裴骃集解引应劭注：“闷，闭也。”据此，则“闷”有“闭”义，故可借“闷”为“闭”字，从而表明“癃闷”即“癃闭”，“淋闷”亦为“癃闭”，乃《灵枢》中《本输》《经脉》等篇所谓“闭癃”也，现在临床工作中一般谓之为“小便不通”。

癃闭，此文作“淋闷”，《金匮要略·五脏风寒积聚病脉证并治》则作“淋秘”，所谓“热在下焦者，则尿血，亦令淋秘不通”是也。

（九十三）至如礔砺，薄为肠澼

《素问·著至教论篇》说：“三阳独治者，是三阳并治，并治如风雨，上为巅疾，下为漏病。外无期，内无正，不中经纪，诊无上下……三阳者，至阳也，积并则为惊，病起疾风，至如礔砺，九窍皆塞，阳气滂溢，干嗌喉塞，并于阴，则上下无常，薄为肠澼。”

按 此文“积并则为惊”之“惊”，《说文·马部》说：“惊，骇也。”《素问·举痛论篇》说：“惊则气乱。”《素问·生气通天论篇》说：“起居如惊，神气乃浮。”神不内守，则邪气袭之，其发迅猛者，则“病起疾风，至如礔砺”也。所谓“礔砺”者，俗字也，正作“霹雳”。《仓颉篇》卷下说：

"霆，霹雳也。"（见任大椿辑《小学钩沉》本）《玉篇·雨部》说："霆，火泠，火丁二切，电也，霹雳也。"薛综注《张平子西京赋》亦引《仓颉篇》说："霆，霹雳也。"皆释"霆"为"霹雳"，然则《说文·雨部》说："震，劈雳振物者，从雨，辰声。《春秋传》曰：'震夷伯之庙'，䨚，籀文震。"劈历，同"霹雳"。段玉裁注："劈历，疾雷之名。《释天》曰：'疾靁为霆'，《仓颉篇》曰：'霆，霹雳也。'然则古谓之霆，亦谓之震，《诗·十月之交》《春秋·隐九年》《隐十五年》皆言震，振与震叠韵，《春秋》正义引作'振物'为长，以能震物而为之震也。引申之，凡动谓之震。《辰》下曰：'震也。'章刃切。"是段氏以震为"振物"而取"震"为义长。《一切经音义》卷十二引《古今正字》说："霹雳者，阳气动作大雷震也。"又卷三十八引顾野王说："霹雳，大雷震也。"顾野王在他之著作中，说"霆"为"霹雳"，而在《一切经音义》引文中，又说"大雷震"发"霹雳"，可见，霆，震皆为霹雳。《尔雅·释天》说："疾雷谓霆。"段玉裁《说文》注："霹雳，疾雷之名。"故《艺文类聚·天部下·雷》引《五经通义》说："震与霆，皆霹雳也。"《素问·五常政大论篇》说："乃为雷霆。"王冰注："雷谓大声生于太虚之中也；霆谓迅雷卒为火之爆者，即霹雳也。"在日常生活中，则见有雷电交加即生霹雳而迅猛摧毁林木房舍者。其"病起疾风，至如霹雳"，乃谓病发骤急且暴厉异常也，以致阳气滂溢而嗌干喉塞。阳薄于藏为病，上下无常定之诊。若在下为病，则为肠澼。肠澼者，有"肠澼便血"，有"肠澼下白沫"，有"肠澼为痔"，当分辨以治之，故王冰注曰"数便赤白"，是谓痢疾也。惟此痢疾，起病卒暴，变化迅速，异于常候，稍有怠忽，遂致不救，张志聪遂立其病曰“奇恒痢疾”。《素问·病能论篇》说：“奇恒者，言奇病也。所谓奇者，使奇病不得以四时死也；恒者，得以四时死也。”至于“诊合微之事，追阴阳之变，章五中之情”之《奇恒之势乃六十首》一书，王冰注谓已“今世不传”。在汉代《奇咳》之书犹存世，《史记·仓公列传》记载，仓公就其师公乘阳庆，“受其脉书上下经，五色诊，奇咳术……”并以之用于临床医疗实践，“所以知成开方病者，诊之，其脉法《奇咳》言曰‘藏气相反者死’”。奇咳，即“奇恒”。咳，恒声转。《说文·人部》说：“侅，奇侅，非常也，从人，亥声。”兵家亦言奇侅，《汉书·艺文志·数术略·五行》有《五音奇胲用兵》二十三卷、《五音奇胲刑德》二十一卷，《淮南子·兵略训》说：“明于星辰日月之运，刑德奇賌之数，背绑左右之便，此战之助也。”许慎注：“奇赍，阴阳奇秘之要。”《说文·言部》说：“该，军中约也。”亦是其义。恒，咳，侅，胲，賌，该于此皆通也。《玉篇》《广韵》《说雅》亦皆训“奇侅”为“非常”，是“奇侅”所论，皆为“阴阳奇秘之要”而非常情可度也，故“薄为肠澼”之“奇恒痢疾”亦然。张志聪本《素问·著至教论篇》理论而创立“奇恒痢疾”之说：“有因于奇恒之下利者，乃三阳并至，三阴莫当，积并则为惊，病起疾风，至如礔雳，九窍皆塞，阳气滂溢，干嗌喉塞。并于阴，则上下无常，薄为肠澼。其脉缓小沉涩，血温身热死，热见七日死。盖因阳气偏剧，阴气受伤，是以脉小沉涩。”遂将《伤寒论·辨厥阴病脉证并治》“下利，谵语者，有燥屎也，宜小承气汤”变为“急宜大承气汤，泻下养阴，缓则遂成不救”。陈修园经奇恒痢疾死亡之例："嘉庆戊午夏，泉郡王孝廉患痢七日，忽于寅午之交，声微哑，谵语半刻即止，酉刻死。七月，榕城叶少文观凤之弟，患同前证，来延，自言伊弟痢亦不重，饮食如常，唯早晨咽干微痛，如见鬼状，半刻即止，时属酉刻，余告以不必往诊，令其速回看看，果于酉戌之交死。"是奇恒痢疾，里急后重，下利脓血，咽嗌不利，神昏谵语，速以大承气汤急下存阴，以救垂危，稍息则必以阳明经王时之申酉戌之间死也。陈氏为之诗曰："奇恒痢疾最堪惊，阳并于阴势莫京，喉塞嗌干君且记，大承急下可回生。"

（九十四）脉经上下篇

《素问·示从容论篇》说："……雷公曰：臣请诵《脉经上下篇》甚众多矣，别异比类，犹未能以十全，又安足以明之？"

按 此文"脉经"二字为一古书名殆无疑义，然其内容是统言诊法抑是专论切脉之诊，王冰、吴崑等则随文敷衍，不明其义，而高世栻谓"即《灵枢经》"，乃妄为之说，一看即知其误，张志聪释之为"经脉"，亦误，惟张介宾谓"意即《脉要精微》《平人气象》等论之义"，似指"切脉诊"，颇为似是而非。其实，此"《脉经》"之名，意即为"《诊经》"。现在这里就来考察这一问题：

1. 首先，此文所谓"《脉经上下篇》"一书，又叫"《上下篇》"，其下所载"子言《上下篇》以对"之文是其证；又叫"《上下经》"，《素问·阴阳类论篇》说："帝曰：却念《上下经》阴阳从容……"王冰注："帝念《脉经上下篇》阴阳从容……"可证。其《脉经》之书有"上篇""下篇"，故又分别称之为"《上经》""《下经》"。《素问·疏五过论篇》

所谓“上经下经，揆度阴阳……”者是也。

关于《上经》《下经》两篇，《素问·病能论篇》概括地指出了其内容：“《上经》者，言气之通天也；《下经》者，言病之变化也。”这个概括，和《素问》其他篇中所引《上经》《下经》文字的内容是完全吻合的。如《素问·气交变大论篇》所载“《上经》曰，‘夫道者，上知天文，下知地理，中知人事”。《素问·痿论篇》所载“……故《下经》曰：‘筋痿者，生于肝使内也。’‘……故《下经》曰：‘肉痿者，得之湿地也。’……故《下经》曰：‘骨痿者，生于大热也。’”以及《素问·逆调论篇》所载“《下经》曰：‘胃不和则卧不安。’”等等均未言及“脉”。其《脉经上下篇》之书虽已早佚，但据上述《素问》所引该书之片断文字，亦足以表明这个《脉经上下篇》的内容不是专论切脉诊的。

2. 其次，此文下面的大量文字，前面部分论述了几个不同类似的脉象，后面的较多文字则主要是记载了黄帝、雷公二人讨论的两个病案。这两则病案的讨论文字，论述的完全是证脉合参及其病证机制，后一则还言及治疗。这也就充分地说明了《脉经上下篇》的内容不是专论切脉诊的。

3. 再次，上述两点，有力地表明了《脉经上下篇》的内容不是专论切脉诊，还有其他诊法在内。因而，《脉经上下篇》的“脉”字不能读为“切脉”的“脉”，而是应该训为“诊”义。在我国古代文献里，其“脉”字之义可训为“诊”，我已在《素问·金匮真言论篇》中“……此平人脉法也”下对此作过详细论述，兹不再赘。正因为“脉”字古代义可训“诊”，故此文在讨论了两则病案以后，而最后结之曰“明引比类从容，是以名曰《诊经》，是谓至道也”。此篇前文曰“《脉经》”，后文曰“《诊经》”，是其书名为“《脉经》”者，其义即为“《诊经》”也。

二、《灵枢经》考义五十二则

（一）神乎神客在门

《灵枢·九针十二原》说：“麤守形，上守神。神乎神客在门……”

按 此文“神乎神客在门”六字，诸注皆以韵文读之，于下一“神”字读断，作“神乎神，客在门”。如马莳注说：“所谓神者，人之正气也，神乎哉，此正气不可不守也。邪气之所感有时，如客之往来有期，名之曰客。客在门者，邪客于各经之门户也。”张介宾注说：“神乎神，言正气盛衰，当辨于疑似也。客在门，言邪之往来，当识其出入也。”张志聪注说：“神乎神，甚赞其得神之妙。门者，正气出入之门。客在门者，邪循正气出入之所也。”等等，皆于义为乖。根据《灵枢·小针解》所释：“麤守形者，守刺法也。上守神者，守人之血气有余不足可补写也。神客也，正邪共会也。神者，正气也；客者，邪气也。在门者，邪循正气之所出入也。”故丹波元简据之以明确指出此文当读“神乎”二字句。是此文“神乎，神客在门”，正与下文“妙哉，工独有之”同例。

然此文之所谓“门”者，《玉篇·门部》说：“门，莫昆切，人所出入也。”是人所出入之处曰“门”，此则借以喻人体“邪循正气之所出入”之处为“门”也。在人体上，邪循正气之所出入处之“门”，则正“气穴”也，或曰“穴会”。《素问·气穴论篇》说“孙络三百六十五穴会，亦以应一岁，以溢奇邪，以通荣卫”是也。又称“溪谷”。《素问·五藏生成篇》说：“人有大谷十二分，小溪三百五十四（三）名，少十二俞，此皆卫气之所留止，邪气之所客也。”《素问·气穴论篇》说：“肉之大会曰谷，肉之小会曰溪，肉分之间，溪谷之会，以行荣卫，以会（舍）大气”是也。然“荣”为“水谷之精气”，乃“和调于五藏，洒陈于六府”，“卫”为“水谷之悍气”，乃“熏于肓膜，散于胸腹”。二者相依，分行于脉内外，以养人体藏府百骸，皆为人之“正气”。此“荣”字与“营”通。营卫气血环周流注人身“溪谷”之或盛或衰，则邪气因之以或入或出，真机甚为微妙，故曰“神乎，神客在门”也。所谓“神乎”者，乃甚赞其义之微妙也。

（二）无虚无实

《灵枢·九针十二原》说：“无虚无实，损不足而益有余，是为甚病，病益甚。”

按 此文有脱误，当据《针灸甲乙经》卷五第四和《难经·八十一难》于此文“实”下再补一“实”字，“虚”下再补一“虚”字，作“无实实，无虚虚”。《金匮要略·藏府经络先后病》所言“虚虚”“实实”之上，各补一“无”字，作“无实实，无虚虚”，其“无”字则当读为“毋”，为禁止之词，“无实实，无虚虚”者，谓治病当泻实补虚，如《金匮要略·藏府经络先后病》所说“补不足而损有余”，切勿“实其实”而“虚其虚”也，以造成“损不足而益有余”，加重病情，是曰“甚病”，使病更加趋于危重，如此者，医之罪也。

（三）膏之原　肓之原

《灵枢·九针十二原》说："膏之原，出于鸠尾，鸠尾一；肓之原，出于脖胦，脖胦一。"

按　《素问·刺禁论篇》说："鬲肓之上，中有父母。"此文"膏之原"之"膏"，读为"鬲"，"膏""鬲"二字声转可通也。《黄帝内经太素·诸原所生》载此文，正作"鬲之原"。《释名·释形体》说："膈，塞也，隔塞上下，使不与谷气相乱也"（原误为"使气与谷不相乱也"，今据苏舆校改）。鬲，又称"鬲膜"，或叫"鬲募"。《素问·疟论篇》说："横连募原也。"王冰注："募原，谓鬲募之原系。"鬲，又作"贲"。《黄帝内经太素·杂刺》说："邪在大肠，刺贲之原、巨虚上廉、三里。"杨上善注："贲，膈也。膈之原出鸠尾也。""鸠尾"者，王冰《素问·气府论篇》"鸠尾下三寸……"注："鸠尾，心前穴名也。其正当心蔽骨之端，言其骨垂下如鸠鸟尾形，故以为名也。"又说："鸠尾在臆（《说文·肉部》说：'肊，匈骨也。从肉乙，臆，肊或从意'）前蔽骨下同身寸之五分，任脉之别，不可灸刺。人无蔽骨者，从歧骨际下行同身寸之一寸。"《针灸甲乙经》卷三第十九说："鸠尾，一名尾翳，一名髑骬（原误作'骭'，今改），在臆前蔽骨下五分，任脉之别，不可灸刺。"此"鸠尾"一穴，《针灸甲乙经》、王冰《气府论》注皆云"不可刺灸"者，恐其伤及心也。然"鸠尾"既是"十二原穴"之一，《灵枢·九针十二原》说："十二原出于四关，四关主治五脏。五脏有疾，当取之十二原。"且《灵枢·经脉》说："任脉之别，名曰尾翳，下鸠尾，散于腹，实则腹皮痛，虚则痒搔，取之所别也。"是"鸠尾"不必全禁灸刺也，疑"灸"

字为衍文，当删，止作“不可刺”，禁“刺”不禁“灸”也。

《说文·肉部》说：“肓，心下鬲上也，从肉，亡声。”而“肓之原”则出于“脖胦”，称为“下肓”也。《黄帝内经太素·诸原所生》说：“肓之原，出于脖胦。”杨上善注：“肓，谓下肓，在齐一寸。脖，蒲忽反。胦，于桑反，谓胦齐也。”《灵枢·四时气》说：“邪在小肠者，连睾系……散于肓，结于脐，故取之肓原以散之……”杨上善《黄帝内经太素·杂刺》注此文说：“肓原，脖胦也，齐上一寸五分也。”《素问·腹中论篇》说：“病名伏梁，此风根也。其气溢于大肠而著于肓，肓之原在齐下，故环齐而痛也。”王冰注：“齐下，谓脖胦，在齐下同身寸之二寸半。”《灵枢经》曰：“肓之原，名曰脖胦。”而王冰在《素问·气府论篇》注中又有“脖胦，在齐下同身寸之一寸”之文。《针灸甲乙经》卷三第十九则说：“气海，一名脖胦，一名下肓，在脐下一寸五分，任脉气所发，刺入一寸三分，灸五壮。”据上所述，则“脖胦”一穴，杨上善注《诸原所生》谓“在齐一寸”，是其“齐”下脱一“下”字，且“一寸”之下又脱“五分”二字，而注《杂刺》谓“齐上一寸五分也”，其“上”字为“下”字之误；王冰注《腹中论》谓“在齐下同身寸之二寸半”，其“二”字为“一”字之误；而注《气府论》谓“在齐下同身寸之一寸”，其“一寸”之下脱一“半”字，唯《针灸甲乙经》之文不误，其述前一穴“阴交，一名少关，一名横户，在脐下一寸”，述后一穴“石门，三焦募也，一名利机，一名精露，一名丹田，一名命门，在脐下二寸”，而“脖胦”亦即“气海”居“阴交”“石门”两者之间，正“在脐下一寸五分”也。齐，与“脐”同。

（四）少阳属肾，肾上连肺，故将两藏

《灵枢·本输》说："肺合大肠，大肠者，传道之府；心合小肠，小肠者，受盛之府；肝合胆，胆者，中精之府；脾合胃，胃者，五谷之府；肾合膀胱，膀胱者，津液之府也。少阳属肾，肾上连肺，故将两藏。三焦者，中渎之府也，水道出焉，属膀胱，是孤之府也。是六府之所与合者。"

按 此文"少阳属肾，肾上连肺，故将两藏"三句之意是谁将两藏？何以为"将"，将何两藏？从前之注有谓是"肾"将领"三焦"和"膀胱"者，有谓是"肾"将领"三焦"和"肺"者，前者如马莳、张介宾，后者如张志聪。张介宾说："三焦为中渎之府，膀胱为津液之府，肾以水藏而将水府，理之当然，故肾得兼将两藏。"张志聪注说："一肾配少阳而主火，一肾上连肺而主水，故肾将两藏也。"其张介宾释为"肾"将"三焦""膀胱"，既遗于"肺"，于文字又未通；张志聪释为"肾"将"三焦"和"肺"，于此文原义亦未为得。

考此三句文字，原有错简，其"少阳属肾"一句，《针灸甲乙经》卷一第三、《太素·本输》均作"少阴属肾"。其"肾上连肺"一句的"肾"字为衍文，《针灸甲乙经》卷一第三止作"上连肺"，无"肾"字，可证。这样校正后，其文就是"少阴属肾，上连肺，故将两藏"。故，是一个承接释词，犹今之"所以"。将，《孟子·万章下》说"以君命将之"；赵岐注"将者，行也"；《尚书·胤征》说"奉将天罚"；孔安国传"将，行也"；《荀子·解蔽篇》说"作之则将"；杨倞注"将，行也"；《孔子家语·冠颂》说"礼以将之"；王肃注"将，行也"；《广雅·释诂》也说"将，行也"。是"将"可作"行"

字解。因此，本文“少阴属肾，上连肺，故将两藏”，其义本自清楚，就是说的少阴经脉归属于肾而上连于肺，所以它的经气行于肾、肺两藏，和《灵枢·经脉》所谓“肾足少阴之脉”“属肾”“入肺中”之文同义。这从《素问·水热穴论篇》中“少阴者，冬脉也，故其本在肾，其末在肺”之文亦可得到理解。其实，这三句的前后文，从“肺合大肠”句起，至“六府之所与合者”句止，是论述“六府之所与合”的。这三句插入中间，与前后文均不相属，实为他篇之文错简在此。注家不知，每将这三句与其前后文拉扯在一起，混加注释，故愈注而愈晦。古人说：“书不校勘，不如不读。”此话虽嫌言之过甚，然对于阅读古书说来，亦颇有一些道理在焉。

（五）言上工相五色于目

《灵枢·小针解》说：“睹其色，察其目，知其散复，一其形，听其动静者，言上工知相五色于目，有知调尺寸小大缓急滑涩，以言所病也。”

按 此文“言上工知相五色于目”之“相”。《诗·鄘风·相鼠》说：“相鼠有皮。”毛传：“相，视也。”《周礼·春官宗伯·叙官》说：“冯相氏。”郑玄注：“相，视也。”《淮南子·修务训》说：“相土地宜燥湿肥墝高下。”高诱注：“相，视也。”《尔雅·释诂下》亦训“相，视也”。《素问·五藏生成篇》“凡相五色之奇脉”（“之奇脉”三字为衍文）之“相”与此文正同，义训为“视”也，唯“察目色”一条。此文“有知调尺寸小大缓急滑涩”之“有”，当读为“又”。《礼记·内则》说：“三王有乞言。”郑玄注：“有读为又。”《荀子·王霸篇》说：“加有治辩僵固之道焉。”杨倞注：“有读为又。”

《庄子·秋水》说："消息盈虚，终则有始。"李善《文选·与吴质书》注引《庄子》作"消息盈虚，终则又始"，是"有"亦作"又"也。调，从聊切，读如后《邪气藏府病形篇》"故善调尺者，不待于寸，善调脉者，不待于色"之"调"，义犹"审"也。是指上工既懂得视"目之五色"变化，又熟谙审察"尺寸之小大缓急滑涩"情况而参合用之，以论述其所病也。

（六）瘛疭

瘛疭为一病证名词，首先见于《黄帝内经》，如《灵枢·邪气藏府病形》说"心脉急甚为瘛疭"，《灵枢·热病》说"热病数惊，瘛疭而狂"等是。《伤寒论·辨太阳病脉证并治》亦有"风温为病……时瘛疭"之谓。《说文·疒部》说："瘛，小儿瘛疭病也。从疒，恝声。""疭，病也，从疒，从声。"段玉裁注："瘛之言掣也，疭之言纵也。"王念孙《广雅·释言》疏证亦谓"瘛之言掣，疭之言纵也"。是"瘛疭"义同"掣纵"，故古人又有写作"掣纵"者，《潜夫论·贵忠篇》说"哺乳太多则必掣纵而生痫"，就是其例。《诸病源候论·小儿杂病诸候一》论"痫"诸"候"中，或作"瘛疭"，或作"掣纵"，亦是"瘛疭"与"掣纵"义同之征。"掣"谓"手足牵引"，"纵"谓"手足掣引而乍又舒缓"。故所谓"掣纵"者，乃"手足乍掣乍纵"也，殆即今人所说之"抽搐"是也。验之临床实际，抽搐之证，实多见于小儿，故古人每训"瘛疭"为"小儿病"也。

（七）㿉癃　癃㿉

《灵枢·邪气藏府病形》说："脾脉……滑甚为㿉癃"，"肾脉……滑甚为癃㿉"。

按 此文于“脾脉滑甚”曰“㿉癃”，于“肾脉滑甚”曰“癃㿉”，若乎二病，实则一也。“癃㿉”者，“㿉癃”也；“㿉癃”者，“癃㿉”也。其病虽有“在脾”“在肾”的不同，然其却皆为“㿉癃”之病。何谓“㿉癃之病”？历代注释均误将其析之为二，说“㿉”为“㿉疝”，“癃”为“癃闭”，如马莳注说，“脾得滑脉而甚，则为㿉疝，为癃溺”，“肾得滑脉而甚，则肾邪有余当膀胱癃及成㿉疝也”；张志聪注说，“脾为阴湿之土，湿热则为疝㿉，为小便闭癃”，“肾有热则为小便闭癃，为睾丸肿㿉”；惟张介宾“脾脉滑甚……故为㿉癃疝”之注较确，但其注“肾脉……滑甚为癃㿉”，亦说“癃，小便不利也，㿉，疝也”，却又误矣。㿉，亦作“颓”，作“癞”，又作“隤”。《广韵·上平声·十四皆》《小学钩沈》卷二并说，“㿉，阴病”；《群经音辨》卷三说，“颓，委也”；《尔雅·释诂上》说，“虺颓，病也”；郝懿行义疏，“颓，《诗》作‘隤’”；《说文·𨸏部》说，“隤，下队也”（“队”即“坠”正字，见《墨子·七患》“队其子于井中”句下毕沅注）；《汉书·食货志上》说，“因隤其土以附苗根”；颜师古注亦谓“隤谓下之也，音颓”。是“㿉”乃“委弃不用”而“纵缓下坠”的“阴病”，殆即杨上善所谓“丈夫小腹中有块，下冲阴痛”和王冰所谓“睾垂纵缓”的“颓疝”是也，故《释名·释疾病》说，“阴肿曰隤，气下隤也，又曰疝，亦言诜也，气诜诜引小腹急痛也”。

癃，一作“㾃”，籀文作“𤸇”，其义本可训为“小便不利”，即读为“癃闭”之“癃”，但这里“癃”字与“㿉”字连用，构成了“癃㿉”或“㿉癃”之词，就不当释为小便不利而只能训为“罢癃”之“癃”了。在《素问·脉解篇》中有“颓癃疝”

之文，如释“癃”为“小便不利”而夹杂于“颓”“疝”二字之间，则其义为不顺而其文亦拙矣。“瘄癃”之为词与“颓癃疝”之为词义同。“癃”为“罢癃”之“癃”，而“罢癃”之词，每见于古文献中。如《史记·平原君虞卿列传》说，“臣不幸有罢癃之病”；《云梦秦简》说，“罢痒守官府”等即是其例。然则何为“罢癃”？段玉裁《说文解字注》说：“病当作癃罢者，废置之意。凡废置不可事事曰罢癃，《平原君传》躄者自言‘不幸有罢癃之病’。然则凡废置皆得谓之罢癃也。”其“罢癃”之义为“废置”而“癃”之为字亦“废弃”之义也。《说文·疒部》说：“癃，罢也。”（“罢”“疲”同见《战国策·周策》“韩氏罢于兵”句下鲍彪注）《汉书·高帝纪下》说：“年老癃病勿遣。”颜师古注：“癃，疲病也。”《淮南子·览冥训》说：“平公癃病。”许慎注：“癃病，笃疾。”《急就篇》卷四说：“笃癃瘣疲迎医匠。”颜师古注：“笃，重病也，癃，疲病也。”《周礼·地官司徒·小司徒之职》说：“以辨其贵贱老幼废疾。”郑注：“废疾，言癃病也。”是病至疲笃痼废为“癃”。瘄为前阴病疝而其势委废纵缓，故曰，“瘄癃”，或如《素问·脉解篇》称之曰“颓癃疝”也。

（八）瘛疭 痫瘛 瞤瘛

《灵枢·邪气藏府病形》说：“脾脉急甚为瘛疭。”杨上善《太素·五藏脉诊》注：“手足引牵来去，故曰瘛疭也。”《说文·疒部》说：“瘛，小儿瘛疭病也，从疒，恝声。”段玉裁注：“《急就篇》亦云‘瘛疭’。师古云：‘即今痫病’……瘛之言掣也，疭之言纵也。”《广雅·释言》说：“瘛，疭也。”王念孙疏证：“瘛之言掣，疭之言疭也。”《潜夫论·忠贵》

说："婴儿常病伤饱也……哺乳太多则必掣纵而生痫。"汪继培笺："戴侗《六书故》云：'瘛疭，谓小儿风惊，乍掣乍纵。掣，搐也，纵则掣而乍舒也。'"瘛疭或言"瘛之言掣，疭之言纵"，或言"手足引牵来去"，或言"掣，搐也，纵则掣而乍舒也"，皆谓时发四肢抽搐也。痫瘛者，抽搐间歇而发也，故谓之痫，《素问·大奇论篇》所谓"心脉满大，痫瘛筋挛，肝脉小急，痫瘛筋挛"，《灵枢·经筋》"病在此者，主痫瘛及痉"皆是也。瘛者，在此其义有二：一为"瘛疭""痫瘛"之"瘛"，属"癫痫病"的一个主要症状特征，如《说文·疒部》《素问·大奇论篇》之"瘛"；二为人身某部筋肉跳掣之证象，与癫痫病无关。《素问·玉机真藏论篇》说："病筋脉相引而急，病名曰瘛。"王冰注："阴气内弱，阳气外燔，筋脉受热而自跳掣，故名曰瘛。"俗有所谓"心惊肉跳"语。《素问·调经论篇》说："肌肉蠕动，命曰微风。"所谓"肌肉蠕动"者，正是"肌肉跳掣"也。《素问·至真要大论篇》说："诸风掉眩，皆属于肝。"又说："厥阴司天，客胜则耳鸣掉眩。"《素问·六元正纪大论篇》说："凡此厥阴司天之政……三之气……耳鸣掉眩。"《素问·五常政大论篇》说："是谓启敕……其动掉眩巅疾。"王冰注："掉，摇动也。"《素问·至真要大论篇》说："厥阴之复……筋骨掉眩。"王冰注："掉，谓肉中动也。"又说："太阴之复……头顶痛重而掉瘛尤甚。"王冰注"头顶痛重则脑中掉瘛尤甚"也。《灵枢·经筋》亦有"脚跳坚"之句，脚指"下肢"，坚读"急"，亦是说下肢跳掣挛急之证也。瞤瘛者，《说文·目部》说："瞤，目动也。"目动者，目部筋肉跳掣也，俗云"眼跳"。引申之，凡谓身体筋肉跳动则曰“瞤”，《伤寒论·辨太阳病脉证并治》误服“大青龙汤”遂见“筋惕肉瞤”是其义也。《素问·气交变大论篇》说：“岁土不及，风乃大行……筋骨繇并（原误为‘复’，今改），肌肉瞤酸。”“岁水不及，湿乃大行……复则……筋骨并辟，肉瞤瘛。”《素问·五常政大论篇》说：“升明之经，正阳而治……其病瞤瘛。”《素问·六元正纪大论篇》说：“少阳所至为暴注，瞤瘛。”《素问·至真要大论篇》说：“少阳之复，大热将至……惊瘛咳衄……目乃瞤瘛。”谓发生“惊掣”和“目部跳掣”也。《金匮要略·五藏风寒积聚病脉证并治》说：“肝中风者，头目瞤。”以厥阴经脉，上过目系，与督脉会于巅顶，风性动摇，致头目瞤动也。同篇又说：“脾中风者……皮肉（原误为‘目’，今改）瞤瞤而短气。”以脾主肌肉四肢，风行于肌肉四肢之间，动摇于外，故皮肉为之瞤动也。《伤寒论·辨太阳病脉证并治》说：“……心下悸，头眩，身瞤动振振欲擗地者，真武汤主之。”

（九）脾脉……涩甚为肠㿉

《灵枢·邪气藏府病形》说：“脾脉……涩甚为肠㿉，微涩为内㿉，多下脓血。”

按 此文亦载于《太素·五藏脉诊》和《针灸甲乙经》卷四第二下。“肠㿉”之“㿉”，《太素》作“颓”，《针灸甲乙经》作“癞”，义同。《尔雅·释诂上》说：“颓，病也。”郝懿行义疏：“颓，《诗》作‘隤’。”亦叚音也。释文：“隤，《说文》作‘颓’。”按：《说文》作“颓”，云“秃儿”，隶作“颓”，通作“隤”。《说文》说：“隤，下队也。”队，读为“坠”也。“内㿉”之“㿉”，《太素》《针灸甲乙经》皆作“溃”，是，当改。杨上善注说："脉涩，气少血多而寒，故令气冲下，广肠脱出，名曰肠颓，亦妇人带下病也。"是"肠颓"之病，乃"广肠脱出"，《针灸甲乙经》卷九第十二叫做"脱肛"是也。《玉篇·疒部》说："疘，古红切，下病也。"下，读若《周易·系辞》所谓"形而下者谓之器"之"下"，即"后"字，亦即"后阴"之"脱肛病"也。

《吕氏春秋·孝行览·本味》说："隽觾之翠。"高诱注："翠，厥也。"厥，乃"𩪗"之借字，指"后阴"，翠为后阴，黄侃谓"声转为篡"，故广肠脱出，可称"篡反出"，《脉经》卷二第二所谓"若下重不收者，篡反出，时时苦洞泄"者是也。《针灸甲乙经》卷八第一下，亦有"寒热，篡反出，承山主之"，"寒热，篡后出，瘈疭，脚腨痠重……承筋主之"的记载。余早年曾治愈"脱肛不收而欲溃"之一例。某，男，40岁，住湖北省枣阳县某乡，农民。1951年4月某日就诊。家属代诉，患者以前时有脱肛，均轻微，以手送之即入。然昨日下午大便时肛门脱出，送之不能入。先以枳壳30克煎汤温服无效，遂往诊。见患者跪伏床榻，不能站立坐卧，肛门脱出约半寸，其色紫黑，干燥无津液，有欲溃之势，频频呼叫，痛苦万状，拟当归建中汤内服，外用甘草洗方。

当归建中汤方：饴糖30克，桂枝10克，白芍20克，当归12克，生姜10克，红枣4枚（擘），炙甘草6克。上七味，加水适量煎汤，去渣，入饴糖烊化，温服，每日一剂，服二次。

甘草洗方：生甘草30克，用水浓煎取汁，趁热熏洗患处。每日一剂。患者用药一日后，病势转轻，二日后则告病愈，后再未复发。

按 大肠隶属中焦脾胃，脾胃不足，气虚下陷而肛门脱出。又受风寒邪气之侵袭，致血脉凝滞，气血不通，肛肠失其濡养，遂干燥难收，疼痛难忍。病不因气滞，故服枳壳方无效。病乃肛肠脱出而被风袭，是中虚而兼邪风，借用当归建中汤，重用饴糖 30 克，建立中气，以桂枝汤祛风散邪，再加白芍一倍除血痹，通经络，止疼痛，加当归养血活血，润肠除燥，以助肛门之上收，外用生甘草煎汤熏洗，以增润肠除燥之效，且甘能缓之，可收缓解疼痛之功。

至于杨注说“亦妇人带下病也”之义，必非专指妇人白带之病，乃泛指一切妇科疾病也。《史记·扁鹊仓公列传》说“扁鹊……过邯郸，闻贵妇人，即为带下医”，可证。妇人带下病，是与上文“广肠脱出，名曰肠颓”相对应之病，自当是《针灸甲乙经》卷十二第十篇中“阴挺出”之病，今之所谓“子宫脱出”也。

（十）命门

《灵枢·根结》说：“太阳根于至阴，结于命门；命门者，目也。阳明根于厉兑，结于颡大；颡大者，钳耳也。少阳根于窍阴，结于窻笼，窻笼者，耳中也。”

按 此文“结于命门，命门者，目也”之“命门”一词，亦见于《灵枢·卫气》“太阳之本，在跟以上五寸中，标在两络命门，命门者，目也”，“手太阳之本，在外踝之后，标在命门之上一寸也”和《素问·阴阳离合论篇》“太阳根起于至阴，结于命门”等文，然“两目”何以名之曰“命门”，张志聪注谓“命门者，太阳为水火生命之原，目窍乃经气所出之门也”，随文敷衍，殊为无当。马莳于《灵枢·卫气》“标在命门之上一寸也”句下注谓“标在命门之上一寸，疑是督脉经命门上，即十三椎悬枢”，把此文“命门者，目也”之“命门”，误指为人体第十四椎下之“命门穴”，实属荒唐之至。惟王冰于《素问·阴阳离合论篇》“结于命门”之下注谓“命门者，藏精，光照之所，则两目也……《灵枢经》曰：‘命门者，目也。’此与《灵枢》义合。”此注“命门”之义实为精确，然今亦未易使人懂其真义，这里且伸而明之。

考《国语·鲁语上》说：“黄帝能成命百物，以明民共财。”韦昭注：“命，名也。”《史记·天官书》说：“岁星赢缩，以其舍命国。”张守节正义：“命，名也。”《汉书·张耳陈余传》说：“张耳，大梁人也，少时及魏公子毋忌为客。尝亡命游外黄……”颜师古注：“命者，名也。”《史记·天官书》说：“兔七命，曰小正、辰星、天欃、安周星、细爽、能星、钩星。”司马贞索隐：“谓星凡有七名。命者，名也。”《广雅·释诂下》亦谓：“命，名也。”是“命”可训为“名”也。《墨子·尚贤中》说：“乃名三后……”毕沅注：“孔书‘名’作‘命’。”《说文·口部》说：“名，自命也。”是“名”又可训为“命”矣。“命”“名”二字古声同而其义互通，则此文“命”字亦当读为“名”也。此文“命”读为“名”而“名”又通“明”。《墨子·非命上》前文说：“明不转朴。”后文说：“眉之转朴。”毕沅注：“眉，一本作‘明’。案‘明’‘眉’字通。《穆天子传》云：‘眉曰西王母之山。’即‘名’也。《诗》：‘猗嗟名兮。’《尔雅》云‘目上为名’，亦即‘眉’也。”此证“眉”字通“明”而又与“名”通，是“名”即为“明”也。《素问·天元纪大论篇》说“君火以明”，王冰注引则作“君火以名”。《墨子·明鬼下》

说："敢问神明？……"毕沅注："'明'同'名'也。"而《释名·释言语》说："名，明也，名实事使分明也。"是"名""明"二字古可通用无疑。"命"字之义与"名"同而"名"又通"明"，"命""名""明"三字声同而义通，故此文"命"字可作为"明"用。是此文之所谓"命门"者，即谓其为"明门"也。

《尚书·洪范》说："视曰明。"人之"视"乃"睛"之作用，睛能视物曰"明"，睛丧失其视物之用则曰"失明"，或曰"丧明"。古谓"子夏哭子而丧明"，乃子夏之子死而悲哭甚，泪出多，神水竭，致睛失其光照之用，遂"丧其明"而"无以为视"也。

睛，又通作"精"。《灵枢·大惑论》说："精之窠为眼。"《问字堂集·杂文二·释人》说："眼谓之目。"是"睛"寓于"目"，而"目"为"睛之窠"。目可开闭，在正常情况下，目开则睛之光照外用而视物以"明"，目闭则睛之光照受阻而"明"无以用（"内视"是另外一回事）。人身睛光之外照，外界物形之内印，均由两目而出入，故"目"可称之为"门"。此"门"之用，乃在于"睛之视物"，"视"曰"明"，故此"门"特称之曰"明门"，惟此文"明门"之"明"借用"命"字，明门，正与下文"窻笼"对。

此文"命门"之"命"，为"明"之借字，"命门"即为"明门"，而"明"乃"睛"视物之"能"，"睛"寓于"目"中，"目"为"睛之窠"，其开闭与"明"之关系至为密切，故《黄帝内经》中每称"目"为"命门"也。上引王冰《素问》注谓"命门者，藏精，光照之所，则两目也"，亦是此意，惟未阐明其"命"

乃"明"字之借耳！

（十一）肠胃儑辟

《灵枢·根结》说："满而补之，则阴阳四溢，肠胃充郭，肝肺内䐜，阴阳相错；虚而写之，则经脉空虚，血气竭枯，肠胃儑辟，皮肤薄著，毛腠夭膲。"

按 此文"肠胃儑辟"句之"儑辟"二字，马莳注说"肠胃儑辟，僻积之意"；张志聪注说"儑，虚怯也，辟，僻积也"；张介宾注说"儑，畏怯也，辟，邪僻不正也"。按照马莳、张志聪之注，则为肠胃襞积叠复；按照张介宾之注，则为肠胃畏怯而歪斜。诸注之误，不待细审，一看即知。如依其释，试问其病"虚而写之"，正气消索，肠胃何为"襞积叠复"？试问肠胃无主神志之用，何能"畏怯"？且肠胃虚则虚矣，又何必"歪斜"？故诸家之注实属不当。

《灵枢》此文"儑"字，《针灸甲乙经》卷五第六作"慑"，慑与儑通，见《广雅·释诂》王念孙疏证，《太素·刺法》作"摄"。儑、慑，均当为"聂"字之假借。此文"儑辟"即"聂辟"，与《素问·调经论篇》中所谓"虚者聂辟气不足"的"聂辟"同。《素问》诸注所释"聶辟"之义亦多为误。考《说文·耳部》说："聶，附耳私小语也。从三耳。"是"聶"有"小"义。《群经音辨》说："聂，牒也。"《说文·肉部》说："牒，薄切肉也。""聂"训"牒"，"牒"为"薄切肉"，亦证"聂"有"薄弱"之义。薄弱微小为"聂"，重言之则曰"聶聶"。《素问·平人气象论篇》说："平肺脉来，厌厌聂聂，如落榆荚，曰肺平。"王冰注："浮薄而虚者也。"《金匮要略·水气病脉证并治》所谓"四肢聂聂动者"，亦是说其病有"四肢轻微颤动"之证象也。

《灵枢》此文“辟”字，《吕氏春秋·士容论·审时》说：“后时者，纤茎而不滋，厚糠而多粃，庌（疑有误）辟米而不得恃。”高诱注：“辟，小也。”是“辟”训“小”也。《诸病源候论·小儿病诸候三·哺露候》说：“血气减损，不发肌肉而柴辟羸露”。柴辟羸露，亦“瘦小困败”之义。“聂”为“薄小”，“辟”亦为“瘦弱”，二字义同，叠词而为“聂辟”。聂辟者，小弱也。肠胃小弱，正与上文“肠胃充郭”为对文。上为“满而补之”则邪气盛实，故其肠胃充大，此为“虚而写之”则正气虚竭，故其肠胃弱小也。

（十二）桂心

《灵枢·寿夭刚柔》说：“黄帝曰：药熨奈何？伯高答曰：用淳酒二十斤，蜀椒一斤，干姜一斤，桂心一斤，凡四种，皆㕮咀，渍酒中……”

按 此文“桂心”一药，当用“桂枝”之“尖梢”。《释名·释形体》说：“心，纤也，所识纤微，无物不贯也。”阮元《释心》云：“《释名》此训最合本义。”“纤细而锐”者，皆可名为“心”。但言“心”，而具“纤锐”“纤细”之意见矣。《说文·心部》次于《思部》，《思部》次于《囟部》，《糸部》“细”字即“从囟”，得“声”，得“意”。今人俗书“尖”字，古作“钎”，“钎”与“纤”同意。《易·说卦》云：“坎，其于水也，为坚多心。”虞翻云：“坚多心者，枣棘之属。”按枣棘之属初生未有不先见尖刺者，尖刺即“心”也。《说文》“朿”字即今之“刺”字，解曰“木芒也”，故重“朿”为“棗（枣）”，并“朿”为“棘”，皆归《朿部》，皆有“尖心”之木也。是所谓“桂心”者，乃谓“桂尖”也，即“桂枝尖”，非谓桂枝去皮也。有用桂枝“去皮”者，乃不识“桂心之义”而误也。

（十三）日应九变

《灵枢·官针》说：“凡刺有九，曰应九变。”

按 此文“日”字误，当作“以”。《吕氏春秋·季秋纪·审己》说：“人皆以之也。”高诱注：“以，用也。”而《说文·己部》说：“㠯，用也。”则作“㠯”，是“㠯”“以”字同。且《玉篇·人部》说：“以，余止切，用也，古作㠯。”足见“以”字古作“㠯”，而与“日”字形相近，遂将“㠯”字误之为“日”也。《针灸甲乙经》卷五第二载此文正作“以”字，可证。

（十四）两精相搏

《灵枢·本神》说：“两精相搏谓之神，随神往来谓之魂，并精而出入谓之魄。”

按 此文之“搏”，非错字，乃为“薄”之假借字耳。“搏”“薄”二字古时可通也。在古代典籍中，常以“搏”借为“薄”用。故王冰注《素问·调经论篇》引《灵枢经》此文说：“两神相薄，合而成形，常先身生，是谓精。”而作“两神相薄”也。《灵枢·胀论》说：“真邪相攻，两神相搏，乃合为胀。”《太素·胀论》说：“血气内乱，两气相薄。”则为“薄”。《灵枢·玉版》说：“阴阳不通，两热相搏，乃化为脓。”《太素·痈疽逆顺刺》说：“阴阳气不通，两热相薄，乃化为脓。”则作“薄”。《灵枢·九宫八风》说：“三虚相搏，则为暴病卒死。”《太素·九宫八风》说：“三虚相薄，则为暴病卒死。”而作“薄”。《灵枢·岁露论》《针灸甲乙经》卷六第一说：“两邪相搏，经气绝代者矣。”《太素·八正风候》说：“此两邪相薄，经气结代。”则作“薄”。《诗·小雅·彤弓之仲·车攻》说：“建旐设旄、搏兽于敖。”《后汉书·安帝纪》说：“又调滨水县谷输敖仓。”李善注：“《诗》‘薄狩于敖’即此地也。”则作“薄”。《山海经·西山经·西次三经》说：“西望帝之搏兽之丘。”郭璞注：“搏，或作薄（原误为簿，据《古字通假会典·鱼部十九下·甫字声系》改）。”是“薄”为正字，“搏”为借字，二字可通无疑也。故《太素·调食》说：“搏，滂各反，聚也。”

《广雅·释诂》卷三下说：薄者“《释草》云‘草藂生曰薄’。藂与‘叢’同。《楚辞·九章》说：‘露申辛夷，死林薄兮。’王逸注云：‘丛木曰林，草木交错曰薄。’《淮南子·原道训》：‘隐于林薄之中。’高诱注云：‘丛木曰榛，深草曰薄。’皆聚之义也。”故《广雅·释诂》结之曰：“叢，薄，榛，林，聚也。”

（十五）狂忘不精

《灵枢·本神》说：“肝悲哀动中则伤魂，魂伤则狂忘不精，不精则不正当人，阴缩而挛筋，两胁骨不举，毛悴色夭，死于秋。”

按 此文“狂忘”为叠韵字。《针灸甲乙经》卷一第一作“狂妄”，义与此同，言“恍惚”，非谓“傲慢骄人”之“狂妄自大”也。彼“妄”字借为“忘”。

此文“狂忘”之“狂”，读若《灵枢·九针十二原》所载“夺阳者狂”之“狂”，谓“怳”也。《说文·心部》说：“怳，狂之貌，从心，况省声。”是“狂”之表现为“怳”也。《素问·腹中论篇》说：“石之则狂……石之则阳气虚，虚则狂。”

王冰注："石之则阳气出，阳气出则不足，故狂。"阳气散越，神不内守，则心识为之恍惚矣。在中医古典著作里，每有以"狂"为"怳"者，如《灵枢·通天》所谓"阳重脱者狂易"（原作'易狂'，为误倒，今改）者，即言"阳重脱者怳易也"。《神农本草经》卷二"白薇"条所谓"忽忽不知人，狂惑"者，即言"忽忽不知人，怳惑"也。《素问·评热病论篇》所谓"狂言，不能食"者，即言"怳忽言语而又不能食"也，等等皆是。

《广雅·释诂》卷四上说："怳，狂也。"王念孙疏证："怳之言怳忽也。"《广雅·释言》说："㤄，忽也。"王念孙疏证："《老子》云：'无状之状，无象之象，是谓忽怳。'怳，与'㤄'同。"怳忽，忽怳，其义一也。忽怳，又作"忽㤄"。《骈雅·释训》说："忽㤄，忘也。"其"忘"字，即此文"狂忘"之"忘"，乃《群经音辨·辨彼此异音》所谓"意昏曰忘"也。忘，无放切。

意昏曰忘，则"忘"之义为"意昏"，其"意昏"也者，乃谓"意识昏冒怳忽"也。昏，为"惛"之借。《说文·心部》说："惛，不憭也，从心，昏声。"《广韵·去声·二十六慁》说："惛，迷忘也。"故《国语·晋语二》说："君子失心，鲜不夭昏。"韦昭注："昏，狂荒之疾。"荒，与"忘"通，彼文之"狂荒"，即此文之"狂忘"也。

忘，《说文·心部》谓其"从心，亡声"；㤄，得"巟"声而"巟"得"亡"声，故"㤄""忘"二字例得通假。其"㤄"与"怳"通，而"忘"亦当通"怳"矣，故《说文·心部》所谓"忽，忘也"，即言"忽，怳也"；《广韵·下平声·十阳》所谓"㝵，忘也"，即言"㝵，怳也"；《伤寒论·辨阳明病脉证并治》所谓“阳明病，其人喜忘”者，即言“阳明病，其人喜恍”也；《素问·玉机真藏论篇》所谓“春脉……太过则令人善忘，忽忽眩冒而巅疾”者，即言“春脉……太过则令人善恍，忽忽眩冒而巅疾”也。

综上所述，“狂”之貌为“恍”，“恍”通“谎”，“谎”训“忽”，而“谎忽”训“忘”；其“忘”之义为“意昏”，而“昏”训“狂荒”，则“狂”“忘”之义通，二字连用成词，叠词同义，今谓之“相同联合词”也。此文“狂忘”，义犹“忽恍”。忽恍，又作“曶恍”，《汉书·扬雄传》说：“神心曶恍，经纬万方。”是其例。其“忽恍”倒言之则曰“恍忽”，通作“恍惚”。《灵枢·外揣》说：“恍惚无穷。”是其例。然则此文“狂忘”义为“心神恍惚”之证者，乃谓“病人昏蒙迷恍，见不审谛而神识不精明慧憭”也。惟其不精明慧憭，故于此文“狂忘”字下，又以“不精”二字续之，作“魂伤则狂忘不精”也。

（十六）可将以甘藥，不可饮以至剂

《灵枢·终始》说：“少气者，脉口、人迎俱少而不称尺寸也。如是者，则阴阳俱不足，补阳则阴竭，写阴则阳脱。如是者，可将以甘药，不可饮以至剂……”

按 本文中“可将以甘药，不可饮以至剂”，其“甘药”何谓？“至剂”何解？过去《黄帝内经》学家于此或为误注，或注而不确。如马莳注说：“此针之所以不可施也，仅可将理以甘和之药，不可饮以至补至泻之剂。”张介宾注说：“如是者，但可将以甘药。甘药之谓，最有深意，盖欲补虚羸，非纯甘不可也。至剂，刚毒之剂也，正气衰者，不可攻，故不宜用也。”张志聪注说：“甘药者，调胃之药，谓三阴三阳之气本

于中焦胃府所生，宜补其生气之原，道之流行，故不可饮以至剂，谓甘药太过反留中也。”等等。他们这里把所谓“甘药”，释之为“甘和之药”“纯甘之药”“调胃之药”，就是“甘味”之药，这是在望文生训，不太恰当的。阴阳俱不足之病，其治疗何能定要“纯甘”、定要“调胃”？观《难经·十四难》中“损其肺者，益其气；损其心者，调其荣卫；损其脾者，调其饮食，适其寒温；损其肝者，缓其中；损其肾者，益其精”等治“损”之法可知。如果把此文“甘药”，理解成了“甘味之药”，这不仅不是《灵枢》此文的本义，而且给理解下文所谓“至剂”之义堵塞了思路，造成了困难，所以无怪乎诸注“至剂”之义都属谬而无当了。其实，此文所谓“甘药”，与《灵枢·邪气藏府病形》中“诸小者，阴阳形气俱不足，勿取以针，而调以甘药也”的“甘药”一词同义。然则何谓“甘药”？《庄子·天道》说：“斲轮徐则甘而不固。”陆德明音义：“甘者缓也。”《淮南子·道应训》说：“大徐则甘而不固。”许慎注：“甘，缓意也。”《广雅·释诂》也说：“甘，缓也。”《灵枢·官能》所谓“手甘者”亦是说的“手缓者”。其“甘”字之义可训为“缓”，是“甘药”者，即“缓剂”也，殆无疑义矣！

至于此文“至剂”之义，马莳谓为“至补至泻”之剂，其加“补”“泻”之字以成义，已非解《经》之法，且此文明谓“阴阳俱不足”，其治疗上何有“至泻”云为？张志聪谓为“甘药太过”，然此文“至剂”二字明为一词，与上“甘药”为对文。其果为“甘药太过”，则当读之为“可将以甘药，不可饮以甘药太过”。如此，则文即欠通顺矣。张介宾谓为“刚毒之剂”，恐亦非《灵枢》本文之义。以“阴阳俱不足”患者，其用药之禁当不限于药之"刚毒"也。考《国语·郑语》说："夫如是，和之至也。"韦昭注："至，极也。"《月令七十二候》说："夏至，五月中。"吴澄集解引《韵会》说："至，极也。""至"，训"极"，而"极"即"急"也。《方言》卷十云："极，吃也。"戴震疏证："极，急也，谓语急而吃。"是"极"义为"急"。又"极"与"亟"通，"亟"亦"急"也。《荀子·赋篇》说："出入甚极，莫知其门。"又说："无羽无翼，反覆甚极。"杨倞注并说："极读为亟，急也。"《庄子·盗跖》说："亟去走归。"陆德明音义："亟，纪力反，急也。本或作极。"是"至"训"极"，"极"与"亟"通而义均为"急"，则知此文"至剂"即为"急剂"矣。《素问·至真要大论篇》说："治有缓急。""急剂"与"缓剂"对，其病"阴阳俱不足"应治以缓剂，自当禁之以急剂，故此文说"可将以甘药，不可饮以至剂"也。如此，则此文之文顺而理通矣！

（十七）戴眼

戴眼为一病证名词，首先见于《黄帝内经》，如《灵枢·终始》说："太阳之脉，其终也，戴眼……"在《素问》的《诊要经终论篇》及《三部九候论篇》中亦均述有"戴眼"之证。《淮南子·俶真训》说："是故能戴大员者履大方。"许慎注："言能戴天履地之道。"是"天"曰"大员"而人"上戴"之，"地"曰"大方"而人"下履"之。据此，则"戴"有"上"义，故人覆帽于头上叫做"戴帽"。称"戴眼"者，谓"患者目睛无神而上视不转动"也，故王冰《素问·诊要经终论篇》注说："戴眼，谓睛不转而仰视也。"

"戴眼"之词，倒言之则曰"眼戴"。《备急千金要方》

卷八第二说："若眼戴精上插，灸两目眦后二七壮。"《千金翼方》卷二十六第七说："唇青，眼戴，角弓反张，始觉发动，即灸神庭七壮。"此所谓"眼戴"者亦即《黄帝内经》中之"戴眼"也。

《问字堂集·杂文二·释人》说："眼谓之目。"是"眼"又称"目"，故"戴眼"又称"戴目"。《说文·目部》说："瞯，戴目也，从目，间声。"《春秋小学》卷八说："戴目者，上视也。"此"戴目"训"上视"。故段玉裁《说文·目部》注说："戴目者，上视如戴然，《素问》所谓'戴眼'也，诸书所谓'望羊'也。"《汉书·贾邹枚路传》亦有"使天下之人戴目而视"之文，惟其"戴目"之义，乃形容使人志视高远，非谓使天下之人皆有"戴目"之象也。

戴眼，《说文》称为"瞯"。瞯，字又作"瞷"，见《说文·目部》段玉裁注。《仓颉篇》卷中说："瞷，目病也。"其训"瞷"为"目病"而未明言其为目病的若何之证。《广韵·上平声·二十八山》说："瞷，人目多白也。""目多白"就是"戴眼"。"戴眼"之证，患者两睛上插，则其眼必露白多，故其曰"目多白"，亦即《周易·说卦》中所谓"多白眼"也。

（十八）绝汗

《灵枢·终始》说："太阳之脉，其终也。戴眼，反折，瘈疭，其色白，绝皮乃绝汗，绝汗则终矣。"

按 此论述太阳脉终绝之候，其"绝皮乃绝汗，绝汗则终矣。"文有误，亦见于《素问·诊要经终论篇》，作"绝汗乃出，出则死矣"为是。是太阳循身之背，起于目内眦，上额，交巅，下项，抵腰，至足，其气主一身之皮毛；手太阳起于手小指，循臂上肩，至目与足太阳相交，故其脉终绝则证见“戴眼”“反折”“瘈疭”“绝汗”也。所谓“反折”者，《灵枢·经筋》说：“阳急则反折。”背为阳，背部筋脉挛急则反折。反折，《灵枢·热病》作“腰折”，作“身反折”；《针灸甲乙经》卷七第四作“脊强反折”；《金匮要略·痉湿暍病脉证治》则作“背反张”也。绝汗，王冰《素问·诊要经终论篇》注说：“绝汗，谓汗暴出如珠而不流，旋复干也。”证见“反折”“瘈疭”犹可施疗，而“戴眼”“绝汗”外显则虽盧，扁在世亦未如之何也已矣！

（十九）其支者

《灵枢·经脉》说：“肝足厥阴之脉，起于大指丛毛之际……循阴股，入毛中，过阴器，抵少腹……是动则病腰痛，不可以俛仰，丈夫㿗疝，妇人少腹肿，甚则嗌干，面尘，脱色。”

按 此文“过阴器”之“过”，《针灸甲乙经》卷二第一上、《黄帝内经太素·经脉连环》及《素问·刺腰痛篇》王冰注皆作“环”，于义为长，以其脉“循阴器一周”（杨上善语）也。当据改。

考《素问·刺腰痛篇》说：“厥阴之脉，令人腰痛，腰中如张弓弩弦。”王冰注：“足厥阴脉自阴股，环阴器，抵少腹。其支别者，与太阴、少阳结于腰髁下狭（侠）脊第三、第四骨空中，其穴即中髎、下髎。”同篇又说：“腰痛引少腹控䏚，不可以仰，刺腰尻交者，两髁胂上。”王冰注：“腰尻交者，谓髁下尻骨两傍四骨空左右八穴，俗呼此骨为八髎骨也，此腰痛取腰髁下第四髎即下髎穴也，足太阴、厥阴、少阳三脉左右交结于中，故曰腰尻交者也……髁骨，即腰脊两傍起骨也。侠脊两傍腰髀之下各有胂肉陇起而斜趋于髁骨之后，内承其髁，故曰两髁胂也，下承髁胂肉，左右两胂各有四骨空，故曰上髎、次髎、中髎、下髎。上髎当髁骨下陷者中，余三髎少斜下按之陷中是也。”《素问·缪刺论篇》说：“邪客于足太阴之络，令人腰痛，引少腹控䏚，不可以仰息。”王冰注：“足太阴之络，从髀合阳明上贯尻骨中，与厥阴、少阳结于下髎，而循尻骨内入腹，上络嗌，贯舌中。”同篇又说：“次腰下侠尻有骨空各四，皆主腰痛……是足太阴、厥阴、少阳所结。”《针灸甲乙经》卷二第一上“肝足厥阴之脉……与督脉会于巅”下，亦有小注说：“一云‘其支者，从小腹与太阴、少阳结于腰髁夹脊下第三、第四骨孔中’。”可见，此文“肝足厥阴之脉”中，确然夺去一条支脉，殆无疑义也。当于“抵少腹”句下，补入“其支者，与太阴、少阳结于腰髁下侠脊第三、第四骨空中”等二十二字。否则，“是动则病腰痛，不可以俛仰”等则无理论基础矣。

据上述所引王冰注“腰尻交者……是太阴、厥阴、少阳三脉左右交结于中，故曰腰尻交者也”和“腰下侠尻有骨空各四，皆主腰痛……是足太阴、厥阴、少阳所结”之文，则此在“脾足太阴之脉”一条中，亦当有夺文矣！

（二十）丈夫㿗疝

《灵枢·经脉》说：“肝足厥阴之脉……是动则病腰痛不可以俛仰，丈夫㿗疝，妇人少腹肿。”

按 丈夫㿗疝，所谓“丈夫”者，谓“男子”也。《说文·尺部》说：“周制以八寸曰尺，十尺曰丈，人长八尺，故曰丈夫。”《素问·上古天真论篇》有“丈夫八岁，肾气实，齿更发长”之文。

“㿗疝”者，乃一病证名词，《灵枢·邪气藏府病形篇》亦有“肝脉……滑甚为㿗疝”句。然《说文·疒部》无“㿗”字，而《𨸏部》有“隤”字，义训“下队也”，下队，即“下坠”也，故《释名·释疾病》说：“阴肿曰隤，气下隤也，又曰疝。”“隤”，字又作“颓”。《黄帝内经太素·经脉病解》说：“厥阴所谓颓疝、妇人少腹肿者，曰厥阴者辰也，三月阳中之阴也，邪在中，故曰颓疝，少腹肿。”杨上善注：“邪客厥阴之脉，遂为颓疝。”《素问·阴阳别论篇》说：“三阳为病发寒热，下为痈肿及为痿厥腨痟，其传为索泽，其传为颓疝。”王冰注：“然阳气下坠，阴脉上争，上争则寒多，下坠则筋缓，故睾垂纵缓，内作颓疝。”而《素问·脉解篇》则字又作㿉疝。是“㿗”“隤”“颓”“㿉”四者形虽异，而义则同也。

（二十一）筋急则引卵与舌

《灵枢·经脉》说：“肝者，筋之合也，筋者，聚于阴气而脉络于舌本也。故脉弗荣，则筋急，筋急则引舌与卵，故唇青舌卷卵缩。”

按 《周易·系辞》说：“形乃谓之器。”此文“筋者，聚于阴气而脉络于舌本也”之“阴气”二字，《针灸甲乙经》卷二第一上、王冰《素问·诊要经终论篇》注引皆作“阴器”，是以“阴器”为人之形体之一也。至于“筋急则引舌与卵，故唇青舌卷卵缩”之“卵”字，《素问·诊要经诊论篇》和《灵枢·终始》二篇，在论述厥阴终绝时皆有“甚则舌卷，卵上缩则终矣”。卵，即是王冰等注之“阴丸”，《素问·骨空论篇》称之谓“阴卵”也。“卵”“囊”二字，声转可通，故可又称之为“囊”。《素问·热论篇》说：“伤寒……六日，厥阴受之，厥阴脉循阴器而络于肝，故烦满而囊缩。”可证。《灵枢》称“卵缩”“囊缩”，《素问》称“阴卵”，今则称“阴囊”，其义一也。

（二十二）实则鼽窒　虚则鼽衄

《灵枢·经脉》说：“足太阳之别，名曰飞扬，去踝七寸别走少阴，实则鼽窒，头背痛，虚则鼽衄，取之所别也。”

按　《吕氏春秋·季秋纪》说：“季秋行夏令，则其国大水，冬藏殃败，民多鼽窒。”高诱注：“火金相干，故民鼽窒，鼻不通也。鼽读曰仇怨之仇。”《说文·人部》说：“仇，雠也，从人，九声。”段玉裁注：“仇与逑古通用。巨鸠切。”是“鼽窒”乃谓“窒塞不通”在“鼻”也，下文“鼽衄”，则谓“出血”在“鼻”也，可见“鼽”即“鼻”也。《太素·经脉之一》说：“大肠手阳明之脉……目黄，口干，鼽衄。”杨上善注：“鼻孔引气，故为鼽也，鼻形为鼽也。有说鼽是鼻病者，非也。”又说：“胃足阳明之脉……狂、疟、温淫，汗出，鼽衄。”杨上善注：“衄，出血也。不言鼻衄而言鼽衄者，然鼻以引气也。鼽，鼻形也，鼻形之中出血也。”《太素·经筋篇》说：“其支者，为目上纲，下结于鼽。”杨上善注：“鼽中出气之孔谓之鼻也，鼻形谓之鼽也。”这就有力地证实了鼽可训为鼻。王冰注《素问·金匮真言论篇》中“鼽衄”之“鼽”为“鼻中水出”之误也。然则“鼽”字亦可以读作“烦”；如《灵枢·脉度》“上出人迎之前，入烦属目内眦”之“烦”；《太素·阴阳乔脉》载此文作“鼽”；《灵枢·经筋》说“足太阳之筋……其支者，为目上纲，下结于烦”之“烦”；《太素·经筋篇》载此文作“鼽”，同篇又说“足阳明之筋……上颈，上颊口，合于頄”之“頄”；《太素·经筋篇》载之作“鼽”，同篇又说“手阳明之筋……其支者，上颊，结于頄”之“頄”；《太素·经筋篇》载之作“鼽”；《灵枢·寒热病》说“臂阳明有入頄遍齿者，名曰大迎”之“頄”；《太素·寒热杂说》载之作“頄”等。故《素问·气府论篇》说：“鼽骨下各一。”王冰注：“谓颧髎二穴也。鼽，頄也，頄，面颧也，在面頄骨下陷者中。”面颧者，杨上善《太素·热病说》“大颧发赤”句下注：“颧，鼻左右高处也。”是“頄”乃“鼻之左右高处”俗之所谓“颧骨”也。《说文》无“頄”字，《灵枢》“頄”字，史崧《音释》“音求”，而“求”字乃“裘”之古文，读“巨鸠切”，与“鼽”字切音同，故可假“鼽”为“頄”，同音假借也。

《说文·鼻部》说：“鼽，病寒鼻窒也，从鼻，九声。”以“病寒鼻窒”释“鼽”，则“鼽”为一病证名词无疑矣。然必先有“鼻形”之训，而后始有“病寒鼻窒”之“鼻病”义也。

（二十三）循胫上睾

《灵枢·经脉》说：“足厥阴之别，名曰蠡沟，去内踝上五寸，别走少阳。其别者，径胫上睾，结于茎。其病气逆则睾肿卒疝……”

按 此文“径胫”之“径”，乃涉下“胫”字而误右半，当作“循”。《针灸甲乙经》卷二第一下、《黄帝内经太素·十五络脉》、王冰《素问·缪刺论篇》注引“足厥阴支络”正皆作“循”，可证。而“上睾”之“睾”字，史崧《音释》说“睾，音高，阴丸也”，而《素问·缪刺论》王冰注引“循胫上睾”则作“睪”，其在《素问·诊要经终论篇》注引“循胫上皋结于茎”，又作

"皋"。是"睾""睾""皋"三者一字也。然《黄帝内经太素》说"循胫上皋，结于茎"，杨上善注"皋，囊也，此络上囊，聚于阴茎也。"人之"阴丸"有二，皆居于"囊"之内，而"囊"则包于"阴丸"之外。是以或释之曰"阴丸"，或释之曰"囊"也。

（二十四）经脉者，受血而营之

《灵枢·经水》说："夫经水者，受水而行之，五藏者，合神气魂魄而藏之；六府者，受谷而行之，受气而扬之；经脉者，受血而营之。"

按 此文"受血而营之"之"营"，古音同"环"，二字通用。如《说文·厶部》说："《韩非》曰：'仓颉作字，自营为厶。'"《韩非子·五蠹篇》说："昔者仓颉之作书也，自环者谓之私。"私，即"厶"字。又如《灵枢·营卫生会》说"营周不休"，而《素问·举痛论篇》则说"环周不休"也，是其例。《灵枢·脉度》说"经脉为里"，《素问·举痛论篇》说"经脉流行不止，环周不休"。是经脉在内层运行，循环往复，终而复始，无有穷已，然而此"经"之为字，乃《说文·糸部》所谓"织从糸也"。《玉篇·糸部》说："经，古丁切，常也，经纬以成缯帛也。"从，读"纵"，是织缯帛所用之纵糸，无涉于血之流行也。《素问·阴阳应象大论篇》说："六经为川。"其"经"所以"流注不息"者，以"经"假借为"巠"字也。《说文·川部》说："巠，水脉也，从川在一下，一，地也，壬省声……巠，古文巠不省。"段玉裁注："巠之言濙也。濙者，水𧖴行地中濙濙也。故从川在地下，古灵切。"《释名·释水篇》说："川，穿也，穿地而流也。"《孟子·滕文公下》说："水在地中行，江淮河汉是也。”《广韵·下平声·十五青》说“直波为巠”，是“经”为“巠”之借字无疑也。唯“巠”为“川流”之本字，“经”为借字，诸书多借经为巠，借字（经）行而本字（巠）废矣！

另外，在古籍中，亦有假借“筋”字为“巠”者。如《管子·水地篇》说：“水者，地之血气，如筋脉之通流者也。”《素问·生气通天论篇》说：“因而饱食，筋脉横解，肠澼为痔。”是其例。

（二十五）筋瘘颈肿

《灵枢·经筋》说：“颈筋急，则为筋瘘颈肿寒热在颈者，治在燔针劫刺。”

按 《说文·疒部》说：“瘘，颈肿也，从疒，娄声。”段玉裁注：“《淮南·说山训》‘鸡头已瘘’，高注‘瘘，颈肿疾也’。鸡头，水中芡也……肿，痈也，疾也。”颈肿，即《释名》之“痈喉”。段注引《淮南子》“鸡头已瘘”谓“瘘”是“颈肿疾”即“鼠瘘”则是，引《释名》“痈喉”即《灵枢》“猛疽”则非。考《释名·释疾病》说：“痈喉，气著喉中，不通成痈也。”叶德炯曰：“《灵枢经·痈疽》篇‘岐伯曰，痈发于嗌中，名曰猛疽，猛疽不治化为脓，脓不泻，塞咽，半日死’即此。”是“痈喉”病在“喉”而“鼠瘘”病在“颈”，“痈喉”为“急性”而“鼠瘘”为“慢性”也。段氏于此误引《释名》之文而未引《黄帝内经》之文以注此“瘘”，实亦千虑之一失也。《灵枢·寒热》说：“寒热瘰疬在于颈腋者，皆何气使生？岐伯曰：此皆鼠瘘寒热之毒气也，留于脉而不去者也。黄帝曰：去之奈何？岐伯曰：鼠瘘之本皆在于藏，其余上出于颈腋之间，其浮于脉中，而未内著于肌肉而外为脓血者，易去也。黄帝曰：去之奈何？岐伯曰：请从其本引其末，可使衰去而绝其寒热，审按其道以予之，徐往徐来以去之，其小如麦者，一刺知，三刺而已。”《素问·骨空论篇》说：“鼠瘘寒热，还刺寒府。寒府在附膝外解营。”王冰注：“膝外骨间也……营，谓深刺而必中其营也。”

（二十六）六府不和则留为痈

《灵枢·脉度》说：“五藏不和则七窍不通，六府不和则留为痈。”

按 《难经·三十七难》亦载此文，其改“七窍”为“九窍”虽非，然其“留”下有“结”字则是。此文当于“留”下补一“结”字而为“六府不和则留结为痈”，以与上文“五藏不和则七窍不通”为对句。“六府不和则留结为痈”的“痈”字，一些注家咸释之为“痈疡”“痈肿”（此指“蓄结痈脓”之“痈肿”）。如张介宾注说：“六府属阳主表，故其不利则肌腠留为痈疡。”杨玄操在《难经·三十七难》中注说：“六府，阳气也。阳气不和，则结痈肿之属，故云‘为痈’也。”等等，就是其例。这种解释，是与《黄帝内经》此文的原意相左的，只要细阅一下本段全文即可看到这一点。此文之下，紧紧相接的文字是：“故邪在六（‘六’字原无，今据《难经·三十七难》文补）府则阳脉不和，阳脉不和则气留之，气留之则阳气盛矣；邪在五藏则阴脉不和，阴脉不和（此十三字，原作‘阳气太盛则阴不利，阴脉不利’十二字，误，今据《难经·三十七难》文改）则血留之，血留之则阴气盛矣。阴气太盛，则阳气不能荣也，故曰关。阳气太盛，则阴气弗能荣也，故曰格。阴阳俱盛，不得相荣，故曰关格。关格者，不得尽期而死也。”这明明是说邪在六府或五藏，使藏府阴阳之脉偏盛偏衰，则或血或气留之而不得相荣，成为关格之病。所谓“关格之病”者，其或如《灵枢·终始》中“人迎与太阴脉口俱盛四倍以上”的论脉“关格”，或如《伤寒论·平脉法》中“关则不得小便，格则吐逆”论证的“关格”。然而无论其为论脉的人迎与寸口俱盛四倍以上的关格或为论证的不得小便而又吐逆的关格，均无涉于痈疡，其“六府不和则留结为痈”之“痈”何能谓其定是“痈疡”？考：痈，古代可假借为“壅”，而“壅”字是可写作“痈”的。如《难经·五十六难》说：“肺之积，名曰息贲，在右胁下，覆大如杯，久不已，令人洒淅寒热，喘咳，发肺壅。”《脉经》卷六第七引其文即作“发肺痈”，可证。《素问·大奇论篇》说：“肺之雍，喘而两胠满；肝雍，两胠满，卧则惊，不得小便；肾雍，脚下至少腹满……”《针灸甲乙经》卷十一第八载其文诸“雍”字均作“痈”。是“痈”又可假借为“雍”字，而“雍”字亦读为“壅”。《汉书·武帝纪》说：“是化不下究，而积行之君子雍于上闻也。”颜师古注：“雍读曰壅。”《汉书·元帝纪》说：“是故壬人在位，而吉士雍蔽。”颜师古注：“雍读曰壅。”《尔雅·释地》郝懿行义疏说：“雍，壅也。”《白虎通·辟雍》说：“雍之言壅也。”是“雍”可读为“壅”无疑。

据上所述，在古代，“痈”可假借为“壅”，亦可假借为“雍”，而“雍”亦可读为“壅”，则《灵枢·脉度》本文“六府不和则留结为痈”的“痈”字当亦读为“壅”字之假借。《汉书·景十三王传》说：“今臣雍阏不得闻。”颜师古注：“雍读曰壅。雍，塞也。”《群经音辨》卷二说：“雍，塞也。”“壅”有“塞”义，故于古即“壅”“塞”二字连用，构成“叠词复义”的今之所谓“相同联合词”，《汉书·盖诸葛刘郑孙毋将何传》中“正直之路雍塞”句的“雍塞”之用是其例。这里“六府不和则留结为痈”的“痈”字读“壅”而义为“壅塞”，始与上句“五藏不和则七窍不通”的“不通”之义相胁，而与下文“阴阳俱盛，不得相荣，故曰关格”的“关格”一病无忤。其实，在中医学的古典著作里，“壅”字被写作“痈”是颇不乏其例的，如《素问·病能论篇》所谓“夫痈气之息者，宜以针开除去之”，就是“夫壅气之息者，宜以针开除去之”也；《金匮要略·肺痿肺痈咳嗽上气病脉证治》所谓“肺痈，喘不得卧，葶苈大枣泻肺汤主之”，就是“肺壅，喘不得卧，葶苈大枣泻肺汤主之”也。

（二十七）卫出于下焦

《灵枢·营卫生会》说：“营出于中焦，卫出于下焦。”

按 此文“卫出于下焦”之“下”字，当作“上”，作“下”者为误。从书中岐伯答黄帝问“三焦之所出”文看，“上焦出于胃上口，并咽以上，贯膈而布胸中，走腋，循太阴之分而行”，并指出其“与营俱行于阳二十五度，行于阴亦二十五度”，自当是论述卫气之所出者；其“中焦亦并胃口（原作‘中’，误，今改），出上焦之后，此所受气者，泌糟粕，蒸津液，化其精微，上注于肺脉，乃化而为血”，是说营血之所出；其“下焦者，别迴肠，注入膀胱”，则为津液之所出。特别是《灵枢·决气》说：“上焦开发，宣五谷味，熏肤充身泽毛：若雾露之溉，是谓气。”杨上善在《太素·六气篇》对此文注之则说：“上焦开发，宣扬五谷之味，熏于肤肉，充身泽毛，若雾露之溉万物，故谓之气，即卫气也。”况且《太素·营卫气》载此文，正作“营出于中焦，卫出于上焦”，而《备急千金要方》卷二十第四、《外台秘要》卷六《三焦脉病论二首》亦皆谓“荣出中焦，卫出上焦”。荣，与“营”同。是则“卫出于上焦”无疑。古写“上”作“二”，写“下”作“亖”，二者字形相近，容易致误，故“上”误为“下”，以致误为“卫出于下焦”，后世《伤寒论》注家未能详核，遂误“上焦”为“下焦”，随着《伤寒论》一书及其注释的广为流传，“卫出于下焦”之说逐渐成为《伤寒论》家们的共识，进入《伤寒论》家们思想体系中，指导伤寒的临床实践。此乃古代“积非成是”之一例也。

（二十八）察其以

《灵枢·四时气》说：“睹其色，察其以，知其散复者，视其目色，以知病之存亡也。”

按 本文“察其以”之“以”字误，当作“目”。上文已作论述，“以”字古写作“目”，与“目”字形近，故“目”误为“目”而被改为“以”。下句“视其目色，以知病之存亡也”，论述“望目诊法”，足证其为“目”字无疑。况且前《九针十二原》篇、《小针解》篇以及《针灸甲乙经》卷五第四皆有“睹其色，察其目，知其散复”之明文。

（二十九）唏然时寒

《灵枢·癫狂》说：“风逆，暴四肢肿，身漯漯，唏然时寒，饥则烦，饱则善变，取手太阴表里、足少阴阳明之经，肉清取荥，骨清取井经也。”

按 此文“骨清取井经也”之“经”字，《太素·杂病·风逆》无，是“经”字为衍文，当删去之。史崧《音释》说：“唏，许几切，笑也。”后《口问》篇说：“黄帝曰：人之唏者，何气使然？岐伯曰：此阴气盛而阳气虚，阴气疾而阳气徐，阴气盛而阳气绝，故为唏。补足太阳，泻足少阴。”杨上善注亦谓：“唏，火几反，笑也。”《说文·口部》亦说：“唏，笑也，从口，希声。”此“唏”字如训“笑”义，则与“阴气盛而阳气虚”之病机未合，亦与其“唏然时寒”之义未安，是其当读如《说文·口部》“唏……一曰哀痛不泣曰唏”之“唏”，段玉裁注：“《方言》：‘唏，痛也，凡哀而不泣曰唏，于方则楚言哀曰唏。’《十二诸侯年表》曰：‘纣为象箸而箕子唏。’”是其义也。

（三十）目瘳脉痛

《灵枢·热病》说：“热病头痛，颞颥目瘳脉痛，善衄，厥热病也，取之以第三针，视有余不足，寒热痔。”

按 此文“目瘳脉痛”之“瘳脉”二字误倒，当乙转。《太素·热病说》载此文无“痛”字，是痛字为衍文，当删去之，则此文当作“目脉瘳”三字。《说文·手部》说：“瘳，引纵曰瘳，从手，瘛省声。”段玉裁注：“《尔雅》释文作‘引而纵之曰瘳’……尺制切，俗作掣。”是“瘳”乃正字，而“掣”即为“瘳”之俗体也。瘳，为“瘛省声”之字，故亦可用“瘛”。《素问·阴阳别论篇》说：“一阳发病……其传为心掣。”《太素·阴阳杂说》则作“一阳发病……传为心瘛。”《灵枢·五邪》说：“恶血在内，行善掣节。”《太素·五藏刺》则作“恶血在内，行（此后有‘者’字，衍文，今删）善掣节。”《素问·玉机真藏论篇》说：“病筋脉相引而急，病名曰瘛。”王冰注：“筋脉受热而自跳掣，故名曰瘛。”瘛，亦可作“瘈”。《灵枢·论疾诊尺》说：“婴儿病……耳间青脉起者掣痛。”《针灸甲乙经》卷十二第十一载此文则作“婴儿耳间青脉起者瘈”，《太素·热病说》载此文“目瘈脉”，其“瘈脉”二字亦误倒，杨上善注“颞颥及目边脉瘈”之文可证。《针灸甲乙经》卷七第一中载此文作“目脉紧”，其“紧”字误，下有小注说“一本作瘈”。是《黄帝甲乙经》尚有“瘈”字不误之本也。

（三十一）《灵枢·热病》说：“热病不可刺者有九……九曰热而痉者，死。腰折，瘈疭，齿噤齘也。”

按 此文“九曰热而痉者，死”下，《针灸甲乙经》卷七第一中、《太素·热病说》皆重“热而痉（原作‘痓’，误，今改）者”四字，是，当补。腰折，当作“腰反折”。此“热而痉者，腰反折，瘈疭，齿噤齘也”十三字，为“九曰热而痉者，死”之自注语。《说文·疒部》说：“痉，彊急也，从疒，巠声。”段玉裁注：“《广韵》曰：‘风强病。’按《急就篇》‘痈疽瘛疭痿痹痮’，‘痮’即‘痉’。颜云：‘体强急，难用屈伸也。’其颈切。”是“项背腰脊强急反折难用屈伸”之病证。“瘈疭”者，《灵枢·邪气藏府病形》说：“脾脉急甚为瘛疭。”杨上善《太素·五藏脉诊》注：“手足引牵来去，故曰瘛疭也。”《说文·疒部》说：“瘛，小儿瘛疭病也。”段玉裁注：“瘛之言掣也，疭之言纵也。”《广雅·释言》说：“瘛，疭也。”王念孙疏证：“瘛之言掣，疭之言纵也。”《潜夫论·贵忠》说：“婴儿常病伤饱也……哺乳太多则必掣纵而生痫。”汪继培笺：“戴侗《六书故》云：瘛疭，谓小儿风惊，乍掣乍纵。掣，搐也，纵则掣而乍舒也。”瘛，与“瘈”同。掣纵，同“瘛疭”。手足牵引来去，瘛疭，纵则掣而乍舒也，皆谓今之“手足抽搐”也。按：手足抽搐，与“身体强急，难用屈伸”二证，似难相兼，余甚疑“瘛疭”，二字在此为衍文也。

（三十二）心肠痛　是蛟蛕也

《灵枢·厥病》说："心肠痛，憹作痛肿聚，往来上下行，痛有休止，腹热，喜渴，涎出者，是蛟蛕也，以手聚按而坚持之，无令得移，以大针刺之，久持之，虫不动，乃出针也。恲腹憹痛，形中上者。"

按　此文"心肠痛"之"肠"，《针灸甲乙经》卷九第二、《太素·厥心痛》皆作"腹"。蛟，《太素》作"蛟"。此段文末"恲腹憹痛，形中上者"八字，当移于"是蛟蛕也"句下。杨上善注："憹，聚结也，奴通反。谓心腹之内，虫聚而痛憹，懊憹然也。"懊憹者，叠韵联系字，谓心中烦乱也。《说文·肉部》说："肿，痈也，从肉，重声。"此"痈"，当读若"壅遏"之"壅"。《伤寒论·辨厥阴病脉证并治》说："蚘闻食臭出。"蚘，与"蛕"同。虫食而聚，乃壅遏阻塞不通而痛，食已而散乃聚消痛止也。蛕之聚散无常，随气移动，故其痛聚往来上下行而时有休止也。胃居腹中，聚扰于胃，故腹热而口喜渴也。《灵枢·口问》说"胃中有热则虫动，虫动则胃缓，胃缓则廉泉开，故涎下"也。杨上善曰："若蛟相犮，故蛕称蛟也。恲亦饼，普耕反，满也。谓虫聚心腹满，如肿聚高起，故曰形中上者也。"余于是证，则每以汤药易书中之刺法，杀蛕而泻之以出：槟榔60克，广木香6克，加水煎取药汁一碗，趁温一次服下。方用大剂量槟榔为君，杀蛕行气，且具有轻缓泻下作用而通便，使蛕死而泻出，广木香佐之，增强行气功效，调和脾胃，有利于气机的升降复常。

（三十三）心系急则气道约

《灵枢·口问》说："人之太息者何气使然？岐伯曰：忧

思则心系急，心系急则气道约，约则不利，故太息以伸出之。”

按 《说文·口部》说：“喟，大息也，从口，胃声。”段玉裁注：“《论语》两云‘喟然叹曰’，谓‘大息而吟叹也’。”大与太通。太息，又作“长太息”，“长太息”者，“太息长”也，俗所谓“出长气”。此文以人之“太息”病机而反映出“心亦司呼吸”之功能也。《素问·灵兰秘典论篇》说：“膻中者，臣使之官，喜乐出焉。”王冰注：“膻中者，在胸中两乳间，为气之海……膻中主气，以气布阴阳。”《灵枢·邪客》说：“故宗气积于胸中，出于喉咙，以贯心脉，而行呼吸焉。”此“脉”字误。《黄帝内经太素·营卫气行》载此文作“肺”。杨上善注：“其清者宗气，积于膻中，名曰气海，其气贯于心肺，出入喉咙之中而行呼吸”，是“心”“肺”两藏共司呼吸，非唯“肺藏”独专也。

《灵枢·五味》说：“其大气之抟而不行者，积于胸中，命曰气海，出于肺，循喉咙，故呼则出，吸则入。”《说文·口部》则说：“呼，外息也，从口，乎声；吸，内息也，从口，及声。”段玉裁注：“外息，出其息也，内息，纳其息也。”一呼一吸谓之息，鼻者心气之所出入也。《说文·自部》说：“自，鼻也，象鼻形。凡自之属皆从自。”是“自”读若“鼻”也。《说文·鼻部》说：“鼻，所以引气自畀也，从自，畀声。凡鼻之属皆从鼻。”段玉裁注：“鼻之一呼一吸相乘除，而引气于无穷。”长有天命也。其“息”字则“从心、从自”者，段玉裁注：“心气必从鼻出，故从心自。”自者，鼻也。是“心”亦主“呼吸”也无疑。

（三十四）则为乃痿厥心悗

《灵枢·口问》说："下气不足，则乃为痿厥心悗，补足外踝下留之。"

按 此文"则乃为痿厥心悗"之"心"，当为"足"字之误。《太素·十二邪》载此文说："故上气不足，脑为之不满，耳为之善鸣，头为之顷，目为之瞑；中气不足，溲便为之变，肠为之喜鸣；下气不足，则为痿厥足闷。"杨上善注："头为上也，邪气至头，耳鸣，头不能正，目暗者也；肠及膀胱为中也，邪至于中，则大小便色皆变于常及肠鸣也，邪气至足，则足痿厥捭缓，其足又闷。"上气不足，则病见于上；中气不足，则病见于中；下气不足，则病见于下，理自然也。所谓"痿厥"者，既"痿"且"厥"也。《吕氏春秋·孟春纪·重已》说："多阴则蹷，多阳则痿。"高诱注："蹷，逆寒疾也。痿，躄不能行也。"同书《季春纪·尽数》又说："郁……处足，则为痿为蹷。"高诱注："痿，不能行；蹷，逆疾也。"蹷与厥同。痿厥一证，在《黄帝内经》里，有十多篇中都提到，它与饮食居处劳逸都相关，在我国古代似是一个多发病。《素问·异法方宜论篇》说："其民食杂而不劳，故其病多痿厥寒热。"《素问·生气通天论篇》说："秋伤于湿，上逆而咳，发为痿厥。"《素问·四气调神大论篇》说："此冬气之应，养藏之道也，逆之则伤肾，春为痿厥。"《灵枢·本神》说："恐惧而不解则伤精，精伤则骨痠痿厥，精时自下。"《素问·通评虚实论篇》说："痿厥……肥贵人则高梁之疾也。"高梁，乃"膏粱"二字之借也，《太素·杂病·病解》正作"膏粱"。至于痿厥之治疗，《素问·异法方宜论篇》主以"导引按跻"之法，《灵枢·口问》主以“刺足大指间二寸（太冲）留之，一曰足外踝下（申脉）留之”，或者手足开张即得其输，然后刺之，《灵枢·本输》所谓“痿厥者，张而刺之，可令立快也”。而《灵枢·杂病》则主以“四末束紮”之法：“痿厥，为四末束，悗，乃疾解之，日二。不仁者，十日而知，无休，病已止。”

（三十五）两神相搏

《灵枢·决气》说：“两神相搏，合而成形，常先身生，是谓精。”

按 此文“两神相搏”之“搏”，《说文·手部》说“搏，索持也”，非此义。此“搏”当为“薄”之假借字。《素问·调经论篇》王冰注引《针经》此文，正作“两神相薄”。《黄帝内经太素·六气篇》载此文亦正作“两神相薄”。《素问·阴阳别论篇》说：“阴搏阳别，谓之有子。”然《素问·平人气象论篇》王冰注引《阴阳别论篇》（原误为《经脉别论篇》，今改）说：“阴薄阳别，谓之有子。”则作“薄”。《灵枢·本神》说：“两精相搏谓之神。”而《素问·宣明五气篇》王冰注引《灵枢》此文作“两精相薄谓之神”，亦作“薄”。《素问·脉解篇》说：“阳明……所谓欲独闭户牖而处者，阴阳相薄也。”而《素问·阳明脉解篇》新校正注引《脉解篇》说：“欲独闭户牖而处何也？阴阳相搏，阳尽阴盛，故独闭户牖而处。”又作“搏”。《金匮要略·痉湿暍病脉证并治》说：“风湿相搏，骨节疼烦，掣痛不得屈伸，近之则痛剧。”而《备急千金要方》卷七第二，载此文则作“风湿相薄……”亦作“薄”。是“搏”“薄”二字义通也，或用本字之引申义，或用借字。薄，乃字之引申义；搏，乃薄字之假借耳。

"薄"者，《楚辞·九章·涉江》说："露申辛夷，死林薄兮。"王逸注："丛木曰林，草木交错曰薄。"《楚辞·招隐士》说："丛薄深林兮人上慄。"洪兴祖补注："深草曰薄。"《小尔雅·广言》说："薄，迫也。"杨琳今注："《说文》：'薄，林薄也。'本义为草木密集丛生之处。"《广雅·释草》说："草蘩生为薄。"王念孙疏证："蘩，与丛同。蘩生，聚生也。《淮南子·原道训》云：'隐于林薄之中。'"高诱注云："蘩木曰榛，深草曰薄。"又为"草木交错"之称。《楚辞·九章》云："露申辛夷，死林薄兮。"王逸注云："丛木曰林，草木交错曰薄。"又《释诂》卷三下说："薄，聚也。"王念孙疏证："薄者，《释草》云：'草蘩生为薄，蘩与丛同。'《楚辞·九章》：'露申辛夷，死林薄兮。'王逸注云：'丛木曰林，草木交错曰薄。'《淮南子·原道训》：'隐于林薄之中。'高诱注云：'丛木曰榛，深草曰薄。'皆聚之义也。"是所谓"两神相薄"者，乃是"两神相聚""相合""相得"者也。

（三十六）淖泽注于骨

《灵枢·决气》说："谷入气满，淖泽注于骨，骨属屈伸，泄泽补益脑髓，皮肤润泽，是谓液。"

按 此文"淖泽注于骨"之"淖泽"二字，诸家皆释之为"濡润"，似未确。以其未能注明其液注骨的特征也。

此文"淖泽"即"潮汐"。考：淖，乃"潮"之坏文。《素问·阴阳别论篇》说："淖则刚柔不和，经气乃绝。"王冰注："血淖者，阳常胜……"史崧音释："淖，音淘，水朝宗于海。"王云"血淖"，史云"音淘，水朝宗于海"，正读"淖"为"潮"，此文"淖"为"潮"之坏文无疑。

《说文·水部》说："淖，水朝宗于海也，从水、朝省。"徐铉等曰："隶书不省，直遥切。"段玉裁注："《说文》无'涛'篆，盖'涛'即'淖'之异体。涛，古当音稠。淖者，翰声，即舟声。《文选》注引《仓颉篇》：'涛，大波也。'盖'淖'者古文，'涛'者秦字，《枚乘七发》'观涛'即为'观淖'。"徐铉所谓"隶书省"者，盖谓"淖"字隶书作"潮"也，故《广韵·下平声·四宵》说："潮，潮水。"今则通作"潮"也。是此文"淖泽"即"淖泽"，亦即"潮泽"也。

淖泽，即"淖液"，以"泽"字读为"液"也。《礼记·郊特牲》说："犹明清与醆酒于旧泽之酒也。"郑玄注："泽，读为醳。"释文："泽，依注读为醳，音亦。"《周礼·考工记·弓人为弓》说："冬析干而春液角。"郑玄注："郑司农云：'液，读为醳。'"。释文："液，音亦，下同。醳，音亦。"是"泽""液"二字皆"音亦"而声同字通，故《灵枢·邪气藏府病形》说："其肉淖（淖）泽。"史崧《音释》于"淖（淖）泽"字下，引《针灸甲乙经》释文说："……下音液。"《素问·疏五过论篇》说："令泽不息。"王冰注亦谓"泽者液也"。其足以证"泽"字可读为"液"也。《素问·八正神明论篇》说："是故天温日明，则人血淖（淖）液而卫气浮"，正作"淖液"。

何谓"淖液"？《说文·水部》谓"液"乃"从水，夜声"，而"夜"字与"夕"通。《史记·高祖功臣侯者年表》说："深泽八年十月癸丑，齐侯赵将夜元年。"司马贞索隐："《汉表》作'将夕'。"《汉书·高惠高后文功臣表》正作"深泽齐侯赵将夕"；《泽螺居诗经新证》卷上"肃肃宵征"条注说"夙夜，金文亦作'㺴夕'，指早晚言之"；《战国策·赵策》说"不出宿夕”；鲍彪注“夕，初夜”；在古文献中，宿夜，又作“宿夕”。可见“夜”“夕”字通。夜，可用作“夕”，则“液”即可假借为“汐”矣。于鬯《香草续校书》说：“《说文》无‘汐’字，故借‘液’为之。淖液者，即‘潮汐’也。”其“淖液”即“潮汐”，此文“淖泽”为“淖液”亦即“潮汐”矣。

潮汐者，海水时涨时落也。此文“谷入气满，淖泽注于骨”者，谓水谷化生之精微充满，随日月之运行和寒温之变化，或盛或衰、时隆时杀而节律性灌溉于全身之骨部。《子华子·执中》说：“一人之身，为骨三百有六十，精液之所朝夕也……”正此之谓。其论骨数为应周天之度虽与实际有差，然谓精液之潮汐注于骨则甚确。其实，人之气血精液在身中之流行，皆非日夜等量齐布，而是受天地运行之制以或实或虚，即隆于此则杀于彼，盛于彼则衰于此也。《素问·五藏生成论篇》所谓“……此四支八溪之朝夕也”，即此义。上引两“朝夕”字，皆为“潮汐”字之借，亦即此文之“淖泽”也。

（三十七）其脉空虚

《灵枢·决气》说：“血脱者，色白，夭然不泽，其脉空虚，此其候也。”

按 此文“其脉空虚”一句，诸注均未允当，如杨上善注说：“以无血，故色白。无血润肤，故不泽，脉中无血，故空虚以为不足，虚之状也。”张志聪注说：“心主血，心之合脉也，其荣色也，是以血脱者，色白，夭然不泽，其脉空虚，此其候也。”张介宾注说：“血之荣在色，故血脱者色白如盐。夭然不泽，谓枯涩无神也。脉贵有神，其脉空虚，即六脱之候。”然杨上善等注乃望文生义，其把此文之“其脉空虚”一句，误释为“脉中无血”，而且作为“血脱”的病候之一。张介宾之注随文敷衍，囫囵吞枣地说：“脉贵有神，其脉空虚，即六脱之候。”其义含混不清。尤其李念莪《内经知要》把本文“其脉空虚，此其候也”二句删掉不要，更是简单粗暴，荒唐无知！细读《灵枢·决气》这一篇，首先是记述“精”“气”“津”“液”“血”“脉”等“六气”的生成或作用以定其义，继之是记述“精”“气”“津”“液”“血”“脉”等“六气之脱”的病候。然细查其文，却只有“精脱”“气脱”“津脱”“液脱”“血脱”五者，而少一“脉脱”，这说明其文字有脱落，如不校正，何能读通？考《针灸甲乙经》卷一第十二，载此文“其脉空虚”句上有“脉脱者”三字，这是不错的，因为这样才符合“六气”之数。丹波元简《灵枢识》、刘衡如《灵枢经》校勘，均谓“其脉空虚”句上当补“脉脱者”三字。据此，这段文字则读为：“血脱者，色白，夭然不泽；脉脱者，其脉空虚。此其候也。”这里“此其候也”一句，不是“脉脱”一条之专文，而是“六气之脱病候”的总结语。

这段文字的文理已读顺，现在再来讨论其“脉脱”的病候即“其脉空虚”一证的临床表现是什么。如果把这里的“其脉空虚”理解为杨上善所说的那样“脉中无血”，是不恰当的。因脉中无血是病机，而不是病候。脉中无血，无以濡养血脉，则血脉中空而外强，以致出现脉学上的所谓“芤脉”。然“脉中空虚”的“芤脉”，可以见于“血脱”之病，但它不是“脉脱”的病候，应该分别开来，不能混为一谈。

《后汉书·隗嚣公孙述列传》说：“鱼不可脱于渊。”李贤注：“脱，失也。”所谓“脉脱”者，乃“脉失去之”也。

故“其脉空虚”，不是指“脉空无血”的“芤脉”，而是说的按之其脉“空虚无有”，就是所谓“脉绝”，所谓“脉不至”，按之其脉不来而指下无脉跳动也。“脉脱”一词，在后汉时代，伟大的医学实践家张仲景已引用。《金匮要略·脏腑经络先后病脉证》说：“脉脱，入藏即死，入腑即愈。”清代尤怡注说：“脉脱者，邪气乍加，正气被遏，经隧不通，脉绝似脱，非真脱也，盖即‘暴厥’之属。经曰：‘趺阳脉不出，脾不上下，身冷肤鞕。’即‘脉脱’之谓也。”脉脱每见于暴厥病人，亦见于三阴病患者。前者因邪气猝遏血脉不通而无脉，后者乃正气衰竭血脉无流而无脉。二者的病因病机以及病情虽不同，然其为“脉脱”而按之指下无脉跳动则一。

（三十八）手之三阴，从藏走手……

《灵枢·逆顺肥瘦》说：“黄帝曰：脉行之逆顺奈何？岐伯曰：手之三阴，从藏走手；手之三阳，从手走头；足之三阳，从头走足；足之三阴，从足走腹。”

按 此文是对《灵枢·经脉》中所载十二经脉循行的概括。所谓“手之三阴，从藏走手”者，《灵枢·经脉》说：“肺手太阴之脉，起于中焦，下络大肠，还循胃口，上膈属肺，从肺系横出腋下，下循臑内，行少阴、心主之前，下肘中，循臂内上骨下廉，入寸口，上鱼，循鱼际，出大指之端；其支者，从腕后直出次指内廉出其端。”“心手少阴之脉，起于心中，出属心系，下膈，络小肠；其支者，从心系上挟咽，系目系；其直者，复从心系却上肺，下出腋下，下循臑内后廉，行太阴、心主之后，下肘内，循臂内后廉抵掌后锐骨之端，入掌中后廉，循小指之内出其端。”“心主手厥阴心包络之脉，起于胸中，出属心包络，下膈，历络三焦；其支者，循胸出胁，下腋三寸，上抵腋下，循臑内，行太阴、少阴之间，入肘中，下臂行两筋之间，入掌中，循中指出其端；其支者，别掌中，循小指次指出其端。”所谓“手之三阳，从手走头”者，《灵枢·经脉》说：“大肠手阳明之脉，起于大指次指之端，循指上廉，出合谷两骨之间，上入两筋之中，循臂上廉，入肘外廉，上臑外前廉，上肩，出髃骨之前廉，上出于柱骨之会上，下入缺盆，络肺，下膈，属大肠；其支者，从缺盆上颈贯颊，入下齿中，还出挟口，交人中，左之右，右之左，上夹鼻孔。”“小肠手太阳之脉，起于小指之端，循手外侧上腕出踝中，直上循臂骨下廉，出肘内侧两筋之间，上循臑外后廉，出肩解，绕肩胛，交肩上，入缺盆，络心，循咽下膈，抵胃，属小肠；其支者，从缺盆循颈上颊，至目锐眦，却入耳中；其支者，别颊上䪼，抵鼻，至目内眦，斜络于颧。”“三焦手少阳之脉，起于小指次指之端，上出两指之间，循手表腕，出臂外两骨之间，上贯肘，循臑外上肩而交出足少阳之后，入缺盆，布膻中，散落心包，下膈，循属三焦；其支者，从膻中上出缺盆，上项，系耳后，直上出耳上角，以屈下颊至䪼；其支者，从耳后入耳中出走耳前，过客主人，前交颊，至目锐眦。”所谓“足之三阳，从头走足”者，《灵枢·经脉》说：“胃足阳明之脉，起于鼻之交頞中，旁纳太阳之脉，下循鼻外，入上齿中，还出挟口，环唇，下交承浆，却循颐后下廉，出大迎，循颊车，上耳前，过客主人，循发际，至额颅；其支者，从大迎前下人迎，循喉咙，入缺盆，下膈，属胃络脾；其直者，从缺盆，下乳内廉，下挟脐，入气街中；其支者，起于胃口，下循腹里下至气街中而合，以下髀关，抵伏兔，下膝膑中，下循胫外廉下足跗，入中指内间；其支者，下廉三寸而别，下入中指外间；其支者，别跗上，入大指间。”“膀胱足太阳之脉，起于目内眦，上额交巅；其支者，从巅至耳上角；其直者，从巅入络脑，还出别下项，循肩髆内，挟脊抵腰中，入循膂，络肾，属膀胱；其支者，从腰中下挟脊，贯臀，入腘中；其支者，从髆内左右别下贯胛，挟脊内，过髀枢，循髀外，从后廉下合腘中，以下贯腨内，出外踝之后，循京骨，至小指外侧。”“胆足少阳之脉，起于目锐眦，上抵头角，下耳后，循颈行手少阳之前，至肩上，却交出手少阳之后，入缺盆；其支者，从耳后入耳中出走耳前，至目锐眦后；其支者，别锐眦，下大迎，合于手少阳，抵于䪼，下加颊车，下颈，合缺盆，以下胸中，贯膈，络肝，属胆，循胁里，出气街，绕毛际，横出髀厌中；其直者，从缺盆下腋，循胸，过季胁，下合髀厌中以下，循髀阳出膝外廉，下外辅骨之前，直下抵绝骨之端，下出外踝之前，循足跗上，入小指次指之间；其支者，别跗上，入大指之间，循大指歧骨内出其端，还贯爪甲，出三毛。”所谓“足之三阴，从足走腹”者，《灵枢·经脉》说：“脾足太阴之脉，起于大指之端，循指内侧白肉际，过核骨后，上内踝前廉，上腨内，循胫骨后交出厥阴之前，上膝股内前廉，入腹，属脾，络胃，上膈，挟咽，连舌本，散舌下；其支者，复从胃，别上膈，注心中。”“肾足少阴之脉，起于小指之下，邪走足心，出于然谷之下，循内踝之后，别入跟中，以上腨内，出腘内廉，上股内后廉，贯脊，属肾，络膀胱（此处当有脱文）；其直者，从肾上贯肝膈，入肺中，循喉咙，挟舌本；其支者，从肺出络心，注胸中。”“肝足厥阴之脉，起于大指丛毛之际，上行足跗上廉，去内踝一寸，上踝八寸交出太阴之后，上腘内廉，循股阴入毛中，过阴器，抵小腹（此处当有脱文），挟胃，属肝，络胆，上贯膈，布胁肋，循喉咙之后上入颃颡，连目系，上出额，与督脉会于巅；其支者，从目系下颊里，环唇内；其支者，复从肝，别贯膈，上注肺。”

《灵枢·经脉》中载此十二经脉循行是一个终始循环，各条经脉都有一定的顺序相互交接。它们循行交接的顺序是：肺手太阴之脉受气于中焦，从肺出于中府穴，循上肢内侧前缘下行，至手大指桡侧端少商穴，其从腕后分出一支，行至手食指桡侧端商阳穴，交于大肠手阳明之脉；大肠手阳明之脉受肺手太阴经脉之气，起于手食指桡侧端商阳穴，循上肢外侧前缘上行，至对侧鼻旁迎香穴，交于胃足阳明之脉；胃足阳明之脉受大肠手阳明经脉之气，起于鼻旁迎香穴，循胸腹部下行，经下肢至足次指外侧端厉兑穴，其从足跗分出一支，行至足大指内侧端隐白穴，交于脾足太阴之脉；脾足太阴之脉受胃足阳明经脉之气，起于足大指内侧端隐白穴，循下肢内侧正中线上行，至内踝上八寸交出肝足厥阴经脉之前，循内侧前缘上行入腹，属脾注心中，交于心手少阴之脉；心手少阴之脉受脾足太阴经脉之气，起于心中，出于腋下极泉穴，循上肢内侧后缘下行，至手小指桡侧端少冲穴，行至小指尺侧端少泽穴，交于小肠手太阳之脉；小肠手太阳之脉受心手少阴经脉之气，起于手小指尺侧端少泽穴，循上肢外侧后缘上行，至面颊部耳前听宫穴，其从面颊分出一支，行至目内眦睛明穴，交于膀胱足太阳之脉；膀胱足太阳之脉受小肠足太阳经脉之气，起于目内眦睛明穴，上额，交巅，循背腰部下行，经下肢后方至足小指外侧端至阴穴，行至足小指下，交于肾足少阴之脉；肾足少阴之脉受膀胱足太阳经脉之气，起于足小指下，至足心涌泉穴，循下肢内侧后缘上行，贯脊，属肾，入肺，络心，注胸中，交于心主手厥阴心包络之脉；心主手厥阴心包络之脉受肾足少阴经脉之气，起于胸中，属心包络，出于腋下乳外天池穴，循上肢内侧正中线下行，至手中指端中冲穴，其从掌中分出一支，行至手无名指尺侧端关冲穴，交于三焦手少阳之脉；三焦手少阳之脉受心主手厥阴心包络经脉之气，起于手无名指尺侧端关冲穴，循上肢外侧正中线上行，至头面部目外眦瞳子髎穴，交于胆足少阳之脉；胆足少阳之脉受三焦手少阳经脉之气，起于头面部目外眦瞳子髎穴，循身之侧下行，经下肢外方至足四指外侧端窍阴穴，其从足跗分出一支，行至足大指丛毛之际，交于肝足厥阴之脉；肝足厥阴之脉受胆足少阳经脉之气，起于足大指丛毛之际，下行至大指外侧端大敦穴，循下肢内侧前缘上行，至内踝上八寸交出脾足太阴经脉之后，循内侧正中线上行，过阴器，入腹，属肝，入注肺，交于肺手太阴之脉为一周。这种十二经脉的循行交接，构成了人体的经脉循环，故《素问·举痛论篇》说："经脉流行不止，环周不休。"经脉乃人体组织结构，非能流行，所谓"经脉流行不止"者，乃"经脉"中所行之血气"流行不止"也。《灵枢·经脉》在提出"谷入于胃，脉道以通，血气乃行"之后，论述了十二经脉的循行，也说明了所谓"十二经脉之循行"者，乃"血液流行之正常道路"，亦即营气运行之正常道路也。以血液在经脉中正常运行，环周不休，即为营气也。《灵枢·营气》说："营气之道，内谷为宝。谷入于胃，乃传之肺，流溢于中，布散于外。精专者，行于经隧，常营无已，终而复始，是谓天地之纪。故气从（手）太阴出注手阳明，上行注足阳明，下行至跗上，注大指间与太阴合，上行抵髀（脾），从脾注心中，循手少阴出腋，下臂，注小指合手太阳，上行乘腋，出䪼内，注目内眦，上巅下项，合足太阳（此句当在‘注目内眦’句下），循脊下尻，下行注（足）小指之端，循足心，注足少阴，上行注肾，从肾注心，外散于胸中，循心主脉出腋下臂，出两筋之间，入掌中，出中指之端，还注小指次指之端合手少阳，上行注膻中，散于三焦，从三焦注胆，出胁，注足少阳，下行至跗上，复从跗注大指间合足厥阴，上行至肝，从肝上注肺，上循喉咙，入颃颡之窍，究于畜门；其支别者，上额，循巅下项中，循脊入骶，是督脉也，络阴器，上过毛中，入脐中，上循腹里入缺盆，上注肺中，复出太阴。此营气之所行也，逆顺之常也。”此论营气在经脉中运行环周的道路，除另出一“任督循环”外，余文则为对十二经脉循行的简述，从而表明《灵枢·逆顺肥瘦》所述手足三阴三阳脉行之逆顺，乃指营气运行环周的方向和道路。

然则，人身营气运行环周的方向何以如此而不如彼呢？就是说为什么手之三阴“从藏走手”而不是“从手走藏”，手之三阳“从手走头”而不是“从头走手”，足之三阳“从头走足”而不是“从足走头”，足之三阴“从足走腹”而不是“从腹走足”呢？这是人体经脉内血气流行本身固有的特性，是古人在长期临床观察中发现的，是长期医疗实践经验的总结。它体现了人体十二藏府升降的规律，是针刺治疗中迎随补泻法的理论基础。

《灵枢·逆顺肥瘦》所述的十二经脉循行规律，表明十二藏府的升降规律是：凡藏气是上升的，它所相表里的府气就是下降的，如足三阴经所属之藏气上升，它所相表里的足三阳经所属之府气就下降；凡藏气是下降的，它所相表里的府气就是上升的，如手三阴经所属之藏气下降，它所相表里的手三阳经所属的府气就上升；反之，凡府气是上升的，它所相表里的藏气就是下降的，如手三阳经所属之府气上升，它所相表里的手三阴经所属之藏气就下降；凡府气是下降的，它所相表里的藏气就是上升的，如足三阳经所属之府气下降，它所相表里的足三阴经所属之藏气就上升，这是一个方面。在另一个方面，凡手经所属藏府之气是上升的，它同名的足经所属藏府之气就是下降的，如手三阳经所属之府气上升，足三阳经所属之府气就下降；凡手经所属藏府之气是下降的，它同名的足经所属藏府之气就是上升的，如手三阴经所属之藏气下降，足三阴经所属之藏气就上升，反之，凡足经所属藏府之气是下降的，它同名的手经所属藏府之气就是上升的，如足三阳经所属之府气下降，它同名的手三阳经所属之府气就上升；凡足经所属藏府之气是上升的，它同名的手经所属藏府之气就是下降的，如足三阴经所属之藏气上升，它同名的手三阴经所属之藏气就下降。至于各个藏府升降机能的具体论述，见拙著《读医心得·祖国医学的升降学说》。

《灵枢·九针十二原》说："逆而夺之，恶得无虚，追而济之，恶得无实。"逆，即其下文"迎之"之"迎"也。追，即其下文"随之"之"随"也。它表明在针刺治疗中，迎而夺之，可以达到泻除邪气的作用；随而济之，可以达到补益正气的作用，故《灵枢·小针解》说："迎而夺之者，泻也；追而济之者，补也。”所谓“迎而夺之”者，是说在施行针术时，针刺要逆着经脉循行的方向行针而刺；所谓“随而济之”者，是说在施行针术时，针刺要顺着经脉循行的方向行针而刺。《灵枢·寒热病》中所载“刺虚者，刺其去也，刺实者，刺其来也”之文，就是论述的这一点。所谓“刺其去”“刺其来”，正是要求按照经脉的循行规律亦即营气在经脉中运行的方向施行或逆经脉之行或顺经脉之行的针刺方法，这就是针刺治疗的迎随补泻法，从而表明了十二经脉的循行规律，亦即营气在经脉中运行的规律，是针刺治疗中迎随补泻法的理论基础。

《灵枢·逆顺肥瘦》内容，是长期医疗实践经验的总结，是中医学基本理论的重要组成部分。它的产生是有其客观基础的。它对于指导中医学的临床实践有着不可动摇的地位。在继承发扬祖国医学的今天，我们必须正确地理解它，掌握它，从而更好地运用它，发扬它，使其在人民保健事业上和医学科学事业的发展上发挥更大的作用。然而近人对它颇有以“把两手上举，就是阴升阳降”之说为释者，这不仅歪曲了它产生的客观基础，抹杀了它所包含的医学实质内容，而且也对阴阳学说的基本规律制造了混乱，这实在是为我们所不足以取的。

（三十九）津液布扬

《灵枢·天年》说：“六府化谷，津液布扬，各如其常，故能长久。”此“长”“久”二字误倒，当乙转。《黄帝内经太素·寿限》载此正作“久长”。其“津”之本义为“水渡”，如古之“孟津”“逍遥津”，今之“天津”是也。读“将邻切”。诸书借作“𧖴”。《说文·血部》说：“𧖴，气液也，从血，𦘒声。”是“𧖴”字训“气液”，而“液”字训“𧖴”，则“𧖴”“液”

二字义通也。“𦺇”与“津”声同，各书皆作“津”为“𦺇”，“津”行而“𦺇”废矣。

《释名·释形体》说：“津，进也，汁进出也。”王先谦曰：“《一切经音义》二十五引《三苍》云：‘津，液汁也。’液汁出在外，迺可见。《周礼·大司徒》说：‘其民黑而津。’注‘津，润也’。”津润叠韵也。

杨上善注《黄帝内经太素·经脉连环》“是主津所生病者”句说：“津，汗也。”《释名·释形体》说：“汗，津也，出在于表，涅涅然也。”王先谦曰：“《汉书·刘向传》：‘汗，出而不反者也。’”是“出而不反”之“汗”谓之“津”。而《说文·水部》说：“汗，身液也。”《素问·宣明五气篇》说：“五藏化液，心为汗。”王冰注：“泄于皮腠也。”则“汗”又谓之“液”也。是故“津”“液”二字每连用。如《素问·灵兰秘典论篇》说：“膀胱者，州都之官，津液藏焉。”《灵枢·本藏》说：“六府者，所以化水谷而行津液者也。”《素问·六节藏象论篇》说：“津液相成，神乃自生。”《素问·逆调论篇》说：“夫水者，循津液而流也。”《灵枢·胀论》说：“廉泉玉英者，津液之道也。”《灵枢·津液五别》说：“五谷之津液和合而为膏者。”《灵枢·刺节真邪》说：“茎垂者，身中之机，阴精之候，津液之道也。”等等皆是。然而，“津”“液”二者虽义可通，毕竟还是可分的。《灵枢·决气》说：“何谓津？岐伯曰：腠理发泄，汗出溱溱，是谓津。何谓液？岐伯曰：谷入气满，淖泽注于骨，骨属屈伸泻泽，补益脑髓，皮肤润泽，是谓液。”《灵枢·津液五别》说：“故三焦出气，以温肌肉，充皮肤，为其津。其流（当作‘留’）而不行者为液。”是津在外而液在内。汗出腠理为津，滑利关节，濡润空窍，补益脑髓者为液也。《灵枢·经脉》说："大肠……是主津（此下原有'液'字，衍，今据《太素》删）所生病者。""小肠……是主液所生病者。"亦分之为二，可见"津""液"二者可分，然二者字义相通，又可互相代用，致其可分又不可分，不可分而又可分，是"津""液"二字之为用，对文则异，散文则通也。今之学者，学术浮躁，不读书，不阙疑，不懂装懂，信口开河，在《内经选读》教材中，竟写出"理论上津与液有别，临床上津脱与液脱实难区分"等话以误导青年学生，既然是不合临床实际，还写在教材中干什么？究竟是《黄帝内经》这一理论不合乎实际，还是作者还未体会到这一实际，实应给以考虑。

（四十）人之所受气者，谷也

《灵枢·玉版》说："人之所受气者，谷也；谷之所注者，胃也；胃者，水谷血气之海也；海之所行云雨者，天下也。"

按 此文"人之所受气者，谷也"句之"气"字，诸注皆未释其义，或未的释其义。马莳注说："试观海之行云气者也，本于地气上为云，而后云气行于天之下也。胃之有气血，本于谷气所化，而后血气行于十二经之隧也。"张志聪注说："此言胃府所生之气血，如云气之布散于天下者。从藏府之经隧布于四末，充于皮肤分肉之间，不入于经俞者也。"是马莳、张志聪之注，对此"人之所受气者，谷也"整句均遗而未释，其释下文之义，亦未臻全确。张介宾注说："人受气于谷。谷气自外而入，所以养胃气也。胃气由中而发，所以行谷气也。二者相依，所归则一。故水谷入胃，化气化血以行于经隧之中，是经隧为五藏六府之大络也。"其谓"人受气于谷"，乃言"人体受精微物质于胃中水谷”也，与此“人之所受气者，谷也”之义不同，其谓“谷气自外而入”句义虽稍近，但仍相差一黍，以“气”连“谷”为词，则非此文之“气”矣。近人有释此“气”字为“水谷”者，似是而非，尤误也。若依其说，则此文成为“人之所受水谷者，谷也”之句，其文悖乱粗疏，文理不可通矣。

此文之“气”，当读为“氣”之本字，义训“馈饷”，又作“餼”，作“槩”，作“既”。《说文·米部》说：“氣，馈客刍米也，从米，气声。《春秋传》曰：‘齐人来氣诸候。’槩、氣或从既。饩、氣或从食。”《文字蒙求·象形》“气”字条下则说“氣，乃‘餼’之古字，又作‘既’‘槩’，《论语》‘不使胜食氣’……”《说文释例·假借》说：“《论语》‘食氣’，复语也，非借‘氣’为‘气’。”是“氣”“槩”“槩”“既”四者，形虽异而字则同也，为“馈饷”之义，为“进食”之义。《国语·越语上》说：“生二人，公与之餼。”韦昭注：“餼，食也。”《说文释例·假借》说：“既，小食也，而引《论语》‘不使胜食氣’，则以‘既’‘氣’声同而借之也。”《文字蒙求·形声》说：“既，稍食也，从皀，旡声。”既，《甲骨文》作“[illegible]”，“象人就食，古人席地而坐，故作蹲踞形”（见《古文字学·甲文一般的与特殊的结构·象事字》）。人进食而后能饱，故《方言》卷二说：“餼，饱也。”表明“氣”字之义为进食也。《孔丛子·抚志》说：“卫公子交馈马四乘于子思，曰：交不敢以此求先生之欢而辱先生之洁也。先生久降于鄙土，盖为宾主之餼焉。”即言“盖为宾主之食”也。《孔丛子·连丛子下》说：“崔驷学于大学而种之，邓卫尉欲餼焉而未果。”即言“邓卫尉欲食焉而未果”也。

氣，义又训“馈”，《小尔雅·广言》说：“餼，馈也。”《玉篇·食部》说：“餼，云气切，馈饷也。”馈、饷互训。馈，亦“食”之义。《淮南子·氾论训》说：“禹……一馈而十起，一沐而三捉发。”高诱注：“馈者，食也。”《荀子·正论篇》说：“曼而馈。”杨倞注：“馈，进食也。”《淮南子·诠言训》说：“浣而后馈。”许慎注：“馈，进食也。”是“氣”字之义训为“馈”，而“馈”为“进食”，故《群经音辨·皀部》说：“既，馈食也。”《说文笺识四种·说文同文上》说“馈同氣”“氣同馈”也。

此文“人之所受气者，谷也”之“气”字，乃动词，为“馈食”“进食”之义也。《灵枢·营卫生会》所谓“中焦亦并胃中（口），出上焦之后，此所受气者……”之“气”，与《灵枢·决气》所谓“中焦受气，取汁变化而赤，是谓血”之“气”，皆当与此文“气”字义同。

（四十一）膀胱之胞薄以懦

《灵枢·五味》说：“酸入于胃，其气涩以收，上之两焦，弗能出入也，不出，即留于胃中，胃中和温则下注膀胱，膀胱之胞薄以懦，得酸则缩绻，约而不通，水道不行，故癃。阴者，积筋之所终也，故酸入而走筋矣。”

按 此文“膀胱之胞薄以懦”之句，诸注均不清晰，特别是对“胞”之为物，解释得含混不清。如马莳注说：“膀胱为胞之室，胞在其中，其体薄，其气懦，得此酸味则缩而且绻，所以约而不通、水道不行而为癃也。”张介宾注说：“膀胱得酸则缩，故为癃也。愚按《阴阳别论》有云‘女子胞’者，《气厥论》有云‘胞移热于膀胱’者，《五音五味》有云‘冲脉任脉皆起于胞中'者，凡此'胞'字，皆音'包'，乃以'子宫'为言也。此节云'膀胱之胞'者，其音'抛'，以'溲脬'为言也。盖'胞'音有二，而字则根同，恐人难辨，故在本篇附加'膀胱'二字，以明此非子宫，正欲辨其疑似耳！奈何后人不解其意，俱读为'包'，反因《经》语遂认'膀胱'与'胞'为二物，故在《类纂》则曰'膀胱者，胞之室'，王安道则曰'膀胱为津液之府'，又有'胞居膀胱之室'之说，甚属不经。夫'脬'即'膀胱'，'膀胱'即'脬'也，焉得复有一物耶？"其马莳谓此文"膀胱"与"胞"为二物，这是对的，然谓"胞居膀胱之中"，则是错误的；张介宾谓"胞音有二"，有音"包"则为"子宫"，音"抛"则为"溲脬"，这是对的，然谓此文"膀胱"与"胞"为一物，"脬即膀胱，膀胱即脬"而曲释"膀胱之胞"义，则是错误的。"胞"字在古代，虽可作为膀胱讲（见《说文·肉部》及段玉裁注等），但本节的"胞"字却不是指的膀胱。考《备急千金要方》卷二十六第一引此文，于"胞"字断句，其下又重一"胞"字连下句读，作"膀胱走胞，胞薄以耎"，说明本节"膀胱之胞薄以懦"句中，原脱一"胞"字。《尔雅·释诂》说："之，往也。"而"往"字有"走"字之义。膀胱走胞，是说酸味入胃中而下注膀胱，又由膀胱而至于胞也。"胞"与"膀胱"为二物，亦见于本书《淫邪发梦》，它说："（厥气）客于膀胱则梦游行；……客于胞、脏，则梦溲、便。"这里"胞"与"膀胱"二者并称，表明"胞"与"膀胱"为二物，且《备急千金要方》卷十一第一说："夫人禀天地而生，故内有五脏六腑精气骨髓筋脉，外有四肢九窍皮毛爪齿咽喉唇舌肛门胞囊，以此揔而成躯。"明谓"五藏六腑"之外还有一个“胞囊”，何得说此文“胞即膀胱，膀胱即胞”？！《诸病源候论·小便病诸候·尿床候》说：“小便者，水液之余也，从膀胱入于胞为小便。”水液之余，从膀胱入胞为小便，亦明谓“膀胱”之外还有一个“胞”，又何得说此文“胞即膀胱，膀胱即胞”？！

此文之“胞”，《金匮要略》称作“胞系”，《备急千金要方》称作“胞囊”，其与“膀胱”为二物，这一点已如上述。然“胞”之所居，实不在于“膀胱之中”，而是在于“膀胱之外”的前下方前阴之中，并与前阴水道紧密连接在一起。前阴为宗筋之聚，酸入走筋，故胞缩绻而水道不通为癃，若《金匮要略》所谓“胞系了戾”的“转胞”，《诸病源候论》及《备急千金要方》等所谓“胞屈辟”的“胞转”而“小腹胀急，小便不通”之病也。《备急千金要方》卷二十第三说：“胞囊者，肾膀胱候也。”胞既是肾和膀胱的外候，它就只能如“咽门者，肝胆之候也”（见《备急千金要方》卷十二第三）。而“咽门”不居于“胆腑之中”，“舌者，心主小肠之候也”（见《备急千金要方》卷十四第三）。而“舌”不居于“小肠腑之中”，“喉咙者”脾胃之候也（见《备急千金要方》卷十六第三）。而“喉咙”不居于“胃府之中”，“肛门者……肺大肠候也”（见《备急千金要方》卷十八第三）。而与“肛门”不居于“大肠腑之中”一样，绝对不会居于膀胱这个“腑”之中的。上面所引《备急千金要方》卷十一第一之文所谓“内有五藏六腑精气骨髓筋脉，外有四肢九窍皮毛爪齿咽喉唇舌肛门胞囊”，也明谓五藏六腑属内，胞囊属外，其“胞”何能“居于膀胱之中”？惟“胞为膀胱之候”而从属于膀胱，有时称“膀胱”概括“胞”在内，而“膀胱”又有“胞”之名耳！

（四十二）变呕

《灵枢•五味论》说：“黄帝曰：苦走骨，多食之令人变呕，何也？少俞曰：苦入于胃，五谷之气皆不能胜苦，苦入下脘，三焦之道皆闭而不通，故变呕。齿者，骨之所终也，故苦入而走骨，故入而复出，知其走骨也。”

按 《针灸甲乙经》卷六第九载此文“故入而复出”之句无“故”字，其下有“必黧疏”三字，是。此“故”字当移冒于下句。此文所论“变呕”一证，历代注家均释之为“呕吐”，如杨上善、马莳、张介宾、张志聪等均作如是注，这是不妥当的。在日常生活中，未尝见其“多食苦”而定为“呕吐”之变者，且“呕吐”为“胃气之逆”，其与“走骨”何与？再说，此果为呕吐，亦是苦入于胃而复出于口，又何必定要扯到“齿”上？惜历代注家缺乏训诂学知识而不识此文“呕”字之训，遂将其误注为“呕吐”，以致这段文字之义长期以来不可全文贯读而“变呕”一证被误解！

考此文所述，于多食“酸”，则曰令人“癃”；于多食“咸”，则曰令人“渴”；于多食“辛”，则曰令人“洞心”；于多食“甘”，则曰令人“悗心”，惟于此多食“苦”下，则曰令人“变呕”，在“呕”字上加了一个“变”字。这种情况，似乎不是偶然的，因为人在正常情况下，是无“癃”、无“渴”、无“洞心”、无“悗心”的，但却是有“呕”存在的，而这个“呕”又是可以“变”的。然而此文之“呕”究竟何所解释呢？《方言》卷十三说：“妪，色也。”郭璞注：“妪煦，好色貌。”戴震疏证："妪亦作呕。"《广雅·释诂》说："呕煦，色也。"王念孙疏证："《逸周书·官人解》云：'欲色妪然以愉。'《大戴礼》'妪'作'呕'……呕、妪、伛古通用。"是"呕"字通"妪"而其义训"色"，则此文所谓"变呕"者，即"变色"，亦即"色变"也。然此处所说的"色"，当是指"齿色"。惟其是指"齿色"之"变"，所以下文特释之曰："齿者，骨之所终也。故苦入而走骨，入而复出，故知其走骨也。"齿为骨之余，故苦味入胃走骨而复出于齿，以致齿色变焉，其齿变为色黑黄而理粗疏，惟其齿色有变，故知其苦走骨也。这就是此文"苦走骨，多食之令人变呕"的本来意义。也只有这样读，此段文字才能文贯而理周。

（四十三）余闻阴阳之人何如

《灵枢·阴阳二十五人》说："黄帝曰：余闻阴阳之人何如？伯高曰：天地之间，六合之内，不离于五，人亦应之。"

按 此文"余闻阴阳之人何如"之"闻"字，当读为"问"，二字古通。如《诗·大雅·文王之什·文王》说："亹亹文王，令闻不已。"而《墨子·明鬼下》则引作"穆穆文王，令问不已"。闻，作"问"；《荀子·尧问篇》说："不闻，即物少至，少至则浅。"杨倞注："闻，或为'问'也。"王念孙亦曰："闻，即'问'字也。"《睡虎地秦墓竹简·日书甲种·生子》说"壬申生子，闻"，而《睡虎地秦墓竹简·日书乙种·生》则作"壬申生，有问邦"，闻，作"问"。

《太玄经·童》说："初一，闻贞增默，外人不得。测曰：闻贞增默，识内也。"司马光集注："王本'闻'作'问'。"《广韵·上平声·二十文》说："闻，《说文》云：'知声也。'

又音‘问’，䎽，古字。”《古文字研究》第五辑《楚月名初探·关于昭固墓楚简的年代》说：“䎽，即‘闻’字，此处读为‘问’。”是“闻”可读为“问”无疑。问，亦可读为“闻”，如《礼记·檀弓上》说：“有子问于曾子曰，问丧于夫子乎？”陆德明《经典释文》说：“问或作闻。”是其例。此例不必多举，则“闻”“问”二字义可通也。然则此文之所谓“余闻阴阳之人何如”者，正谓“余问阴阳之人何如”也。

（四十四）《忧恚无言》

《灵枢·忧恚无言》这一篇，篇名题曰“忧恚无言”，而一般说来，“无言”者，犹“失语”也。然此篇中内容却未见有“类似失语病证”之记述，是此文之“无言”，非谓“不能言语”之“失语”矣。然则其文究若何耶？考《说文·音部》说：“音，声也。生于心有节于外，谓之音。……从言含一。”此文“言”字乃“音”字省去所含之“一”，故其当读为“音”。“言”“音”二字亦声转可通。《甲骨文字释林·释言》说：“言与音初本同名，后世以用各有当，遂分化为二。周代古文字‘言’与‘音’之互作常见（详吴大征说文古籀补三·三，罗振玉增考中五九，郭沫若甲研释龢言）。先秦典籍亦有‘言’‘音’通用者，例如《墨子·非乐上》之‘黄言孔章’即‘簧音孔章’；《吕览·顺说》之‘而（读如）言之与响’，即‘如音之与乡’，又《听言》之‘其与人縠言也’，《庄子·齐物论》‘彀言’，作‘鷇音’（以上详《诸子新证》）。《甲骨文》之‘言其㞢疒’（掇三三五），‘㞢疒言’（后下一·三），二‘言’字应读作‘音’。‘音其㞢疒’与‘㞢疒音’，指喉音之将嘶哑言之。”可证。《管子·五行篇》所谓“大扬惠言”，郭沫若集校亦谓其“犹《诗》言‘德音孔昭’也”，惟彼谓“言，殆‘音’字之误”，非是。其“言”乃借字，非误也。《素问·评热病论篇》所载“肾风病”之“壅害于言”句，亦即“壅遏于音”也。是“言”字可读为“音”字无疑。此篇内容所讨论者正是“无音”之候：“黄帝问于少师曰：人之卒然忧恚而言无音者，何道之塞，何气出行，使音不彰？原闻其方。少师答曰：……人卒然无音者，寒气客于厌，则厌不能发，发不能下至，其开阖不致，故无音。”是此篇题名“忧恚无言”，即谓“忧恚无音”也。惟少师所答乃“寒客会厌而言无音”，非“忧恚”所致之“无音”也，其故安在？尚待进一步考究之。

（四十五）人有三百六十节

《灵枢·邪客》说：“天有阴阳，人有夫妻，岁有三百六十五日，人有三百六十节……此人与天地相应者也。”

按 此文“人有三百六十节”之“六十”下，当据《黄帝内经太素·天地合》补一“五”字，作“人有三百六十五节”为妥。以上句作“岁有三百六十五节日”也。有言“人有三百六十节”者，言其统数也，未可为非。如《吕氏春秋·孟春纪·本生》说：“天全则神和矣，目明矣、耳聪矣、鼻臭矣、口敏矣，三百六十节皆通利矣。”是其例。这是古人在长期仰观俯察过程中所获得的整体观念。然而，在此之前，人们竟有说中医学上“人有三百六十五节”为错误者，是其不明“节”字之义。而误以“节”为“骨节”也。杨上善《黄帝内经太素·虚实所生》“夫十二经脉者，皆络三百六十五节”注：“节，即气穴也。”《素问》有《气穴论》一篇，其开头即说：“余闻气穴三百六十五，以应一岁。”又说：“肉之大会曰谷，肉之小会曰谿，肉分之间，谿谷之会，以行荣卫，以会大气……谿谷三百六十五穴会，亦应一岁。”《素问·痿论篇》说：“冲脉者，经脉之海也，主渗灌谿谷。”《灵枢·小针解》说：“节之交，三百六十五会者，络脉之渗灌诸节者也。”是冲脉络脉之血气渗灌谿谷诸节，以维护神的活动。《灵枢·营卫生会》说：“血者，神气也。”故《灵枢·九针十二原》说：“所言节者，神气之所出入也，非皮肉筋骨也。”杨上善《黄帝内经太素·九针要解》注：“数人骨节，无三百六十五，此名神气之所出入之处为节，非皮肉筋也，故络脉渗灌三百六十五空穴，以为节会也。”王冰《素问·调经论篇》注：“三百六十五节者，非谓骨节，是神气出入之处也。”是“节”乃人身神气出入之所，为我国古代医学家之共识。气穴，亦叫“空窍”，杨上善《黄帝内经太素·顺养》注“空窍，谓三百六十五穴也”是也。《淮南子·精神训》说：“孔窍者，精神之户牖也。”“孔”与“空”同，既然空窍是人身精神之户牖，是人身神气之所出入往来处，就构成人身与外部环境联系之通道，而传递信息。人之吸气，身上有孔闭处，皆入聚于肾肝；呼气之时，有孔开处，气皆从心肺而出，比之呼吸也。此《难经·四难》所谓“呼出心于肺，吸入肾于肝”也，以定针刺出纳补泻也。言“节”者必为“三百六十五”者，以应“岁之三百六十五日”而体现天地万物之“整体论思想”也。随着实践之发展，具体数字不必然也。杨上善注《黄帝内经太素·气穴》有曰：“昔神农氏录天地间金石草木三百六十五种，法三百六十五日，济时所用。其不录者，或者有人识用，或无人识者，盖亦多矣。次黄帝取人身体三百六十五穴，亦法三百六十五日。身体之上，移于分寸，左右差异，取病之输，实亦不少，至如《扁鹊灸经》取穴及名字，即大有不同，近代《秦承祖明堂》《曹子氏灸经》等所承别本，处所及名亦皆有异，而除病遣疾，又复不少，正可以智量之，适病为用，不可全言非也。而并为非者，不知大方之论，所以此之量法，圣人设教有异，未足怪之也。”

（四十六）阳重脱者易狂

《灵枢·通天》说：“太阳之人，多阳而无（无，原作‘少’，今据《针灸甲乙经》卷一第一文改）阴，必谨调之，无脱其阴写其阳，阳重脱者易狂，阴阳皆脱者，暴死不知人也。”

按 此文“阳重脱者易狂”句中之“易”“狂”二字为误倒，当乙转而作“狂易”。在古代文献里，“狂”“易”二字，每有连用而为“狂易”一词者，如《汉书·五行志》说：“万事失在狂易。”《白虎通·考黜》说：“而得有狂易之疾。”《周礼·天官冢宰·阍人》说：“奇服怪民不入宫。”郑注引《春秋传》云：“怪民，狂易。”《国语·晋语九》说：“今臣一旦有狂疾。”韦昭注：“……犹人有狂易之疾。”《针灸甲乙经》卷十一第二说：“狂易，多言不休，及狂走欲自杀，及目妄见，刺风府。”又说：“狂易，鱼际及合谷，腕骨（谷），支正，少海，昆仑主之。”又说：“狂易，见鬼与火，解溪主之。”《神农本草经》说：“白头翁，味苦温，主温疟，狂易。”又说：“蜣螂，味咸寒，主……大人瘨疾狂易。”《千金翼方》卷二十七第八说：“内踝上三寸绝骨宛宛中灸五十壮，主……狂易。”《外台秘要·脚气门·服汤药色目方》引苏恭说：“紫雪，疗……狂易叫走。”《黄帝内经明堂》说：“短气，心痹，悲怒，气逆，恐，狂易。”杨上善注：“狂易者，时歌时笑，脱衣驰走，改易不定。”等等皆是。所谓“狂”者，乃泛指“性理颠倒，神志失其常用”的病证，非独谓“踰垣上屋，骂詈不避亲疏”之“狂”也。故高诱注《吕氏春秋·孟夏纪·尊师》说：“阍行妄发谓之狂。”许慎注《淮南子·主术训》说：“狂，犹乱也。”所谓“易”者，《淮南子·俶真训》说：“昔公牛哀转病也，七日化为虎。”许慎注：“转病，易病也，江淮之间公牛氏有易病化为虎，若中国有狂疾者发作有时也。”是“易”亦“狂”也。故《国语·吴语》说：“员不忍称疾辟易，以见王之亲为越之禽也。”韦昭注：“辟易，狂疾。”

《韩非子·内储说下》说：“公惑易也。”惑易，亦“狂易”也，或作“狂惑”。《神农本草经》卷二说：“白薇，味苦平，主……忽忽不知人，狂惑。”是其例。

易，与“瘍”通。《说文·疒部》说：“瘍，脉瘍也，从疒，易声。”段玉裁注：“脉瘍，叠韵。善惊之病也。”《广雅·释诂》说：“狂，瘍，痴也。”（《说文·疒部》说：“痴，不慧也，从疒，疑声。”）狂训痴，瘍亦训痴，是“狂”“瘍”二字义同。“狂易”为一相同联合词，诸注对《灵枢》此文“易”字均遗而未释，其于义虽无伤，然于文则未得耳！

凡性理颠倒、神志失常而为出的病证，皆曰“狂易”。狂易之病，有多种不同表现，但总起来可分为“虚证”“实证”两大类。《灵枢》此文所论述的“狂易”之病，则为“阳气重脱”的“虚证”。阳脱则神伤而失守不聪，从而发为狂易之病，这在《黄帝内经》一书中并不是绝无仅有的，《灵枢·九针十二原》所谓“夺阳者狂”、《素问·腹中论篇》所谓“石之则阳气虚，虚则狂”等文，均是论述“阳虚而病狂易”的。

（四十七）腘然未偻

《灵枢·通天第七十二》说：“太阴之人，其状黮黮然黑色，念然下意，临临然长大，腘然未偻，此太阴之人也。”

按 《针灸甲乙经》卷一第十六载此文“腘然未偻”作“腘然未偻”，误。历代注家于此“腘然未偻”之释亦多牵强，如马莳注说：“临临然，长大之貌也。其腘虽长大，然直身而非伛偻之状也。”张介宾注说：“临临然，临下貌。腘然未偻，言膝腘若屈而实非伛偻之疾也。”张志聪集注载赵氏说：“身半以下为阴，是以临临然明胫之长大也。”又载朱卫公说：“腘胫长大，故俯恭于身半之上，而腘未伛偻也。”他们将这里的“腘”字均释为人体的“腘窝”部位，从而将“伛偻”和“腘脚”连在了一起，说什么“言膝腘若屈而实非伛偻之疾也”，什么“其腘虽长大，然直身而非伛偻之状也”，什么“腘胫长大，故俯恭于身半之上而腘未伛偻也”等等。考“伛偻”者，乃“背曲”也，试问其与“腘脚”何与？尤其马莳、朱卫公辈均为“腘长大”之说，竟将“腘”字连到了上文的“临临然长大”读，遂使其文句亦乱而不通矣。本来，这几句的文字非常有规律而一看即可清楚的，其“黮黮然”是形容“黑色”的，“念然”是形容“下意”的，“临临然”是形容“长大”的，“腘然”是形容“未偻”的。所谓“腘然未偻”者，其“未偻”乃“末偻”之误，以“末”“未”二字形近而致也。《淮南子·地形训》说：“其人面（此处当有脱文）末偻修颈。”《庄子·外物》说：“有人于彼，修上而趋下，末偻而后耳。”郭象注：“耳却近后而上偻。”是“末偻”又称“上偻”，故《春秋·左昭三年传》说："顾而见人黑而上偻。"《春秋·左哀十四年传》说："有陈豹者，长而上偻望视。"

末偻，又称"背偻"。《说文·人部》"偻"字条下说："周公韈偻，或言背偻。"《孔丛子·居卫》说："禹、汤、文、武及周公……或秃背骭偻。"《诸病源候论》卷五载有"背偻候"是也。

《庄子·达生》说："见痀偻者承蜩。"《列子·黄帝》中作"见痀偻者承蜩"。张湛注："痀偻，背曲疾也。"是"痀偻"或"痀偻"，亦"末偻"也。

末偻，又通称"伛偻"。《广雅·释言》说："伛，偻也。"《广韵·上声·九麌》说："偻，伛偻疾也。"是"伛""偻"二字可互训，故连用之而为"伛偻"，叠词同义也。《广雅·释诂》说："伛，偻，曲也。""伛""偻"二字均为"曲"义，故"伛偻"即为"背曲之疾"，或为"背脊弯曲之象"。《灵枢·厥病》说："……伛偻者，肾心痛也。"《素问·刺禁论篇》说："刺脊间，中髓为伛。"王冰注："伛，谓伛偻，身蹉屈也。"《小学钩沈》引《通俗文》说："曲脊谓之伛偻。"

由于"末偻"为"背脊之弯曲"，故此文特以"腘然"形容之。《荀子·富国篇》说："诎要桡腘。"杨倞注："腘，曲脚中。"《太素》卷五首篇说："人有腋腘。"杨上善注："戈麦反，曲脚也。"《玉篇·肉部》说："腘，曲脚也。"《骈雅·释诂》说："腘朏，曲却也。"《广韵·入声·二十一麦》说："腘，曲脚中也。"是"腘"训"曲脚"或"曲脚中"也。既然"腘"训"曲脚"或"曲脚中"而人体"腿弯"称"腘"，则是"腘"有"曲"义无疑，故此文以"腘然"形容"背曲"

之“末偻”，自是文用有据矣。《广雅·释亲》说：“腘朏，曲脚也。”王念孙疏证：“腘者，曲貌也。《灵枢·通天》篇云‘太阴之人，其状腘然未偻’是也。”更证明了这一点。

（四十八）寒热淋露

《灵枢·官能》说：“寒热淋露，以输异处。”

按 此文“淋露”一词，亦见于后面《九宫八风》中，所谓“病则为淋露寒热”者是也。诸家于此均误释其义，如张介宾注说：“淋于雨，露于风，邪感异处，当审其经也。”又注《九宫八风》说：“其病则或因淋雨，或因露风，而为寒热。”张志聪注说：“寒热，阴阳血气也，淋露，中焦所生之津液也。”又注《九宫八风》说：“淋露寒热者，汗出而为寒为热也。”丹波元简注说：“淋露与淋沥同义，谓如淋下露滴，病经久不止。……《九宫八风》篇‘淋露寒热’亦‘淋沥寒热’之谓。”其张介宾注“淋露”为“淋于雨，露于风”，实属望文生义；张志聪注“淋露”忽而为“中焦所生之津液”，忽而为“汗出”，尤为荒唐；丹波元简注“淋露”为“与淋沥同义”似是，然谓“如淋下露滴”则又误矣。“沥”与“露”二字声近，疑“淋沥”借为“淋露”。

淋，原作“癃”，乃后汉人避殇帝刘隆讳而改。《汉书·高后纪》说：“南越侵盗长沙，遣隆虑侯灶将兵击之。”应劭注：“隆虑，今‘林虑’也，后避殇帝讳，故改之。”《汉书·地理志》说：“隆虑。”应劭注：“隆虑山在北，避殇帝讳，改曰‘林虑’也。”《后汉书·耿弇列传》说：“宝弟子承袭公主爵为林虑侯。”李贤注：“林虑，即上‘隆虑’也，至此避殇帝讳改焉。”等等，可以证明。是“淋露”即“癃露”也。

《说文·疒部》说："癃，罢病也，从疒，隆声。"是"癃露"即"罢露"，故《韩非子·亡徵》有"罢露百姓"，《吕氏春秋·审应览·不屈》有"士民罢潞"之语。罢，读曰"疲"（见《荀子·成相篇》杨倞注）。《淮南子·览冥训》说："平公癃病。"高诱注说："癃病，笃疾。"笃，困也（见《后汉书·光武帝纪》李贤注引《尔雅》）。说明"癃"为"疲困"之义。《素问·刺疟篇》王冰注："癃，谓不得小便也。"为另一义。

《方言》卷三说："露，败也。"《春秋·左昭元年传》说："勿使壅闭湫底，以露其体。"杜预注说："露，羸也。"露，又作"潞"，作"路"。《吕氏春秋·审应览·不屈》说："士民罢潞。"高诱注："潞，羸也。"《孟子·滕文公上》说："是率天下而路也。"赵岐注："是率导天下人以羸路之困也。"露、潞、路，三字古可通用（见《广雅·释诂》王念孙疏证）。说明本节"露"为"羸败"之义，与"癃"为"疲困"之义同。"癃露"为一"相同联合词"，其义为"羸弱疲困"。此文"淋露"，即"癃露"，又称"罢露""罢潞"，为身体"羸弱疲困"的病证，故《医心方》卷十四第十一有"病苦淋路痟瘦，百节痠疼"的记述。

（四十九）中其眸子

《灵枢·刺节真邪》说："刺此者，必于日中，刺其听宫，中其眸子，声闻于耳，此其输也。"

按 此文"中其眸子"句之"眸子"，张介宾、马莳之注似均指"两目"之"珠子"，惟张志聪注谓"眸子，耳中之珠"。然日人丹波元简又引《说文》所载"眸，目童子也"之文为据而斥张志聪说：“志以为‘耳中之珠’者何？”据此，则此文之所谓“眸子”者，在人体上究竟何所指，实有加以考察的必要。

考《说文·目部》说：“眸，目童子也，从目，牟声。”《广韵·下平声·十八尤》说：“眸，目童子。”《孟子·离娄上》说：“莫良于眸子。”赵岐注：“眸子，目瞳子也。”“童”“瞳”字通，故古代或作“童”，或作“瞳”。眸，亦作“牟”。《淮南子·说山训》说：“杯水见牟子。”《荀子·非相篇》说：“尧舜参牟子。”杨倞注“牟，与‘眸’同。参牟子，谓有二瞳之相参也。”是“眸子”即“瞳子”也。《释名·释形体》说：“瞳子……或曰眸子。”《汉书·陈胜项籍传》说：“舜盖重童子，项羽又重童子。”颜师古注：“童子，目之眸子。”是“瞳子”即“眸子”也。从而表明古时“眸子”“瞳子”二者通用。惟古之所谓“眸子”或“瞳子”，有指为“瞳人”或“瞳神”者，有指为“目珠”或“眼珠”者。然“眸子”或“瞳子”指为“瞳人”已为人们所习知，其指为“目珠”则例见下文。《小学钩沈》卷八说：“瞳，目珠子也。”《广雅·释亲》说：“珠子谓之眸。”《说文·目部》“眸”字条下徐灏笺亦说：“盖目珠谓之眸子。”等等。

《论衡·别通》说：“眸子如豆，为身光明。”其“眸子”如“豆”，是“眸子”之所以又叫做“目珠子”者，以其“形体圆”故也。《淮南子·人间训》说：“又利越之犀角象齿翡翠珠玑。”许慎注：“员者为珠。”可证。形圆者为“珠”，珠子谓之“眸”，则“眸子”似不必限于“目珠”矣，若“耳珠”当亦可称为“眸子”也。

此文“刺其听宫，中其眸子”者，是言针刺其听宫之穴，当刺中在其眸子上也。如谓此文“眸子”必指“目珠”，则针刺耳前缘之听宫穴，未见有中于目珠者，且目珠亦不能为之针刺也。张介宾、马莳以“听宫”“其脉与目相通”或“其气与眸子相通”为释，实属牵强之至！盖未见古文献上有如是意义之记述也。

其实，张志聪“眸子，耳中之珠”之注不误，听宫穴正在耳中珠子上。听宫穴又叫“多所闻穴”。《素问·气穴论篇》说：“耳中多所闻二穴。”王冰注：“听宫穴也，在耳中珠子，大如赤小豆。”《针灸甲乙经》卷三第十一说：“听宫，在耳中珠子，大明（‘明’字疑衍）如赤小豆。”《备急千金要方》卷二十九第一说：“听宫，在耳中珠子，大如赤小豆。”《铜人腧穴针灸图经》卷一说：“听宫，在耳中珠子，大如小豆是。”《针灸聚英》卷一上说：“听宫（原误为‘会’，今改），一名‘多所闻’，耳中珠子，大如赤小豆。”等等，均说明“听宫穴”在“耳中珠子”上。珠子谓之眸，“目中珠子”称为“眸子”，此“耳中珠子”亦称为“眸子”也。故此文说“刺其听宫，中其眸子”也。其所谓“刺其听宫，中其眸子”者，正谓“听宫穴”在“耳中珠子”上，刺其穴则当刺中其珠子也。然所谓“耳中珠子”者，即今人之所谓“耳屏”是也。

（五十）茎垂者

《灵枢·刺节真邪》说：“茎垂者，身中之机，阴精之候，津液之道也。故饮食不节，喜怒不时，津液内溢，乃下留于睾，血道不通，日大不休，俛仰不便，趋翔不能。此病荥然有水，不上不下，铍石所取，形不可匿，常不得蔽。”

按 此文“茎垂者”之“茎”“垂”二字，据《灵枢·邪客》“辰有十二，人有足十指，茎垂以应之，女子不足二节以抱人形”之文，是谓人体两个组织部位无疑。其“茎”指“阴茎”而“垂”则指“阴囊”矣。故《针灸甲乙经》卷九第十一载此文作“茎睾者”。睾，《黄帝内经太素》作“臯”，训为“阴囊”是也。身中之机，《黄帝内经太素·五节刺篇》作“中身之机”。杨上善注：“阴茎在腰，故‘中身’。阴茎（茎，原误为‘叶’今改）垂动有造化，故曰‘机’也。其‘机’既是‘阴精之候’，亦为‘津液之道也’。”“血道不通”之“血”为“水”字之误。如饮食不节，水多，内溢，而下流于睾，水道不通，日大不休，“此病荥然有水，不上不下”，肿在阴囊，用铍针破皮去水以为治。

（五十一）乃下留于睾

《灵枢·刺节真邪》说：“故饮食不节，喜怒不时，津液内溢，乃下留于睾，血道不通，日大不休，俛仰不便，趋翔不能，此病荥然有水，不上不下，铍石所取。”

按 此文“血道不通”句，《针灸甲乙经》卷九第十一、《太素·五节刺》皆作“水道不通”，是。上文明言“津液之道也”，可证。惟此文“乃下留于睾”之“睾”，为人体部位之义，尚有待进一步阐明之。

《列子·天瑞篇》说：“睾如也。”睾，殷敬顺释文：“音臯。”桃宏本《战国策·秦策三》说：“五国罷成睾。”鲍彪本“睾”作“臯”，黄丕烈谓“睾”即“臯”字也。臯，《说文·夲部》作“皋”，《玉篇·夲部》谓“臯”同“皋”，音“古刀切”。是“睾”“皋”“臯”三字形虽异而字则同也。

此文“睾”字，马莳注说：“睾音皋……阴丸。”张介宾注说："睾，音高，阴丸也。"睾，即"睪"之俗焉。"睪"之为义，本可训为"阴丸"。《灵枢·邪气藏府病形》说："腰脊控睪而痛。"史崧《音释》："睪，音高，阴丸也。"《素问·缪刺论篇》说："邪客于足厥阴之络，令人卒疝暴痛。"王冰注："其支络者，循胫上睾，结于茎，故令人卒疝暴痛。睾，阴丸也。"是其例。阴丸，今通称之为"睾丸"，故此文之"睾"，不当训为阴丸。如训此文"睾"字为"阴丸"，则此文所谓"津液内溢，乃下留于睾"，即为水邪留积于睾丸之中矣，如此，其水必不能多，何致于胀大得使人"俛仰不便，趋翔不能"？果为睾丸胀大得以致阴囊亦充大无已而碍于人之俛仰趋翔，则睾丸部痛苦其人亦必不堪矣；且睾丸居于阴囊之内，又何以能"铍石所取"？此文"睾"字必不指"睾丸"无疑矣。

张志聪注此文"睪"字为"睾囊"，而未详明其义，如是与《黄帝内经灵枢译释》所说："津液不能正常运行而流溢，聚于睾丸，水道不通，阴囊日渐肿大……"则亦未是，以阴囊之肿大，不必因水之聚在睾丸也。故杨上善《太素·五节刺》注此文谓"水溢流入阴器囊中也"之文，亦嫌其浑然而欠详。

考《灵枢经·经脉》说："足厥阴气绝，则筋绝。厥阴者，肝脉也，肝者，筋之合也；筋者，聚于阴气（器）而脉络于舌本也，故脉弗荣则筋急，筋急则引舌与卵，故唇青舌卷卵缩。"《素问·诊要经终论篇》说："厥阴终者，中热，嗌干，善溺，心烦，甚则舌卷、卵上缩而终矣。"王冰注："足厥阴络，循胫上皐，结于茎……"据此，则"睾"又称作"卵"矣。今俗犹谓"睾丸"曰"卵子"。《玉篇·卵部》说："卵，力管切。”与“囊”声转相通，故“卵缩”《素问·热论篇》作“囊缩”，说“伤寒……六日，厥阴受之，厥阴脉循阴器而络于肝，故烦满而囊缩”。是“睾”与“卵”通，而“卵”“囊”声转，例可通假，则此文“睾”字义当为“囊”，“津液内溢，乃下留于睾”者，谓“水液内溢，而下溜聚于阴囊”也。故阴囊因水留结而肿大，以致人身“俛仰不便，趋翔不能”也。临床上每见阴囊及阴茎水肿而睾丸无苦，何必望文生训而定要加病于睾丸?

（五十二）肺主涕

《灵枢·九针论》说：“五液，心主汗，肝主泣，肺主涕，肾主唾，脾主涎，此五液所出也。”

按 王冰《素问·宣明五气篇》“五藏化液”注：“泄于皮腠”者为“汗”，“润于鼻窍”者为“涕”，“注于眼目”者为“泪”，“溢于唇口”者为“涎”，“生于牙齿”者为“唾”也。然《说文》无“泪”字，目液本作“涕”。如《礼记·檀弓上》说：“垂涕洟。”陆德明《经典释义》说：“涕音他计反，洟音夷，自目曰涕，自鼻曰洟。”孔颖达疏：“目垂于涕，鼻垂于洟。”《说文·水部》说：“涕，泣也，从水，弟声。”段玉裁注：“按‘泣也’二字，当作‘目液也’三字，转写之误也。《毛传》皆云‘自目出为涕’，《篇》《韵》皆云‘目汁’，泣非其义。”《说文·水部》又说：“潸，涕流貌，从水，散省声。《诗》曰：‘潸焉出涕。’”段玉裁注引《毛传》：“潸，涕下貌。”可见“涕”本是“目液”殆无疑义矣。

“涕”，在《黄帝内经》里失去“目液”之本义而取代“鼻液”之“洟”，故其全书无“洟”字。凡论述“鼻液”者，皆以其“涕”字称之，如上引《素问·宣明五气篇》之“肺为涕”，《灵枢·九针论》之“肺主涕”，以及《素问·解精微论篇》之“故脑渗为涕”，《素问·气厥论篇》之“鼻渊者，浊涕下不止也”等等，甚至《素问·评热病论篇》之劳风“欬出青黄涕”，虽非“鼻液”，亦名之曰“涕”，因《黄帝内经》无“痰”字，且肺在变动为欬而主涕然也。

“溢于唇口”为“涎”，“生于牙齿”为“唾”，二者在“五藏化液”之整体功能活动中，以维护其协调平衡。

《说文·口部》说：“唾，口液也，从口，垂声，涶，唾或从水。”《说文·次部》说：“次，慕欲口液也，从欠水，凡次之属皆从次。”段玉裁注：“有所慕欲而口生液也，故其字从欠水，俗作涎。”是“唾”训“口液”，而“诞”训“慕欲口液”也。其为“口液”则一，有“慕欲”之“口液”则为“涎”，无“慕欲”之“口液”则为“唾”也。与王冰之注“涎”“唾”有别。

《灵枢·口问》说：“人之涎下者，何气使然？岐伯曰：欲食者，皆入于胃，胃中热则虫动，虫动则胃缓，胃缓则廉泉开，故涎下。”《灵枢·津液五别》说：“中热则胃中消谷，消谷则虫上下作，肠胃充郭故胃缓，胃缓则气逆，故唾出。”据此，则“涎”“唾”一也，无分于“溢于唇口”“生于牙齿”也。

附：

一、《黄帝内经太素》考义五则

（一）阴气降至　阳气降至

《黄帝内经太素·知针石》说：“刺其实须其虚者，留针，阴气降至，乃去针也；刺其虚须其实者，阳气降至，针下热，乃去针也。”

按　此文“阴气降至”“阳气降至”句之二“降”字，杨上善注随文敷衍，未予作释，兹特考而明之。降，读如“户工切”，与“隆”通。隆，字本作“隆”。《说文·中部》说：“隆，丰大也，从生，降声。”隆得降声，故“降”“隆”二字可通。《素问·针解篇》载此文，正作“阴气隆至”“阳气隆至”也。

在我国古代文献里，“隆”“降”二字每有互用者。如《荀子·天论篇》说：“君人者，隆礼尊贤而王。”而《韩诗外传》第五章，载此文则作“君人者，降礼尊贤而王。”《汉书·扬雄传》载《甘泉赋》说：“辉光眩耀，隆厥福兮。”而《文选·扬子云甘泉赋》则作"光辉眩耀，隆厥福兮"，是以"降"作"隆"也。《战国策·齐策三·孟尝君将入秦》说："今子，东国之桃梗也，刻削子以为人，降雨下……"而《风俗通义·祀典·桃梗》载此文则作："今子，东国桃木也，削子以为人，降雨下……"《太玄经·将·次六》说："日失烈烈，君子将衰降。"而司马光集注谓"宋陆本'衰降'作'襄隆'。"是以"隆"作"降"也。从而表明"降""隆"二字古义可通，殆无疑义矣。

癃，可省作"痊"，而籀文则作"瘁"，亦可证"隆""降"二字古可通也。

《吕氏春秋·仲夏纪·古乐》说："降通漻水以导河。"高诱注："降，大（也）。"降，通作"洚"。《孟子·告子下》说："洚水者，洪水也。"《说文·水部》说："洪，洚水也。"是"洚""洪"之义可互训，以其二字古同声也。孙奭《孟子》疏说："洚水即洪大之水也。"《尔雅·释诂上》说："洪，大也。"郝懿行义疏："洪者，水之大也。"《玉篇·水部》亦说："洪，胡工切，大也。"

降，亦与"奎"通。《尔雅·释天》说："降娄，奎娄也。"是其例。《说文·大部》说："奎，两髀之间，从大，圭声。"两髀之间为"胯"，胯则有"大"义矣，且"奎"字亦从"大"也。

降训"大"，洚训"洪"，洪训"大"，隆训"丰大"，奎有"大"义。是此文"阴气降至"者，乃谓"阴气大至"也，据下文之例，此名下当有"针下寒"三字，阴气大至则感"针下寒"，此即后世针刺治疗中所谓"透天凉"之手法也。此文"阳气降至"者，乃谓"阳气大至"也，阳气大至则感"针下热"，此即后世针刺治疗所谓"烧山火"之手法也。

（二）主痫痸及痓

《太素·经筋篇》说：“病在此者主痫痸及痓，在外者不能俛，在内者不能仰，故阳病者腰反折不能俛，阴病者不能仰。”

按 此文“主痫痸及痓”之“痓”字误。《针灸甲乙经》卷二第六载之作“痫痓”，《灵枢·经筋》载之作“痫瘛”，他如《素问·大奇论篇》“心脉满大，痫瘛筋挛，肝脉小急，痫瘛筋挛”亦作“痫瘛”。《脉经》卷五第五“心脉满大，痫痸筋挛，肝脉小急，痫痸筋挛”同《太素》又作“痫痸”。《针灸甲乙经》卷四第一下“心脉满大，痫痓筋挛，肝脉小急，痫痓筋挛”而作“痫痓”。《诸病源候论·小儿杂病诸候一·风痫候》“诊得心脉满大，痫瘈筋挛，肝脉小急，亦痫瘛筋挛”同《针灸甲乙经》而作“痫瘈”。上述“痸”“瘈”“瘛”“痓”等，形虽有异，而字则同也。“主癎痸及痓”之“及痓”二字，“及”，读若“若”。《经传释词》卷五说：“及，犹若也。”此“痓”与上文义复，必为字之误。《灵枢·经筋》载此文作“痉”是也。杨上善注谓“痓，擎井反，身强急也”，此正杨对“痉”字之切音和义训而非对“痓”字之音训也。表明其“痉”字误为“痓”当在杨上善撰《太素》之后也。其“主痫痸若痉”者，乃谓病痫痸，抑或病痉，二病有别，不当并见也。《备急千金要方》卷五上第三说：“病发身软时醒者，谓之痫也；身强直反张如弓不时醒者，谓之痉也。”杨上善注：“在此，谓在足少阴也。在小儿称痫，在大人多称癫。背为外为阳也，腹为内为阴也。故病在背筋，筋急故不得低头也，病在腹筋，筋急不得仰身也。”

（三）九窌在腰尻分间

《太素·骨空篇》说："腰痛不可以转摇，急引阴卵，刺九窌与痛上，九窌在腰尻分间。"

按 杨上善注："八窌与腰输为九窌，此经窌字音聊，空穴也。"萧延平校："《素问》九窌均作八髎。"王冰《素问·骨空论篇》此文注："八或为九，验其骨及《中诰孔穴经》正有八髎，无九髎也。分，谓腰尻筋肉分间陷下处。"是《太素》作"腰尻分间"，《素问》及王冰注作"腰尻分间"，二者必有一字为误也。

考《释名·释形体》说："尻，廖也，所在廖牢深也。"《说文·尸部》说："尻，脽也，从尸，九声。"段玉裁注："尻，今俗云'沟子'是也，脽，今俗云'屁股'是也，析言是二，统言是一。"而《素问·骨空论篇》则说："尻骨空在髀骨之后相去四寸。"王冰注："是谓尻骨八髎穴也。"《通俗文》卷上所说"尻（原误为'尻'，今改）骨谓之八髎"是也。所以谓之"八髎"者，乃指"上髎""次髎""中髎""下髎"左右各四也。《素问·谬刺论篇》说："刺腰尻之解，两胂之上，是腰俞。"王冰注："次腰下侠尻有骨空各四，皆主腰痛。"《素问·刺腰痛篇》说："刺腰尻交者，两踝胂上。"王冰注："腰尻交者，谓髁下尻骨两傍四骨空左右八穴，俗呼此为八髎骨也……髁骨即腰脊两傍起骨也。侠脊两傍腰髁之下，各有胂肉陇起而斜趣于髁骨之后，内承其髁，故曰两髁胂也，下承髁胂肉，左右两胂各有四骨空，故曰上髎、次髎、中髎、下髎。上髎当髁骨下陷者中，余三髎少斜下，按之陷中是也。四空悉主腰痛。"足证此文为"腰尻分间"无疑矣。

《太素》无“尻”字，“尻”作“尻”，“尻”亦误为“尻”。“尻”“尻”不分，误人已甚，特此辨析之。

（四）居阴之脉

《太素·杂病·腰痛》说：“居阴之脉令人腰痛，腰中如张弩弦，刺居阴之脉，在腨踵鱼肠之外，循之累累然，乃针刺之，其病令人言嘿嘿然不慧，刺之三痏。”

按 此文“腰中如张弩弦”之“张”下应有“弓”字。“鱼肠之外”作“鱼腹之外”。杨上善注谓：“居阴脉在腨踵鱼肠（当作‘腹’）之外，其处唯有足太阳脉，当是足太阳络也。”非是。且把“居阴”弄成“太阳”，阴阳不分，误之尤甚。居阴，乃“厥阴”也。王冰《素问·刺腰痛篇》注此文说：“足厥阴脉自阴股环阴器，抵少腹，其支别者与太阴、少阴结于腰踝下狭脊第三、第四骨空中，其穴即中髎、下髎，故腰痛则中如张弓弩之弦也。如张弦者，言强急之甚。腨踵者，言脉在腨外侧下当足跟也，腨形势如卧鱼之腹，故曰鱼腹之外也。循其分肉有血络累累然，乃刺出之，此正当蠡沟穴分，足厥阴之络，当内踝上五寸别走少阳者，刺可入同身寸之二分，留三呼，若灸者可灸三壮。厥阴一经作居阴，是传写草书厥字为居也。”王冰说，“厥阴一经作居阴，是传写草书厥字为居”者，此臆说也。“厥阴”者，“居阴”也，“居阴”者，“厥阴”也。“居”“厥”二字，声转可通也。非传写草书而有误也。

（五）风痓身反折

《太素·杂病·风痓》说：“风痓，身反折，先取足太阳及腘中，及血络，中有寒，取三里。”

按 此文首见《灵枢·热病》。然《说文》无痓字，痓，则首见于《广雅》之书，其《释诂》卷三下说："痓，恶也。"字"从疒"而义训"恶"，乃凶恶之病。《备急千金要方》卷五上第三所谓"夫痫，小儿之恶病也"是也。故"痫""痓"二字可连用而作"痫痓"，《针灸甲乙经》卷四第一下说："心脉满大，痫痓筋挛，肝脉小急，痫痓筋挛"之"痫痓"是其例。然"痫痓"，《素问·大奇论篇》《灵枢·经筋》皆作"痫瘛"。是"痓"乃"瘛"之后起字。瘛，《说文·疒部》说："小儿瘛疭病也。"段玉裁注："瘛之言掣，疭之言纵也。"今谓之手足抽搐，掣而乍舒也。但痉之为病，与"身反折"之证不相协调，实难相兼也。是"痓"在此为"痉"之误字。"痉"乃因形近而误为"痓"也。《针灸甲乙经》卷七第四说："太阳中风感于寒湿发痉（原作痓，误，今改）。"《说文·疒部》说："痉，强急也，从疒，巠声。"段玉裁注："《广韵》曰：'风强病也。'按《急就篇》'痈疽瘛疭痿痹疦'，疦即痉，颜云'体强急，难用屈伸也'。其颈切。"此文"风痓"，当作"风痉"，理由如下：其一，东汉以前无"痓"字；其二，"身反折"正是痉病之主要特征；其三，"先取足太阳及腘中及血络出血，中有寒，视血络黑者，取三里"，正是对痉病的治法；其四《灵枢》此文正作"痉"，不作"痓"。是其病为"风痉"无疑矣。

《金匮要略·痉湿暍病脉证治》说："病者，身热足寒，颈项强急，恶寒，时头热，面赤目赤，独头动摇，卒口噤，背反张者，痉病也。"又说："夫痉脉，按之紧如弦，直上下行。"仲景论述痉病脉证均较《灵枢》为详，且发展到药物治疗，但仍以项背筋脉强急为主证也。

二、《针灸甲乙经》考义七则

《针灸甲乙经》一书，乃《针灸甲乙经》之简称，为晋代皇甫谧据《素问》《针经》《针灸治要》三书内容除去重复重新归类编撰而成，是针灸学的一部宝贵典籍。由于年代久远，文字错简脱落者有之，亥豕鲁鱼者有之，字形义训变迁者亦有之，今人一般很难通读之，必须采用研究古籍方法始克奏效。兹且将其疑点写出“析疑七则”，以就正于海内同道。

（一）痫痓筋挛

《针灸甲乙经》卷四第一下说：“心脉满大，痫痓筋挛。肝脉小急，痫痓筋挛。”

按 此文两“痫痓”之义。《备急千金要方》卷五上第三说：“夫痫，小儿之恶病也。”古人据“痫”之成因，分“痫”为“风痫”“惊痫”“食痫”三者。其“痫”虽分之为三，然其主证皆为“手足瘛疭”则一也。

《伤寒论·辨太阳病脉证并治法上》说：“剧则如惊痫，时瘈疭。”亦证“痫”以“瘈疭”为主证也。其病多发生于小儿，而成人亦有见之者，惟较之小儿为少耳，至于“痓”字，未载之于《说文》，而首见之于《广雅》，乃魏晋时所起之新字。《广雅·释诂》卷三下说：“痓，恶也。”《玉篇·疒部》说：“痓，充至切，恶也。”是“痓”字之义，从“疒”而训“恶”，则乃上文所引《备急千金要方》之谓“恶病”者也，读若“至”声。《素问·大奇论篇》载此文为“心脉满大，痫瘛筋挛，肝脉小急，痫瘛筋挛。”《脉经》卷五第五载此文为：“心脉满大，痫瘌筋挛。肝脉小急，痫瘌筋挛。”是此文“痓”字，《素问》

作“瘛”，《脉经》作“瘌”，表明痓、瘛、瘌三字形异而字同也。然“痓”字之为病候，《素问·玉机真藏论篇》说：“……筋脉相引而急，病名曰瘛。”是“痓”乃“筋脉相引”而“挛缩”以致“手足拘急”，其“手足拘急”已则必又为之“缓纵”也。故《说文·疒部》说：“瘛，小儿病也，从疒，恝声。瘲，小儿瘛瘲病也，从疒，从声。”小儿之病“瘛瘲”，则其手足即见“时而挛掣，时而缓纵”之象，今之所谓“抽搐”，又作“掣纵”。《诸病源候论·小儿病诸候·诸瘌候》说：“……掣纵。”《潜夫论·贵忠》说：“哺乳太多则病掣纵而生瘌。”皆是其例。

此文“痓”为“瘛”之后起字，与“痉”字异义，唯与“痉”之行书字“痉”形相近而易混，故我国医药古籍之“痉”字每有讹为“痓”字者，致人们误以“痉”“痓”二字义同也。近出《辞源》一书亦误引错文而以“痉”义释“痓”字，足见今人之不识字亦已甚矣！

（二）阳气绝则瞑目，阴气绝则眠

《针灸甲乙经》卷十二第四说：“阴跻阳跻，阴阳相交，阳入阴出，阴阳交于兑眦。阳气绝则瞑目，阴气绝则眠。”

按 此文“阳气绝则瞑目，阴气绝则眠”之二“绝”字，当读为“极”。《后汉书·吴良传》说：“臣苍荣幸绝矣。”李贤注：“绝，犹‘极’也。”《说文·水部》说：“荥，荥泽，绝小水也。”段玉裁注：“绝小水者，极小水也。”是“绝”与“极”义通也。“绝”“极”字通，则此文“绝”字自可读为“极”字矣。

《汉书·货殖传》说：“耆欲不制，僭差亡极。”颜师古注：“极，止也。”事物进至极点则停止。《老子》第四十四章说：

“知足不辱，知止不殆。”彼“足”亦“止”，“止”亦“足”也，“足”“止”二字变文耳，非有异也。《说文·正部》说：“正，从止一以止。……足，古文正从一足。足者，亦止也。”《广韵·上声·六止》说：“止，足也。”是其证。人之欲望，愿足则求将止，求止则愿已足矣。是“止”之义同于“足”也。

《广韵·入声·三烛》说：“足，满也。”物广丰足，则仓廪为之满盈矣。满，与“盛”字义通。《灵枢·九针十二原》说：“满则泄之。”《素问·三部九候论篇》作“实则写之”。《灵枢·经脉》作“盛则写之”，是“满”与“实”“盛”二字义通之证。《灵枢·小针解》说：“所谓……‘满则泄之’者，气口盛而当写之也。”其为以“盛”释“满”之又一例也。《灵枢·大惑论》说：“留于阳则阳气满，阳气满则阳跻盛。”“留于阴则阴气盛，阴气盛则阴跻满。”其又以“盛”“满”二字互用互训矣。其二字义通，古又连用，组成单义复词，《素问·脉解篇》载“所谓食则呕者，物盛满而上溢，故呕也”之文，是其例。

《灵枢·热病》说：“热病已得汗而脉尚躁盛，此阴脉之极也，死。”“热病者，脉尚盛躁而不得汗者，此阳脉之极也，死。”则是以“盛”训“极”也，而“盛”“极”之义又相通矣。

上述之文所示，此文两“绝”字，皆当读“极”而训为“止”，“止”字与“足”同，义训为“满”，而“满”与“盛”通；其“极”又可释“盛”义，则此文“阳气绝”“阴气绝”者，即为“阳气盛”“阴气盛”也。《灵枢·寒热病》载此文，正作“阳气盛”“阴气盛”之字。

此文两“绝”字读“盛”，则为“阳气盛则瞑目，阴气盛则眠”句也。然“眠”乃“瞑”之后起字。《说文·目部》说：“瞑，翕目也，从目冥，冥亦声。”而无“眠”字。《广韵·下平声·一仙》说：“眠，寐也，莫贤切。瞑，上同。《说文》：‘翕目也。’”翕目，即“合目”。人“眠”必“合目”，惟“合目”才“眠”也，《金匮要略·五藏风寒积聚病脉证并治》所谓“合目欲眠”是也。

《灵枢·邪客》说：“阴虚，故目不瞑。”此文上篇载之则作“阴气虚，故目不得眠”。“瞑”“眠”形异而字同。此文两句为对文，不当前句为“瞑目”而后句为“眠”，二者必有一误。考《灵枢·寒热病》载此文，则作“阳气盛则瞋目，阴气盛则瞑目”，据此文上第一篇“阳气尽，阴气盛，则目瞑，阴气尽，阳气盛，则寤”之义，则《灵枢》之文是，此文“瞑”字乃“瞋”字因形近而误，而“眠”下亦脱“目”字也。

（三）肝足厥阴之脉

《针灸甲乙经》卷二第一上说：“肝足厥阴之脉，起于大指丛毛之际，上循足跗上廉，去内踝一寸，外踝八寸交出太阴之后，上腘内廉，循阴股入毛中，环阴器，抵少腹，侠胃属肝络胆，上贯膈……与督脉会于巅。”新校正注：“一云‘其支者，从小腹与太阴、少阳结于腰髁夹脊下第三、第四骨孔中’。”

按 此“肝足厥阴之脉”中经文有脱误，见本文新校正注及《素问·刺腰痛篇》王冰注。王氏在“厥阴之脉，令人腰痛，腰中如张弓弩弦”下注说：“足厥阴脉循阴股，环阴器，抵少腹，其支别者，与太阴、少阳结于腰髁下狭（侠）脊第三第四骨空中。”是“足厥阴经脉”脱去了“一条支脉”之文，当于“与督脉会于巅”六字下，补入“其支者，从少腹与太阴、少阳结于腰髁下侠脊第三、第四骨空中”等二十五字。否则，肝脉“是动则病腰痛不可以俛仰，丈夫㿗疝，妇人少腹肿”等病候，则无理论依据矣。所谓“腰髁下侠脊第三、第四骨空中”，即腰骨下方尻骨的中髎、下髎二穴也。

另：此文“外踝八寸交出太阴之后”之“外”字，亦为“上”字之误，当改正之。

（四）痫瘈

《针灸甲乙经》卷二第六说：“病在此者，主痫瘈及痓。”

按 此“痫瘈”之“瘈”，《灵枢·经筋》载之作“瘛”。《素问·玉机真藏论篇》说：“病筋脉相引而急，病名曰瘛。”《针灸甲乙经》卷八第一上载之则作“瘈”。是“瘈”“瘛”二字同也。所谓“痫瘈”者，“惊痫瘈疭”也，《伤寒论·辨太阳病脉证并治》有“剧则如惊痫，时瘈疭”之语，然此文“痓”则为误。“痓”字不见于《说文》，其首先见于张揖之《广雅》。《广雅·释诂篇》说：“痓，恶也。”字从“疒”而训“恶”，其为“恶病”之义矣。小儿惊痫，正是恶病之一。《素问·大奇论篇》说：“心脉满大，痫瘛筋挛，肝脉小急，痫瘛筋挛。”而《针灸甲乙经》卷四第一下则作“心脉满大，痫痓筋挛，肝脉小急，痫痓筋挛”。其两“瘛”字皆作“痓”，是“痓”乃“瘛”后起之异体字，不得与“瘈”并出。此文“痓”“瘛”二字并出而作“主痫瘈及痓”者，则义为复也，古人必不为此句，是“痓”字必为讹误无疑。考《灵枢·经筋》原文此字本作“痉”。《说文·疒部》说：“痉，强急也。”《玉篇·疒部》说：“痉，风强病也。”是“痉病”以“身体强急”为主证，不与“痫瘈”同也。

（五）刺其腰尻之解

《针灸甲乙经》卷五第三说："邪客于足太阴之络，令人腰痛引少腹控胗，不可以仰息，刺其腰尻之解两胂之上，是腰俞。"

按 此"刺其腰尻之解"之"尻"必为误字。其"尻"字之义，据刘熙《释名·释形体》说："尻，廖也，尻所在廖牢深也。"则为人体"屁股沟子"。据许慎《说文·尸部》说："尻，脽也"，则为人体"整个臀部"，皆不涉于骨，与"骨间曰解"不合。其"尻"字乃是"凥"字因形近而致误也。凥，为人身一骨之名。凥骨正在腰骨下方，合乎《素问》王冰注"腰凥骨间曰解"也。凥骨有八骨空左右并列，即上髎、次髎、中髎、下髎等，所谓"八髎穴"也。《素问·骨空论篇》说："凥骨空，在髀骨之后相去四寸。"王冰注："是谓凥骨八髎穴也。"故《通俗文》亦说："凥骨谓之八髎。"《备急千金要方·小少婴孺方上》谓小儿"百八十日凥骨成，能独坐"（今《通俗文》《千金要方》"凥"亦均误为"尻"），是"凥骨"则主"人之坐"也，故"凥"义训"坐"，《孝经》中有"凥，吾语女"之语，翻译成现代语言就是说："坐，我告诉你。"

在《针灸甲乙经》一书里，其"凥"字误为"尻"字者甚多，如卷二第一上"项背腰尻腘踹（当作'腨'）脚皆痛"之"尻"，卷九第八"引项背尻脊如肿状"之"尻"，"刺（腰）尻交者两踝（当作'髁'）胂上"之"尻"，"腰尻中寒"之"尻"，"尻脊股臀阴寒大痛"之"尻"，卷十第一下"尻不举"之"尻"，卷十第二"腰尻腹痛"之"尻"，"脊背尻重"之"尻"，卷十一第二"腰尻重"之"尻"，卷十一第九下"腰尻下窍应冬至”之“尻”等等，皆为“凥”字之误，宜改正之。这正表明若干年以前，人们已不识“凥”字矣！凥，今则通借“居”为之，从而“居”行而“凥”废矣！

（六）少腹烦冤而痛

《针灸甲乙经》卷八第一上说：“脾传之肾，病名曰疝瘕，少腹烦冤而痛，汗出，一名曰蛊。”

按 字书无“冤”字，《尔雅》《说文》《释名》《方言》《广雅》《玉篇》《广韵》《集韵》《类篇》等等皆漏收“冤”字，然古籍中又每有用之者，在《素问》一书中就有多见，如《阴阳应象大论篇》说“齿干以烦冤”，《玉机真藏论篇》说“少腹冤热而痛”，《疟论篇》说“则少气烦冤”，《气交变大论篇》说“岁木太过……体重烦冤”，“岁金太过……则体重烦冤”，“水不及……烦冤足痿”，《示从容论篇》说“皆令人体重烦冤”，“咳嗽烦冤者，是肾气之逆也”等，《楚辞》《文选》等古文献中亦有用“冤”者，且“冤”字之用，常与“烦”字相连结为“烦冤”之词也。其“冤”之为字，为“从宀”而“免声”，则其读音与义训从而可知矣。“冤”字从“免”声，与“悗”字从“免”相同，二字俱谐“免”声，例得通假。《灵枢》无“冤”字，故《素问》之“冤”，即《灵枢》之“悗”字也。《灵枢·寒热病》说：“舌纵涎下，烦悗。”《灵枢·血络论》说：“阴脱，故烦悗。”史崧《音释》并谓：“悗，音闷。”其实，音、义皆可同“闷”。悗，从“忄”，闷，从“心”，“忄”“心”同；悗，“免”声，闷，“门”声，“免”“门”声近。故“悗”“闷”二字形虽异而字则同也。《素问·阴阳应象大论篇》之“齿干以烦冤”句，《针灸甲乙经》卷六第七载之即作“齿干以烦闷”，可证。

今则通谓之“烦闷”矣。今人不识“寃”字，多误读为“冤枉”之“冤”，殊不知“冤”字下半“免”，而“寃”下半作“兔”，二字形义各别，何得相混？前不久报载有人说：“宋人不识字。”据此，则今人之不识字者多矣！

（七）阴阳交于兑眦

《针灸甲乙经》卷十二第四说：“阴跻阳跻，阴阳相交，阳入阴出，阴阳交于兑眦，阳气绝则瞑，阴气绝则眠。”

按 此“阴阳交于兑眦”之“兑”，误，当作“内”。《灵枢·脉度》谓“阴跻脉”乃“少阴之别”，起于然骨之后，上“属目内眦，合于太阳、阳跻而上行。”是阴跻、阳跻交合于目内眦无疑。此作“交于目兑眦”者误也。

又此文“阳气绝”“阴气绝”之两“绝”字非“断绝”之“绝”，皆当读为“极”。《说文·水部》说：“荥，绝小水也。”段玉裁注：“极小水也。”《备急千金要方》所载“五劳七伤六绝”之文，即言“五劳七伤六极”也。以“绝”“极”二字声转可通也。极，犹“盛”也，《灵枢·寒热病》载此文作“阳气盛”“阴气盛”，是其义也。

此“阳气绝”读为“阳气极”，乃谓“阳气盛”也。其“阳气盛则瞑”之“瞑”字必为“瞋”字之误，观下句“阴气盛则目合而为之眠”，则此句“阳气盛自当是目张而不能眠”也。《针灸甲乙经》卷十二第三说：“今邪气客于五藏，则卫气独营其外，行于阳不得入于阴，行于阳则阳气盛，阳气盛则阳跻满，不得入于阴（则）阴气虚，故目不得眠。”是其证。且《灵枢·寒热病》载此文正作“阳气盛则瞋目，阴气盛则瞑目”。瞑，与“眠”通。